国家职业教育临床医学专业教学资源库配套教材

智慧职教在线课程配套新形态一体化教材

U0210591

生理学

主编 郑 恒 冯润荷 王兴红

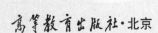
高等教育出版社·北京

内容提要

　　本书为国家职业教育临床医学专业教学资源库配套教材。本书依据临床医学专业教学标准和执业助理医师资格考试大纲选取知识内容,分为绪论、细胞的基本功能、血液、循环系统、呼吸、消化与吸收、能量代谢与体温、尿的生成与排泄、感觉器官、神经系统、内分泌、生殖十二章。为引导学生学习,提升学习成效,每章前设立知识、技能、素质三类学习目标,正文中插入知识链接和临床应用情境,章末总结本章要点并设课后练一练。为培养学生知识运用能力和培育学生临床思维,还特别在教材中重难点处引入案例分析。

　　作为国家职业教育临床医学专业教学资源库配套教材,建设有一体化的数字资源,包括微视频、思维导图和在线测试习题等,可通过扫描正文页面上的二维码学习,在提升学习便利性的同时,也为学习者提供更多自主学习的空间。此外,本书还配套有在线开放课程,可登录"智慧职教"网站,在临床医学专业教学资源库课程中心选择"生理学"课程参加在线学习;教师也可利用"职教云"一键导入该课程,开展线上线下混合式教学(具体操作详见"智慧职教"服务指南)。

　　本书可供高等职业院校临床医学及护理、药学、中医药、医学技术、康复医疗、公共卫生与卫生管理、健康管理与促进类专业教学使用。

图书在版编目(CIP)数据

　　生理学 / 郑恒,冯润荷,王兴红主编. --北京:
高等教育出版社,2022.3
　　ISBN 978-7-04-057604-7

　　Ⅰ.①生…　Ⅱ.①郑…②冯…③王…　Ⅲ.①人体生理学－高等职业教育－教材　Ⅳ.①R33

　　中国版本图书馆CIP数据核字(2022)第003531号

SHENGLIXUE

策划编辑	夏　宇	责任编辑　夏　宇	封面设计　李小璐		版式设计　张　杰
插图绘制	黄云燕	责任校对　窦丽娜	责任印制　朱　琦		

出版发行	高等教育出版社		网　　址	http://www.hep.edu.cn
社　　址	北京市西城区德外大街4号			http://www.hep.com.cn
邮政编码	100120		网上订购	http://www.hepmall.com.cn
印　　刷	北京市联华印刷厂			http://www.hepmall.com
开　　本	850mm×1168mm　1/16			http://www.hepmall.cn
印　　张	19.5			
字　　数	490 千字		版　　次	2022 年 3 月第 1 版
购书热线	010-58581118		印　　次	2022 年 3 月第 1 次印刷
咨询电话	400-810-0598		定　　价	54.00 元

本书如有缺页、倒页、脱页等质量问题,请到所购图书销售部门联系调换
版权所有　侵权必究
物 料 号　57604-00

《生理学》编写人员

主　　编　郑　恒　冯润荷　王兴红

副 主 编　吴隽松　高　玲　赵　莲

编　　委　（以姓氏汉语拼音排序）

艾卫敏（湘潭医卫职业技术学院）

蔡晓霞（红河卫生职业学院）

冯润荷（天津医学高等专科学校）

高　玲（长春医学高等专科学校）

黄伏连（益阳医学高等专科学校）

金卫华（湖北三峡职业技术学院）

李淑贞（沧州医学高等专科学校）

卢　静（山东医学高等专科学校）

彭丽花（永州职业技术学院）

王兴红（漯河医学高等专科学校）

吴隽松（江苏医药职业学院）

阳小雅（广州卫生职业技术学院）

赵　莲（青海卫生职业技术学院）

郑　恒（肇庆医学高等专科学校）

编写秘书　洪学军（肇庆医学高等专科学校）

国家职业教育临床医学专业教学资源库
"生理学"在线开放课程建设人员

课程主持人　郑　恒　王兴红

参与课程建设人员

沧州医学高等专科学校	李淑贞	杨艳梅	曹姗姗	关　欣
广州卫生职业技术学院	阳小雅	姚丹丹	谭秋婵	唐高兴
红河卫生职业学院	蔡晓霞			
湖北三峡职业技术学院	金卫华			
江苏医药职业学院	吴隽松	滕飞翔	庄　莹	凌存保
漯河医学高等专科学校	王兴红	李德恒	孙缦利	
青海卫生职业技术学院	赵　莲	马　艳	贾国倩	马　艳(小)
山东医学高等专科学校	卢　静	何金玲		
天津医学高等专科学校	冯润荷	罗　萍	张承玉	蔡凤英
湘潭医卫职业技术学院	艾卫敏	李　额		
益阳医学高等专科学校	黄伏连	阳泽华	李　灿	孟　辉
永州职业技术学院	彭丽花	吴起清	肖　谜	
长春医学高等专科学校	高　玲	唐　红	胥　颖	
肇庆医学高等专科学校	郑　恒	洪学军	覃小翠	曾　济　杨　坚

"智慧职教" 服务指南

"智慧职教"是由高等教育出版社建设和运营的职业教育数字教学资源共建共享平台和在线课程教学服务平台,包括职业教育数字化学习中心平台(www.icve.com.cn)、职教云平台(zjy2.icve.com.cn)和云课堂智慧职教 App。用户在以下任一平台注册账号,均可登录并使用各个平台。

● **职业教育数字化学习中心平台(www.icve.com.cn):为学习者提供本教材配套课程及资源的浏览服务。**

登录中心平台,在首页搜索框中搜索"生理学",找到对应作者主持的课程,加入课程参加学习,即可浏览课程资源。

● **职教云平台(zjy2.icve.com.cn):帮助任课教师对本教材配套课程进行引用、修改,再发布为个性化课程(SPOC)。**

1. 登录职教云,在首页单击"申请教材配套课程服务"按钮,在弹出的申请页面填写相关真实信息,申请开通教材配套课程的调用权限。

2. 开通权限后,单击"新增课程"按钮,根据提示设置要构建的个性化课程的基本信息。

3. 进入个性化课程编辑页面,在"课程设计"中"导入"教材配套课程,并根据教学需要进行修改,再发布为个性化课程。

● **云课堂智慧职教 App:帮助任课教师和学生基于新构建的个性化课程开展线上线下混合式、智能化教与学。**

1. 在安卓或苹果应用市场,搜索"云课堂智慧职教"App,下载安装。

2. 登录 App,任课教师指导学生加入个性化课程,并利用 App 提供的各类功能,开展课前、课中、课后的教学互动,构建智慧课堂。

"智慧职教"使用帮助及常见问题解答请访问 help.icve.com.cn。

职业教育数字化学习中心

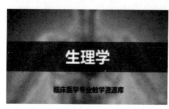

生理学

所属项目: 临床医学　**项目来源:** 国家项目

所属分类: 医药卫生大类 > 临床医学类 > 临床医学

课程性质: **专业基础课**　　**学时:** 64

扫码参加学习

生理学是阐述人体正常的生命活动各种现象及其功能活动规律的课程,是临床医学专业核心课,也是国家执业助理医师资格以及职业技能资格等级考试必考的医学基础课程。为药理学、病理学、临床诊断基本技能等提供必要理论铺垫,为临床医生正确诊治提供必须理论依据,为疾病预防和保健工作提供必要的理论基础

🕐 2018/5/28　　　　　　👥 10152

参加学习　　　课程收藏　　　课程分享

教学大纲　　课程简介　　课程评价

　　生理学是阐述人体正常的生命活动各种现象及其功能活动规律的课程,是临床医学专业核心课,也是国家执业助理医师资格以及职业技能资格等级考试必考的医学基础课程。为药理学、病理学、临床诊断基本技能等提供必要理论铺垫,为临床医生正确诊治提供必须理论依据,为疾病预防和保健工作提供必要的理论基础

主讲教师

郑恒
生理学教授

肇庆医学高等专科学校

前　言

根据《国家职业教育改革实施方案》精神,顺应"三教"改革要求,配合国家职业教育临床医学专业教学资源库建设,全国三年制临床医学专业教学联盟于2020年11月启动了资源库配套新形态一体化系列教材的编写工作,《生理学》教材即为其中之一。

本教材以习近平新时代中国特色社会主义思想为指导,根据《关于推动现代职业教育高质量发展的意见》和《关于加快医学教育创新发展的指导意见》文件精神,贯彻教育部《职业院校教材管理办法》,秉承继承和创新理念,坚持基础知识为专业服务原则,对接国家高等职业教育临床医学专业教学标准和执业助理医师资格考试大纲,构建编写体系。按照经典生理学课程教学内容展开编写,分为绪论、细胞生理学、器官系统生理学三部分十二章。为了引导学生学习,提升学生学习成效,在格式上,每章前加入学习目标,在正文中插入知识链接和专业应用案例,章末设置本章小结和练习思考题。进入21世纪,生命科学领域取得了一系列重要进展和重大突破,本次编写我们也将其中与生理学相关的新知识、新技术编写进教材中,为后续深入学习提供引导。随着课程思政"三全"育人的不断深化,本次编写深入挖掘专业课里的思政元素,将传统中医药文化、辩证唯物论、医学人文、科学发现及健康中国行动等融入知识学习中,弘扬劳动光荣、技能宝贵、创造伟大的时代风尚。为了适应数字时代学生的数字化生活环境,在呈现形式上,教材采取"纸质–数字化"立体融合的形式,将各章思维导图、课堂PPT、教学动画、微课视频以及自测习题等内容建立在线学习资源库,以二维码的形式链接到教材中,使学生在阅读纸质教材的同时,可以享受更多的拓展内容;我们在"智慧职教"平台还搭建了在线开放课程,实现线下线上同步学习,为师生提供更好的教学服务。此外,在教材中还增加临床案例分析,旨在培养学生学习知识后的运用能力和培育学生临床思维能力。

本教材的编者来自全国各地高职院校,均为一线骨干教师,具有丰富的教学和科研经验。在编写过程中,大家集思广益、认真负责、字斟句酌,充分体现了编者的担当精神和严谨的治学学风;同时,教材在编写过程中得到了医院临床教师的指导和上海梦之路科教有限公司信息技术的鼎力支持,为此表示衷心的感谢!

由于时间及编者水平有限,错漏之处在所难免,恳请广大师生和读者对本教材中存在的问题和不足提出批评和建议,以便于今后修订和改正。

主　编

2021年9月

目 录

第一章 绪论

思维导图

【学习目标】

（一）知识目标

1. 掌握：兴奋性与阈值的概念和关系；内环境和稳态的概念；神经调节、体液调节、自身调节的概念和特点。

2. 熟悉：生命活动的基本特征；正反馈和负反馈的概念及意义。

3. 了解：生理学的概念、研究对象及任务；非自动控制理论和前馈控制系统。

（二）技能目标

1. 能运用所学原理正确判断属于正、负反馈的生命活动现象。

2. 能运用所学原理说出属于神经调节、体液调节和自身调节的生命活动现象。

（三）素质目标

1. 树立正确的人体整体观。

2. 培养人与环境和谐协调发展的理念。

学知识：
绪论

第一节　生理学研究对象和任务

一、生理学的研究对象

生理学（physiology）是生物科学的一个分支，是研究机体生命活动现象及其功能活动规律的科学。根据研究对象的不同，可分为植物生理学（plant physiology）、动物生理学（animal physiology）、人体生理学（human physiology）等。按研究对象所处的环境不同，可分为高原生理学、潜水生理学和太空生理学等。按研究的器官和系统划分，可分为神经生理、消化生理、循环生理等。

二、生理学的研究任务

人体生理学主要任务是研究正常状态下，人体内各细胞、组织、器官和系统的功能，以及它们彼此之间的相互关系、相互作用，阐明内外环境变化对机体功能活动的影响及作用机制，并揭示各种生理功能在整体生命活动中的意义，从而认识和掌握生命活动的规律。

三、生理学的定位作用

生理学是临床医学专业人才培养方案中必修的专业基础课。在学习和掌握了人体解剖学、组织胚胎学、生物学等知识的基础上，进一步学习生理学，可为后续基础医学如病理学、病理生理学、药理学等相关课程打下良好的知识基础，也可为专业核心课如诊断学、内科学等课程的学习提供理论支撑，成为各临床学科开展预防、诊断、治疗、康复和临床科学研究的重要基石，成为连接基础与临床学科的一门重要桥梁学科。诺贝尔基金会专门设立了"诺贝尔生理学或医学奖"，由此可见生理学对医学的重要性。

四、生理学的研究方法

生理学是一门理论性很强、实验性也很强的科学。生理学的每一个认识或结论均来源于生活实践、实验研究和临床实践。

（一）根据实验对象分类

根据实验对象的不同，分为动物实验和人体试验。

1. 动物实验

（1）急性实验：实验在短期内完成，获得结果后即处死动物，称为急性实验。根据研究的目的不同，急性实验可分为离体实验和在体实验两种。① 离体实验：指将动物的器官、组织或细胞从体内取出，放置在能保持其正常功能活动的人工环境中并加以研究的实验。例如，将蛙的心脏取出，用理化特性近似于其血浆的溶液进行灌流，以维持蛙心在一定时间内的正常跳动，从而对其进行各种相关研究。② 在体实验：指将动物麻醉后进行活体解剖，暴露所要研究的部位进行实验。例如，将家兔麻醉后，手术暴露胃和小肠，观察家兔胃肠运动的形式以及某些神经体液因素对其胃肠运动的影响。

敬大师：
贝尔纳

（2）慢性实验：将动物做必要的处理（如外科手术），待其清醒、康复，并在接近正常生理功能的条件下进行长时间的研究，称为慢性实验。例如，将狗的唾液腺导管开口移至颊部体表，观察各种因素对唾液分泌的影响。

急性实验和慢性实验各有利弊，通常急性实验方法简单，条件较易控制，便于进行直接观察和分析，但实验不能持久进行，所得结果与正常机体功能活动存在差别；慢性实验在近于生理条件下进行，其结果较接近正常机体功能，但此实验方法复杂，干扰因素较多，实验条件较难控制。此外，还应注意动物与人在结构和功能上存在差异，因此，在推断人体功能活动规律时，不能简单地将动物实验结果直接套用于人体。

2. 人体试验　是在健康人或病人身上进行以取得试验者所需资料的试验。由于受到伦理学的限制，目前人体试验主要是进行人群资料调查，例如，人体血压、心率、肺活量、体温、肾小球滤过率等正常值就是通过对大批人群进行采样和分析而获得的。

人体试验是随着社会文明地不断进步、人们思想观念地逐渐更新和科学研究手段地日益提升而深入发展和改进的。近年来，随着体表无创检测、遥控和遥测技术的发明，特别是计算机技术在生理学研究中的应用，生理学的研究方法进入一个迅速发展的新阶段。人们可以在生命伦理学的指导下，通过个人移动电子设备记录的人体活动基本数据分析，利用大数据海量挖掘等方法，获取更有价值的生理学资料，为临床医学提供更有指导性的实验依据。

（二）根据研究层次分类

根据研究的层次不同，生理学实验又可分成三个水平。

1. 整体水平　整体水平的研究是以完整的机体为研究对象，观察和分析在各种条件下不同的器官、系统之间，以及机体与环境之间相互联系和相互影响的规律。整个人体的生命活动并不等于心、肺、肾等器官功能的简单总和，而是不同系统之间功能活动的互相联系、互相制约、互相配合、互相依存。例如，人体进行剧烈的体力劳动时，在骨骼肌进行协调收缩和舒张的同时,呼吸加深加快,促进气体交换;心脏活动加快加强,血液循环加速,骨骼肌血管舒张,血流量增多;消化、泌尿等器官的活动减弱,血量供给减少,以保证心脏、脑等重要器官的血液供应。

2. 器官和系统水平　器官和系统水平研究是以器官、系统为研究对象,观察其正常功能活动和调节机制。该水平的研究着重于阐明器官和系统的功能活动怎样进行,在整体生命活动中的作用,以及它的活动受到哪些因素的控制等。例如,研究循环系统的正常功能,需要阐明心脏各部分如何协同活动,心脏如何射血,血液如何分配,血液流动的动力和阻力的相互关系,各种神经和体液因素对心血管活动如何进行调节等,因此要以心脏、血管和循环系统作为研究对象。

3. 细胞和分子水平　细胞和分子水平的研究是以细胞及构成细胞的各个成分,特别是细胞中各种生物大分子为研究对象,观察其超微结构的功能和生物分子的物理化学变化过程。细胞是构成机体的基本结构和功能单位,各个器官的功能都是由组成该器官的各个细胞生理特性决定的。例如,肌肉的收缩功能主要取决于肌细胞的生理特性,神经纤维的功能活动与神经元的生理特性密切相关等。而细胞的生理特性又决定于构成细胞的各种物质尤其是生物大分子的物理化学特性。例如,研究细胞的物质转运功能,需要对细胞膜的分子结构、细胞膜上的转运蛋白的特性和功能活动进行研究。

以上三个水平的研究不是孤立的,而是相互联系、相互补充的。要阐明某一正常功能的机制,一般都需要将细胞和分子、器官和系统,以及整体三个水平结合起来进行研究,然后得出比较全面的结论。

知识拓展

敬大师:
威廉·哈维

近代生理学的奠基人——哈维

威廉·哈维(William Harvey,1578—1657)出生在英国肯特郡的一个富裕农民家庭。他19岁毕业于英国剑桥大学,留学意大利,5年后成为医学博士。17世纪初,他发现了血液循环和心脏的功能。他的不朽著作《心与血的运动》发表于1628年,被誉为生理学历史上最重要的著作,标志着现代生理学的开始。这本划时代的伟大著作为人们探索人体正常功能的奥秘指明了正确方向。哈维因为出色的循环系统的研究,成为与哥白尼、伽利略、牛顿等人齐名的科学革命巨匠。他的《心与血的运动》一书也像《天体运行论》《关于托勒密与哥白尼两大体系的对话》《自然哲学之数学原理》等著作一样,成为科学革命时期以及整个科学史上极为重要的文献。恩格斯对哈维的历史性研究给予高度评价:"哈维由于发现了血液循环,而把生理学确立为科学"。

第二节　生命活动的基本特征

各种个体的基本生命特征主要包括新陈代谢(metabolism)、兴奋性(excitability)、适应性(adaptability)和生殖(reproduction),其中以新陈代谢为最基本的特征。

一、新陈代谢

机体与环境之间不断进行物质和能量交换,实现自我更新的过程称为新陈代谢。新陈代谢包括合成代谢和分解代谢。一方面机体不断地从外界环境中摄取各种营养物质,经过机体的加工、转化,合成自身所需要的新物质,产生并贮存能量称为合成代谢;另一方面机体不断分解自身旧的物质,释放能量,满足各种生命活动的需要,并把分解产物排出体外,称为分解代谢。人体内各种物质合成、分解、转化和利用的过程中,伴随物质代谢而产生的能量的贮存、释放、转移和利用过程称为能量代谢。物质代谢是能量代谢的基础,也是生命的物质基础,是能量的根本来源。

生命过程中表现出的生长、发育、生殖、运动、分泌等一切功能活动都是建立在新陈代谢基础上的,新陈代谢一旦停止,生命也就随之终止。

二、兴奋性

(一) 刺激与反应

刺激(stimulus)是指能引起机体或细胞发生反应的内外环境条件的变化,而反应(response)是指机体或细胞受刺激后所出现的理化过程和生理功能的变化。例如,寒冷刺激可使机体分解代谢加强,产热量增加,皮肤血管收缩,散热减少,甚至肌肉颤抖等,这就是机体对寒冷刺激的反应。

刺激的种类很多,按刺激的性质可分为物理刺激(如声、光、电、温度、机械、射线等)、化学刺激(如酸、碱、盐、药物等)、生物性刺激(如细菌、病毒、抗体等)和社会心理刺激等。在人类,社会因素和心理活动构成的刺激对人体的正常功能和疾病的发生发展具有十分重要的作用。在所有刺激中,电刺激的三个条件易于控制,且可重复使用而不易损伤组织,故为生理学实验和医疗实践中常用的刺激方法。

并非所有刺激都能引起机体发生反应。实验表明,作为能引起机体或组织产生反应的刺激必须具备三个基本条件:刺激强度、刺激作用的时间和刺激强度时间变化率。

1. 刺激强度 如将刺激的时间和刺激强度变化率保持不变,能引起组织发生反应的最小刺激强度称为阈强度(threshold),又称为刺激阈或阈值。强度等于阈值的刺激称为阈刺激(threshold stimulus);强度高于阈值的刺激称为阈上刺激;强度低于阈值的则称为阈下刺激。阈刺激和阈上刺激都能引起组织发生反应,所以是有效刺激,而单个阈下刺激则不能引起组织的反应。

2. 刺激作用的时间 刺激作用必须持续一定的时间,才能引起组织发生反应。如果刺激作用持续的时间太短,那么即使刺激强度再大,也不能引起组织反应。

3. 刺激强度时间变化率 刺激作为引起组织反应的一种动因,必须有变化。刺激由弱变强,或由强变弱,均可引起组织反应。单位时间(秒)内强度增减的量,即强度变化速度,称为强度时间变化率。即指作用到组织的刺激需多长时间其强度由零达到阈值而成为有效刺激。强度时间变化率愈大,刺激作用愈强。

护士进行肌内注射时的"两快一慢"

刺激引起机体发生反应必须具备三个基本条件,即刺激的强度、刺激的持续时间和刺激强度对时间的变化率。一般来说,这三个变量的值越大,刺激越强;反之,刺激越弱。临床上,护士在给患者肌内注射时,常遵循"两快一慢"的原则,即进针快、出针快、推药慢。这是因为进针和出针快可以缩短刺激的持续时间;推药慢则可以减小刺激强度对时间的变化率,两者均可减弱刺激作用,从而减轻患者的疼痛感。

(二) 兴奋与抑制

当机体接收到刺激而发生反应时,从其外表活动特征来看有兴奋(excitation)和抑制(inhibition)两种基本表现形式。兴奋是指组织接受刺激后由相对静止状态转变为活动状态,或活动由弱变强。如肌肉受到刺激发生收缩,肾上腺素使心搏加快、心收缩力加强、心输出量增多等,都是相应组织兴奋的表现。抑制是指组织接受刺激后由活动状态转变为相对静止状态,或活动由强变弱。如当人体吸入过多的 CO_2 可使呼吸运动减弱甚至暂停;乙酰胆碱作用于心脏,引起心搏减慢,心收缩力减弱,心输出量减少,都是组织抑制的表现。

(三) 兴奋性与阈值

兴奋性(excitability)是指机体或组织对刺激发生反应的能力或特性。兴奋性是一切生物体所具有的基本特征之一,能使生物体对环境的变化作出应变,因此,这是生物体生存的必要条件。各种组织兴奋性的高低不同,即使同一组织处于不同的功能状态时,其兴奋性也不相同。生理学实验中,通常将刺激的持续时间和刺激强度时间变化率固定,而仅用刺激强度来观测和衡量组织兴奋性的高低。故阈值可作为衡量组织兴奋性高低的客观指标。组织的兴奋性与阈值呈反变关系(兴奋性 $\propto$ 1/阈值),即阈值越小,说明组织的兴奋性越高;阈值越大,说明组织的兴奋性越低。在机体各种组织中,神经、肌肉和腺体组织兴奋性较高,称为可兴奋组织(excitable tissue)。它们反应迅速,易于观察,并有电位变化作为客观标志。

三、适应性

机体根据内外环境条件的变化不断地调整自身各部分活动,使机体与环境取得平衡统一,保证生命活动的正常进行。机体这种根据内外环境情况来调整体内各部分生理功能和心理活动的过程及其关系的功能,称为适应性(adaptability)。根据反应可将适应分为行为性适应和生理性适应。行为性适应常有躯体活动的改变,如机体处在低温环境中会出现趋热活动,遇到伤害时会出现躲避活动,这种适应在生物界普遍存在,属于本能性行为适应,人类由于大脑皮层发达,行为适应更具有主动性。生理性适应是指身体内部的协调性反应,如人到高海拔地区生活时,血液中红细胞和血红蛋白均增加,以增强运输氧的能力;在光照下人的瞳孔缩小,以调整进入眼的光量,使视网膜成像更清晰。生理适应以体内各器官、系统活动的改变为主。

四、生殖

生殖是机体繁殖后代、延续种系的一种特征性活动。成熟的个体通过无性或有性繁殖方式产生或形成与本身相似的子代个体。无性生殖是指不经过两性生殖细胞结合,由母体直接产生新个体的生殖方式,如细菌、水螅、蕨类等。有性生殖是指由亲代产生的有性生殖细胞,经过两代生殖细胞的结合,成为受精卵,再由受精卵发育成为新个体的生殖方式,如人类。

第三节　人体功能活动的调节

一、人体与环境

环境是人类和生物赖以生存的空间。环境和人类之间既相互对立又相互制约,既相互依存又相互转化。相对于人体来说,环境可分为外环境(external environment)和内环境(internal environment)。

(一) 机体外环境

1. 自然环境　机体生存所处的自然环境称为机体外环境。存在于人们周围的客观物质世界为自然环境。它是人类和其他一切生命赖以生存和发展的基础。可分为原生环境和次生环境。天然形成的环境条件为原生环境,其中许多自然因素都对健康起促进作用,但有些地域水或土壤中某些元素含量过多或过少,可导致地方性甲状腺肿、克山病等。次生环境是由于人类生产、生活对自然环境施加影响所造成,包括人工优化环境(如绿化美化环境)和污染环境,前者利于人类的健康,后者严重危害人类健康,如超量开采地下水、噪声、过度砍伐森林、工矿企业产生的废水和废气等,是人类过度影响环境所造成的。

2. 社会环境　社会环境是指人类在生产生活交往中相互间形成的一种特殊关系,包括社会因素和心理因素,如社会制度、教育程度、医疗卫生保健服务、人的心理状况和行为方式等。社会环境因素随着社会条件的改变、病因和致病条件的改变而成为影响健康的重要因素之一,它不但直接影响人群的健康状况,而且还影响自然环境和人的心理环境。社会 – 心理因素已成为目前严重威胁人类健康的心脑血管疾病、恶性肿瘤、胃肠溃疡、内分泌紊乱等疾病的主要原因。现代社会经济高速发展,物质越来越丰富,但生活的压力与日俱增,一些身心疾病如高血压、高血脂、冠心病、溃疡病、糖尿病、癌症、精神障碍、各种心理障碍等应运而生,发病年龄提前已经成为一个不可阻挡的趋势。

3. 人与环境的关系　人与其他生物之间、生物与环境之间,保持着密切联系,彼此相互影响、相互适应和相互制约。人与环境的关系主要表现在三个方面:人不断地与环境进行物质和能量交换,两者之间保持着动态平衡关系;人对外界环境有较强的适应能力,外界环境的变化只要不超过一定的限度,就不致损害人的健康,一旦自然环境急剧变化并超过一定限度,即可引起人体疾病或死亡;人对改变环境有主观能动作用,但人们在改造环境的同时,必须充分估计和尽量避免环境对人类的反作用,使环境朝着对人类有利的方向发展,使环境更适合人体生命活动的需要。

（二）机体内环境及其稳态

1. 内环境　人体内各部位的水分及其中溶解的物质总称为体液（body fluid）。成年人体液约占体重的 60%；其中存在于细胞内的称为细胞内液，约占体液的 2/3（体重的 40%），存在于细胞外的称为细胞外液，约占体液的 1/3（体重的 20%），包括血浆、组织液、淋巴液、脑脊液、房水、体腔液（胸膜腔液、滑膜液、心包液）等。细胞外液中，血浆约占 1/4，组织液约占 3/4。人体绝大多数细胞并不与外环境直接接触，而是生活浸浴在细胞外液之中，细胞从细胞外液中摄取氧和其他营养物质，同时将二氧化碳和其他代谢产物直接排到细胞外液中。因此，细胞外液是细胞生存和活动的直接环境，称为机体的内环境。体液的各部分彼此隔开又互相沟通。细胞内液与细胞外液之间通过细胞膜进行物质交换；而组织液与血浆之间则通过毛细血管壁进行物质交换。血浆的组成与性质不仅可反映机体与外环境之间物质交换情况，而且成为沟通各部分体液与外界环境进行物质交换的媒介，并能反映组织代谢与内环境各部分之间的物质交换情况。

2. 稳态　内环境的理化特性，如细胞外液的化学成分、pH、渗透压和温度等，都是影响细胞正常生命活动的重要因素。细胞的正常生理活动需要内环境的各种理化因素和各种物质的浓度，必须在一定范围内保持动态的相对恒定。生理学中将内环境的各项理化因素保持相对平衡的状态，称为稳态（homeostasis）。它是一种复杂的生理过程，一方面外环境变化的影响和细胞的新陈代谢不断破坏内环境的稳态，另一方面机体通过调节系统的作用，改变各器官组织的活动，使破坏的内环境中各种理化因素和物质浓度恢复相对稳定。

内环境的稳态是细胞进行正常生命活动的必要条件。一旦调节系统或器官组织的活动不能正常进行，内环境稳态就不能维持，各种理化因素发生紊乱，细胞新陈代谢障碍，并导致疾病。所以机体的一切调节活动最终的生物学意义在于维持内环境的稳态。

二、人体功能活动的调节方式

机体通过一整套调节机构调节各种生理活动，保持其自身的稳态和对环境的适应。人体生理功能的调节由三种调节方式来完成，即神经调节、体液调节与自身调节，其中以神经调节最为重要。

（一）神经调节

神经调节（neural regulation）是指通过神经系统的活动对机体生理功能的调节。神经调节是人体最主要的调节方式。神经调节的基本方式是反射（reflex）。反射是指在中枢神经系统参与下，机体对内外环境变化产生的规律性应答反应。反射的结构基础是反射弧（reflex arc），它由感受器、传入神经、反射中枢、传出神经和效应器 5 个部分组成（图 1-1）。反射弧结构和功能都完整是反射得以顺利进行的基础。反射弧任何一部分的损害或功能暂时性丧失，都将使经该反射弧的反射活动不能正常进行。

按反射形成的过程可分为非条件反射（unconditioned reflex）和条件反射（conditioned reflex）两大类。

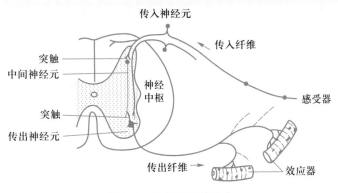

图 1-1 反射弧及其组成

（1）非条件反射：是先天遗传的，结构比较简单，其反射弧和反射活动较为固定，数量有限，是一种较低级的神经活动，多与维持生命的本能活动有关。如食物进入口腔引起唾液分泌的分泌反射；光照射眼引起瞳孔缩小的瞳孔对光反射；物体触及婴儿唇部引起吸吮动作的吮吸反射；异物触及眼睫毛而引起眨眼动作的角膜反射等均属非条件反射。

（2）条件反射：是个体在生活过程中后天获得的，是在非条件反射的基础上根据个体生活实践而建立起来的一种高级的神经活动，例如望梅止渴、谈虎色变等。条件反射具有极大的易变性，反射活动灵活可变，数量无限，并具有预见性。通过建立条件反射，可以扩大机体适应环境变化的能力。神经调节的特点是作用迅速、准确、短暂，作用范围较小，表现为高度的自动化。

9

（二）体液调节

体液调节（humoral regulation）是指机体的某些组织细胞能生成并分泌某些特殊的化学物质，后者经体液运输到全身的组织细胞或某些特殊的组织细胞，调节其功能活动。参与体液调节的化学物质主要是各种内分泌腺和内分泌细胞所分泌的激素。如肾上腺髓质分泌的肾上腺素，通过血液循环运输到心脏，使心肌收缩力增强，心搏频率加快，心输出量增多。这种激素往往由血液运输至全身，调节细胞的活动，影响全身多种组织器官的生理功能，称为全身性体液调节。某些组织细胞分泌的激肽、组胺、前列腺素、5- 羟色胺等一些化学物质，以及组织代谢产物如 CO_2、腺苷、乳酸等，可借助细胞外液扩散至邻近组织细胞影响其功能，如局部血管扩张、通透性增加等，称为局部性体液调节。局部体液因素的调节作用主要是使局部与全身的功能活动相互配合、协调一致。体液性因素对机体功能的调节作用非常广泛，体液调节的特点是作用缓慢、广泛、持久，也具有反馈性自动调节的特点。

在完整机体内，神经调节和体液调节相辅相成、密切相关。神经调节在多数情况下处于主导地位。参与体液调节的大多数内分泌腺或内分泌细胞直接或间接地接受中枢神经系统的控制，这种情况下体液调节就成为神经调节的一个传出环节，是反射传出途径的延伸，这种调节称为神经 – 体液调节（neurohumoral regulation）（图 1-2）。

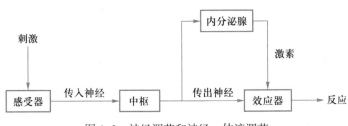

图 1-2 神经调节和神经 – 体液调节

（三）自身调节

当内外环境变化时,组织、细胞在不依赖于外来的神经或体液因素的情况下,自身对内外环境变化发生的适应性反应,称为自身调节(autoregulation)。通常是在组织或器官的活动超过一定限度时,由其自身活动进行调节,使之不发生过度活动。这种调节只局限于少部分组织和器官,在心肌和平滑肌表现明显。如随着全身动脉血压在一定范围内升高或降低时,肾入球小动脉可通过相应的舒缩活动来改变血流阻力,使肾血流量保持相对恒定的水平,以保证肾功能的正常进行。一般说来,自身调节的特点是作用准确、稳定、局限,但调节幅度小,灵敏度较差,对维持细胞、组织、器官功能的稳态有一定的意义。

三、人体功能调节的控制系统

利用控制论理论来研究、分析人体功能的调节,发现人体内从分子、细胞水平到系统、整体功能调节都存在各种各样的"控制系统"。任何控制系统至少都由控制部分和受控部分组成。按照控制论的原理,可将控制系统分为以下几种不同情况。

（一）非自动控制系统

控制部分发出的信息影响受控部分,而受控部分不能返回信息,控制方式是单向的"开环"系统,即非自动控制系统。在人体正常生理功能调节中一般比较少见。

（二）自动控制系统

自动控制系统又称反馈控制系统(feedback control system)是指在控制部分发出指令信息管理受控部分的同时,受控部分又反过来影响控制部分的活动。这种控制方式是一种双向的"闭环"系统(图1-3)。人体生理功能的调节方式实际上是一种自动控制系统。控制部分相当于反射中枢或内分泌腺;受控部分相当于效应器或靶器官、靶细胞。控制部分即调节者(如反射中枢、内分泌腺)与受控部分即被调节者(如效应器、靶器官)之间存在着的双向信息联系,通过闭合环路而完成。在控制系统中,由受控部分发出并能够影响控制部分的信息,称为反馈信息。由受控部分发出的信息反过来影响控制部分活动的过程称为反馈(feedback)。

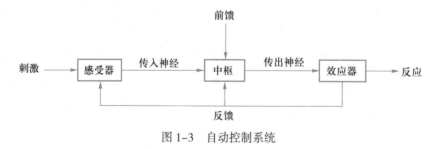

图1-3 自动控制系统

反馈作用包括负反馈和正反馈两种方式。

1. 负反馈(negative feedback) 是指受控部分发出的信息反过来抑制或减弱控制部分活动的调节方式。它是正常生理功能调节中重要而又常见的方式,是可逆的过程。其意义在于使机体的内环境和各种生理活动维持稳态。正常人体内大多数生理功能活动的调节是通过负反馈调节实现的。如动脉血压的相对恒定就是以减压反射为基础的典型的负反馈。当动脉血压偏高时,可刺激颈动脉窦、主动脉弓的压力感受器,经传入神经将血压升高的信息传到心血管中枢,经心血管中枢的整合活动,使心血管活动水平降低,动脉血压回降至正常水平;反之,当动脉血压下降时这种对心血管中枢的抑制作用减小,使心血管活动增加,血压得以回升,从而使动脉血压保持于某种相对稳定的水平。其他如体温、呼吸等的相对稳定,也都是通过负反馈调节机制完成的。

2. 正反馈(positive feedback) 是指受控部分发出的信息促进与加强控制部分的活动,最终使受控部分的活动向与原先活动相同的方向改变的调节方式。如此往复循环,使整个系统处于再生状态。可见,正反馈控制的作用是破坏原先的平衡状态。其意义在于促使某些生理功能一旦发动起来就迅速加强直至完成,是不可逆的过程。正常人体功能调节过程中正反馈为数不多,例如排尿、排便、分娩、血液凝固等生理过程均存在正反馈调节机制。

(三) 前馈控制系统

正常人体功能调节过程中,除了常见的反馈控制系统外,前馈(feedforward)是另一种形式的调节方式,即在控制部分向受控部分发出信息的同时,通过监测装置对控制部分直接调控,进而向受控部分发出前馈信号,及时调节受控部分的活动,使其更加精确、适时和适度。前馈控制系统可以使机体的反应具有一定的预见性和超前性。一般来说,反馈控制需要的时间要长些,而前馈控制更为迅速。有些条件反射被认为是一种前馈控制,如进食前,可根据食物的色泽、香味的有关信息,通过视、嗅等感受装置将信息传达到大脑,大脑立即发出指令到相应的效应器,引起胃液分泌的时间比食物进入胃内直接刺激胃黏膜腺体分泌的时间要提前得多。很显然,前馈控制系统的作用是使机体能更好地适应环境的变化。

(郑　恒)

【应用案例】

> 患者,男,26 岁。不慎掉进约 100℃的热水池中,躯干、会阴、双手、双下肢被烫伤,自觉双下肢钝痛,其余烫伤处剧痛。创面可见水疱,表皮脱落、肿胀、有淡黄色的液体渗出。
>
> 诊断:大面积烧伤。
>
> 思考:
> 1. 烫伤后对机体内环境有何影响?
> 2. 烫伤后,机体有哪些生理功能的调节方式参与调节? 如何调节?

随堂测

本章要点

*医学是关于疾病的科学,生理学是关于生命的科学。生理学属于实验科学范畴。人体生理学研究机体的正常活动规律及其产生机制,包括细胞和分子水平、器官和系统水平及整体水平的研究。

*新陈代谢、兴奋性、适应性和生殖是生命活动的基本特征。细胞外液是细胞直接生存的环境,称为内环境。内环境理化性质相对稳定的状态称为稳态。

*机体通过神经调节、体液调节和自身调节等方式,维持内环境的稳定,维持生命活动的正常进行。反馈调节是维持机体稳态的重要调节机制。

第二章　细胞的基本功能

思维导图

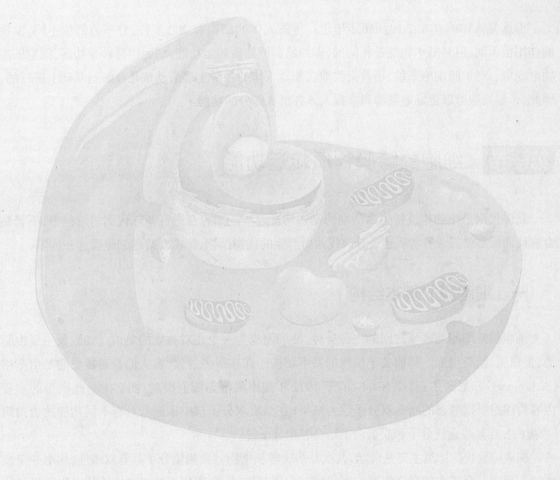

【学习目标】

（一）知识目标

1. 掌握：细胞膜的跨膜转运方式及转运特点；静息电位和动作电位的概念及其产生原理；极化、去极化、超极化、阈电位的概念；兴奋在同一细胞上的传导特点；骨骼肌神经肌肉接头的兴奋传递过程及影响因素；骨骼肌兴奋 – 收缩耦联。

2. 熟悉：局部电位；受体的概念和功能；肌肉收缩原理和影响骨骼肌收缩的因素。

3. 了解：细胞的跨膜信号转导功能。

（二）技能目标

1. 能够举例说明不同种类物质跨膜转运的方式。

2. 能够运用所学的神经肌肉接头兴奋传递方面的知识，列举有机磷中毒等疾病的临床表现及相应的治疗方案。

（三）素质目标

1. 树立辩证唯物主义的生命观和整体观。

2. 培养健康的体魄、正常的心理和健全的人格，养成良好的健身习惯，以及良好的行为习惯。

　　细胞是人体的基本结构和功能单位。尽管人体的细胞有 200 多种，分布的部位不同，发挥的作用也不同，但其基本功能是相同的，即细胞膜的物质转运功能，细胞信号转导功能，细胞的生物电现象。对于肌细胞来说，还具有收缩功能。人体的各种生理活动都是在细胞基础上进行的。因此，了解细胞可以更好地理解和掌握人体各组成部分的功能。

学知识：细胞的跨膜物质转运功能

第一节　细胞的跨膜物质转运功能

　　新陈代谢是生物体维持生命活动的基本特征之一。细胞在进行新陈代谢的过程中，不管是合成代谢所需要的营养物质还是分解代谢所产生的代谢产物，都需要跨越细胞膜这一屏障。

一、细胞膜的基本结构

　　细胞膜是细胞与环境之间的一道屏障，使细胞成为一个相对独立的单位。细胞膜主要由脂类、蛋白质、糖类组成。目前关于细胞的基本结构还存在很多争议，被人们普遍接受的是由辛格（S. J. Singer）和尼科尔森（G. Nicolson）于 1972 年提出的液态镶嵌模型（图 2–1）。此模型的主要内容为细胞膜以液态的脂质双分子层为基架；在脂质双分子层中镶嵌着具有不同功能的蛋白质（膜蛋白）；在某些脂质分子和膜蛋白上结合着糖分子链。

　　构成细胞膜的脂类主要是磷脂，其次是胆固醇和糖脂。膜脂质分子具有双嗜性，均由一个亲水的头部和一个疏水的尾部组成。在构成细胞膜基架时，脂质分子的双嗜性使其以脂质双层的形式存在，即其亲水的头部朝向细胞外液或胞质，疏水的尾部两两相对形成膜内部的疏水区。细胞膜中的蛋白质称膜蛋白。根据其在细胞膜中的存在形式，分为表面蛋白和整合蛋白。表面蛋白占膜蛋白的 20%~30%，分布于膜的内表面，通过静电引力或离子键与膜的脂质或整合蛋白相结合,但其结合力较弱,易与膜分离。整合蛋白又名镶嵌蛋白,占膜蛋白的70%~80%,以不同形式嵌入或贯穿于整个脂质双分子层,与膜结合十分紧密。一般情况下,与物质跨膜转运有关的蛋白都是整合蛋白,如载体、通道、离子泵等。膜所具有的各种功能主要通过膜蛋白实现。真核细胞膜表面均含有一定的糖类,通常和膜蛋白或脂类结合成糖蛋白或糖脂。大多数整合蛋白都是糖蛋白。结合在糖脂或糖蛋白上的糖链绝大多数裸露在细胞膜的外侧,可作为分子标记发挥受体或抗原的作用。

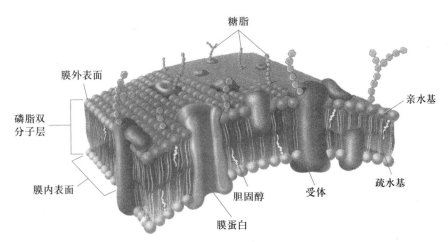

图 2-1　细胞膜的液态镶嵌模型

由于膜脂质的熔点较低,在正常体温条件下呈溶胶状态,故膜具有一定程度的流动性,可在同一分子层内做侧向运动。由于膜蛋白、糖蛋白和糖脂的不对称分布,因此膜具有不对称性。此外,膜还具有选择透过性,表现为不同的物质进出细胞的方式是不同的,它是保持细胞内液和细胞外液相对稳定的基础。

二、细胞膜的物质转运方式

理论上讲,由于细胞膜主要是由脂质双分子层构成的,它犹如一道天然屏障,使各种离子和水溶性物质很难通过脂质双分子层的疏水区,从而使细胞内外溶质成分和浓度保持显著差异。细胞的新陈代谢在很大程度上需要物质进行跨膜转运。由于各种物质的理化性质是不同的,其跨膜转运的机制也是不同的。

(一)单纯扩散

单纯扩散(simple diffusion)是指脂溶性小分子物质由膜的高浓度一侧向膜的低浓度一侧移动的过程,是一种简单的物理扩散。人体内的 O_2、CO_2、N_2、乙醇、尿素、甘油等脂溶性小分子物质就是以单纯扩散的方式进行跨膜物质转运的。影响单纯扩散的因素主要有两个。

1. 通透性(permeability)　是指细胞膜对某物质通过的阻力大小或难易度。根据相似相容的原理,脂溶性高且分子量小的物质易通过细胞膜,通透性大,因此单位时间内扩散量大;反之,则扩散量小。在药品研发过程中,也可通过改变某些药物分子的结构或组成,改变膜的脂溶性,从而达到影响该药物生物利用度的目的。

2. 浓度差(concentration difference)　是物质扩散的动力。在一般情况下,物质在细胞膜两侧的浓度差越大,物质扩散的量越大,扩散的速度越快。临床上给缺氧的患者进行吸氧,就是提高肺泡气与肺泡毛细血管血液之间的 O_2 浓度差(分压差),使进入肺泡内的 O_2 快速扩散到肺泡毛细血管血液中,增加血氧含量,以缓解患者的缺氧症状。

话重点:
被动转运

(二)易化扩散

非脂溶性或脂溶性甚小的物质在膜上特殊蛋白质的帮助下,由膜的高浓度侧向低浓度一侧转运的过程,称为易化扩散(facilitated diffusion)。同单纯扩散相比,虽然均是将物质由高浓度侧向低浓度一侧转运,不需要消耗能量,但转运的物质不同,并且易化扩散需要膜蛋白的帮助。根据膜上蛋白质的作用和形态不同,易化扩散可以分为经载体异化扩散和经通道易化扩散两种形式。

1. 经载体易化扩散　在细胞膜中载体蛋白的帮助下,将物质由膜的高浓度侧向低浓度一侧转运的过程称为经载体易化扩散(facilitated diffusion via carrier)。载体蛋白上有特异性的结合位点,其在物质高浓度的一侧与被转运的物质结合,通过载体蛋白空间构象的改变,使被转运的物质朝向低浓度一侧并与载体蛋白分离,完成该物质的转运,同时载体蛋白恢复到原来的构象(图 2-2)。葡萄糖、氨基酸、核苷酸等一些小分子亲水物质就是依靠经载体易化扩散进入细胞内的。

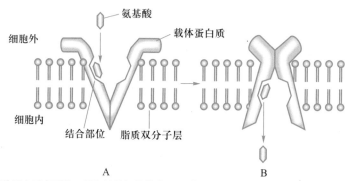

A. 载体蛋白质在膜的一侧与被转运物结合;B. 载体蛋白质在膜的另一侧与被转运物分离

图 2-2　经载体易化扩散

经载体易化扩散的特点是:① 特异性,由于载体蛋白上有被转运物质的特异性结合位点,因此一定的载体蛋白只转运一定的物质。如转运葡萄糖的载体一般只能转运葡萄糖,转运氨基酸的载体一般只转运氨基酸。② 饱和现象,由于膜表面载体蛋白数量有限或载体上能与该物质结合位点的数目是相对固定的,故当被转运物质超过载体的转运能力时,转运量则不再增加,这种现象称为饱和现象。③ 竞争性抑制,如果 A 和 B 两种结构相似的物质都可以与同一个载体上的位点结合,那么转运 A 物质的量增多时,转运 B 物质的量就会减少,A 和 B 之间存在竞争性抑制。

2. 经通道易化扩散　各种带电离子借细胞膜中通道蛋白的帮助,由膜高浓度侧向膜低浓度一侧转运的过程称为经通道易化扩散(facilitated diffusion via channel)。经通道易化扩散转运的物质主要是无机离子,如 Na^+、K^+、Ca^{2+}、Cl^- 等(图 2-3)。

离子通道具有两个重要的特性:离子选择性和门控特性。① 离子选择性是指每种通道仅对一种或几种离子有较高的通透能力,而对其他离子的通透性很小甚至无通透。因此,根据通道对离子的选择性,可将通道分为 Na^+ 通道、K^+ 通道、Ca^{2+} 通道、Cl^- 通道、非选择性阳离子通道等。通道的选择性取决于通道的孔径、内壁的化学结构和带电状况等。② 门控特性是指通道内的一些化学基团可做"闸门运动",导致通道的开放和关闭,这一过程称为门控(gating)。在静息状态下,大多数通道都处于关闭状态,在受到刺激时通道开放,允许特定离子顺浓度梯度跨膜转运。根据控制膜通道开放的因素不同,又可将其分为电压门控性通道、化学门控性通道和机械门控性通道。

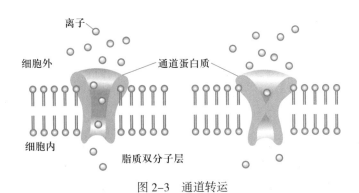

离子

细胞外

通道蛋白质

细胞内

脂质双分子层

图 2-3 通道转运

与载体易化扩散相比,经通道易化扩散的转运特点是:① 特异性不高,通道蛋白的特异性不如载体蛋白那样严格。② 无饱和现象,只要通道处于开放状态,相应的离子即可顺着浓度差进行易化扩散,直到通道关闭为止。有些化学物质可以阻断离子通道的开放称为通道阻滞剂,如河豚毒素可阻断细胞膜上的 Na^+ 通道,四乙基胺、4- 氨基吡啶可阻断细胞膜上的 K^+ 通道,维拉帕米可阻断细胞膜上的 Ca^{2+} 通道,尼氟酸(NFA)可阻断细胞膜上的 Cl^- 通道。离子通道阻滞剂的研究成果已经用于临床疾病的治疗。

对于单纯扩散和易化扩散,被转运物质都是顺着浓度差或顺着电位差跨膜移动的,其转运的动力是来自高浓度溶液中所蕴含的势能储备(浓度差),不需要消耗细胞代谢产生的能量 ATP。因此,单纯扩散和易化扩散都属于被动转运(passive transport)。

(三)主动转运

物质在细胞膜离子泵的作用下,由细胞膜的低浓度、低电位一侧转运到细胞膜高浓度、高电位一侧的过程称为主动转运(active transport)。根据在转运物质的过程中是否直接消耗能量,主动转运又分为原发性主动转运和继发性主动转运。通常所说的主动转运就是指原发性主动转运。

1. 原发性主动转运 是指细胞直接利用代谢产生的能量 ATP 将物质逆着浓度梯度和 / 或电位梯度跨膜转运的过程。原发性主动转运的物质通常是一些带电离子,因此介导这一过程的膜蛋白称为离子泵。离子泵是一种特殊的膜蛋白,其化学本质是 ATP 酶,将细胞内 ATP 水解为ADP,离子泵构象发生改变,将离子逆浓度梯度或电化学梯度转运。离子泵的种类很多,根据转运的离子的种类命名,如钠 – 钾泵、钙泵、碘泵、质子泵等。

钠 – 钾泵(简称钠泵)也称 Na^+-K^+-ATP 酶,在哺乳动物细胞膜上普遍存在。钠泵是由 α 和β 两个亚单位组成的二聚体蛋白质,其中 α 亚单位上有 Na^+、K^+ 和 ATP 的结合位点。当细胞内Na^+ 浓度升高或细胞外 K^+ 浓度升高时,都可激活钠泵,使 α 亚单位上结合的 ATP 分解为 ADP,释放的能量用于 Na^+ 和 K^+ 的主动转运,结果是将 Na^+ 逆着浓度差移至细胞外,将 K^+ 逆着浓度差移入细胞内,直到恢复至静息状态下细胞内液与细胞外液中 Na^+ 和 K^+ 的浓度分布。细胞代谢产生能量(ATP)的 20%~30% 用于维持钠泵活动。钠泵每分解 1 分子 ATP,可将 3 个 Na^+ 移至细胞外,同时将 2 个 K$^+$ 移入细胞内(图 2-4)。在一个钠泵转运周期中,都会产生一个正电荷的净外移,具有生电效应。由于钠泵的活动,使静息状态下细胞内液 K$^+$ 浓度约为细胞外液 K$^+$ 浓度的 30 倍,而细胞外液 Na$^+$ 浓度为细胞内液 Na$^+$ 浓度的 10~12 倍。

求真知:
钠 – 钾泵
的发现

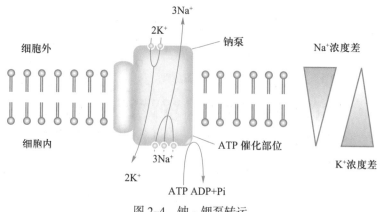

图 2-4 钠 – 钾泵转运

钠泵活动形成的细胞内高 K$^+$、细胞外高 Na$^+$ 在正常人体活动中具有重要的生理学意义:① 细胞内高 K$^+$、细胞外高 Na$^+$ 是细胞产生生物电的重要条件;② 细胞内高 K$^+$ 是细胞内许多代谢反应所必需的,如核糖体合成各种蛋白质的过程需要在高 K$^+$ 环境中完成;③ 降低细胞内 Na$^+$ 浓度,可以防止细胞内渗透压过高,避免过多水分子进入细胞内,以维持细胞的正常容积和正常形态;④ Na$^+$ 在细胞膜两侧的浓度差是继发性主动转运(如葡萄糖、氨基酸等物质在肾小管、消化管的吸收过程)的动力,也是细胞内外进行 Na$^+$-H$^+$ 交换、Na$^+$-K$^+$ 交换、Na$^+$-Ca^{2+} 交换等过程的动力;⑤ 钠泵活动的生电效应使细胞内电位的负值增大。

知识拓展

强心苷类药物的作用机制

临床上常用的强心苷类药物,如地高辛、洋地黄毒苷、毒毛花苷 K 等,其强心的作用机制之一就是能与心肌细胞膜上的强心苷受体 Na$^+$-K$^+$-ATP 酶结合并抑制其活性,导致钠泵失灵,使细胞内 Na$^+$ 量增加,K$^+$ 减少。细胞内 Na$^+$ 量增多后,又通过 Na$^+$-Ca^{2+} 双向交换机制,或者增加 Na$^+$ 外流和 Ca^{2+} 内流,或者减少 Na$^+$ 内流及 Ca^{2+} 外流,最终导致心肌细胞内 Ca^{2+} 增加,心肌的收缩力增强。

钙泵也称 Ca^{2+}-ATP 酶,是体内分布较为广泛的另外一种跨膜转运蛋白,主要分布在细胞膜、内质网膜或肌质网膜。位于细胞膜上的钙泵,每分解 1 分子 ATP 可将细胞质内的 1 个 Ca^{2+} 移到细胞外;而位于肌质网或内质网膜上的钙泵,每分解 1 分子 ATP 可将细胞质中的 2 个 Ca^{2+} 移回到肌质网或内质网内。两种钙泵的作用结果是使细胞质内的游离 Ca^{2+} 浓度维持在 0.1~0.2 μmol/L 的较低水平,仅为细胞外液中 Ca^{2+} 浓度(1~2 mmol/L)的万分之一。由于正常细胞内的游离 Ca^{2+} 浓度极低,因而使细胞对胞质内 Ca^{2+} 浓度的增加变得极为敏感,从而使 Ca^{2+} 经钙通道流入胞质内成为触发或是激活许多生理过程的重要环节,如骨骼肌细胞的收缩、腺细胞的分泌、神经递质的释放,以及某些酶蛋白和通道蛋白的激活等过程。

敬大师:
艾伦·
霍奇金

2. 继发性主动转运　物质逆着浓度差和/或电位差转运的能量并不是直接水解ATP，而是来自原发性主动转运所形成的离子浓度梯度，在离子顺浓度梯度转运的同时，使其他物质逆浓度梯度或电位梯度跨膜转运。这种间接分解ATP的主动转运过程称为继发性主动转运（图2-5）。根据物质的转运方向，继发性主动转运可分为同向转运和反向转运。

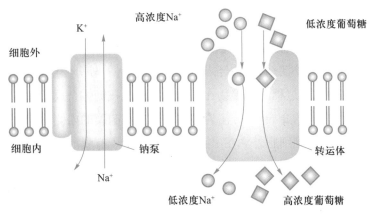

图 2-5　继发性主动转运

若联合转运的分子或离子为同一方向，则为同向转运，其转运的载体称为同向转运体。葡萄糖和氨基酸在小肠黏膜上皮细胞的吸收及近端肾小管重吸收葡萄糖的过程就是典型的同向转运。

若联合转运的分子或离子为相反方向，为反向转运（或交换），其转运的载体称为反向转运体或交换体。人或哺乳动物体内两种重要的交换体为 Na^+–Ca^{2+} 交换体和 Na^+–H^+ 交换体。几乎所有的细胞都存在 Na^+–Ca^{2+} 交换体，其工作时可将 3 个 Na^+ 顺浓度梯度转入细胞内，同时将细胞内 1 个 Ca^{2+} 逆浓度梯度转出细胞外。位于近端肾小管上皮细胞的 Na^+–H^+ 交换体，其工作时将 1 个 Na^+ 转入胞内，同时将细胞内 1 个 H^+ 排出到小管液中。

（四）膜泡运输

小分子物质可以通过上述三种方式进行跨膜物质，而大分子物质或物质团块是不能直接穿过细胞膜的，需要借助细胞膜做"变形运动"以完成物质转运，称为膜泡运输（vesicular transport）。膜泡运输是个主动的耗能过程，需要更多蛋白质参与，同时还有细胞膜面积的变化。膜泡运输包括入胞作用（endocytosis）和出胞作用（exocytosis）两种形式（图2-6）。

1. 入胞　大分子物质或团块状物质（细菌、细胞碎片、异物等）被细胞膜包裹后以囊泡的形式进入细胞的过程称为入胞作用（图2-6）。物质入胞时，首先与细胞膜接触，细胞膜随后内陷或伸出伪足将物质包裹起来，经膜融合、离断后进入细胞内形成膜性囊泡（吞噬小

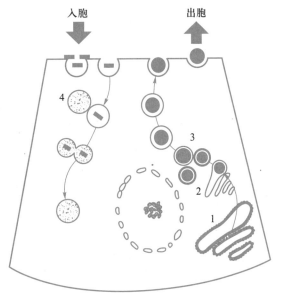

1.粗面内质网；2.高尔基体；3.分泌颗粒；4.溶酶体

图 2-6　入胞作用和出胞作用

泡）。吞噬小泡随之与细胞内的溶酶体融合，溶酶体内的蛋白水解酶将吞入的物质消化分解。根据摄入物质的不同，入胞作用又分为吞噬和胞饮。若入胞物质为固态的，此入胞过程被称为吞噬，吞噬过程只发生在人体内的某些细胞如中性粒细胞、单核细胞和巨噬细胞等；若入胞的物质是液态的，此入胞过程被称为胞饮，人体内大多数细胞的入胞过程是通过胞饮完成的。膜受体介导的物质转运也属于胞饮，此种方式将提高物质转运的选择性，同时还不需要大量细胞外液的进入。

2. 出胞　胞质内的大分子物质以分泌囊泡的形式排出细胞的过程称为出胞（图 2-6）。出胞过程主要见于细胞的各种分泌活动，如神经末梢释放神经递质、外分泌腺细胞排放酶原颗粒和黏液、内分泌腺细胞分泌激素等过程。分泌物在粗面内质网上核糖体合成后，经过高尔基体加工形成分泌囊泡。在多种蛋白质的介导下，分泌囊泡逐渐移向细胞膜的内侧，并与之融合、破裂，最后将其内容物一次性全部排出到细胞外。在出胞的过程中，由于有囊泡膜与细胞膜的融合，因此细胞膜的面积有所增加。

入胞作用和出胞作用均需要消耗能量，能量来自细胞内的 ATP。细胞膜的物质转运方式主要有以上四种，现总结归纳如下（表 2-1）。

表 2-1　细胞膜物质转运方式的比较

转运方式	转运物质	转运动力	转运方向	是否需要膜蛋白
单纯扩散	脂溶性小分子物质	浓度差	高浓度→低浓度	不需要
易化扩散	非脂溶性小分子物质或离子	浓度差	高浓度→低浓度	需要
主动转运	离子或小分子物质	ATP	低浓度→高浓度	需要
膜泡运输	大分子或物质团块	ATP	细胞内—细胞外	不需要或受体

第二节　细胞的跨膜信号转导功能

细胞间的信号传递是指细胞发出的信号通过介质传递到其他细胞产生反应。信号主要有化学信号（如激素、神经递质和细胞因子等）和物理信号（如光、声、电等）。受体（receptor）是指与信号物质（化学物质）特异性结合而发挥信号转导作用的蛋白质，包括膜受体、胞质受体和核受体。信号物质通常称为配体（ligand），其中除少数以单纯扩散方式跨过细胞膜，并与细胞内受体结合外，大多数细胞外信号为水溶性分子，只能通过与细胞膜受体结合，跨膜信号转导而产生各种生物学效应。

受体与配体结合时具有以下特征：高度特异性、高亲和力、饱和性和可逆性。根据细胞膜受体的结构和功能特性，可分为离子通道受体介导的信号转导、G 蛋白耦联受体介导的信号转导和酶耦联受体介导的信号转导。

一、离子通道受体介导的信号转导

离子通道型受体是细胞膜上一种同时具有受体功能和离子通道功能的蛋白质，属于化学门控通道。通道的开放或关闭不仅涉及离子的跨膜转运，还可实现信号物质的跨膜转导。如神经肌肉接头的兴奋传递就是离子通道受体介导的跨膜信号转导,终板膜上的 N_2 受体与运动神经末梢释放的乙酰胆碱结合后,发生构象改变及通道打开,引起通道 Na^+ 内流,产生终板电位和肌膜动作电位,引发肌细胞的收缩,从而实现乙酰胆碱的信号跨膜转导。离子通道受体介导的信号转导具有路径简单、速度快等特点(图 2-7)。

此外,电压门控通道和机械门控通道也具有跨膜信号转导的功能。

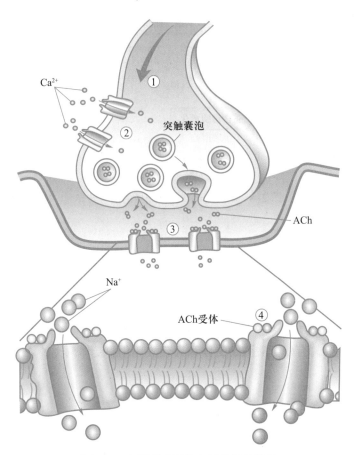

图 2-7　离子通道受体介导的信号传导

二、G 蛋白耦联受体介导的信号转导

G 蛋白耦联受体是指要通过与 G 蛋白耦联而发挥作用的膜受体,也是存在于细胞膜上的一种蛋白质。携带化学信号的配体作为第一信使,结合并激活细胞膜 G 蛋白耦联受体,再激活膜内相邻的 G 蛋白,进而激活 G 蛋白效应器转变为第二信使,如环磷酸腺苷(cAMP)、三磷酸肌醇(IP_3)、二酰甘油(DG)等,完成了将第一信使的信号从细胞外转导到细胞内。第二信使则作为细胞内信号物质,通过蛋白激酶或离子通道发挥信号转导作用,进而影响这些细胞的功能活动(图 2-8)。体内大多数激素、神经递质等信号物质都通过 G 蛋白耦联受体实现跨膜信号转导。

与离子通道型受体介导的信号转导相比,G 蛋白耦联受体介导的信号转导要慢得多,但能明显增强信号的放大作用。

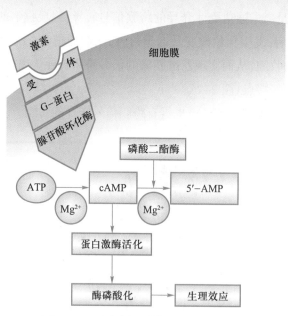

图 2-8 G蛋白耦联受体介导的信号转导

三、酶耦联受体介导的信号转导

酶耦联受体也是一种跨膜蛋白,贯穿于脂质双分子层,既有受体作用又有酶活性,或与胞质酶连接。配体通过细胞外结构域与受体结合后激活这些酶,产生催化效应,进而影响这些细胞的功能活动。其中较重要的有酪氨酸激酶受体和鸟苷酸环化酶受体两类。

第三节 细胞的生物电现象

学知识:
细胞的生物电现象

话重点:
静息电位

所有活细胞无论在静息状态还是活动状态都伴随着电现象,称为生物电(bioelectricity)。生物电是细胞实现各种功能活动的基础。临床上心电图、脑电图和肌电图等的检测,就是利用相关的仪器设备描记各种细胞的电信号,以此来评估人体的健康和疾病。

细胞的生物电是细胞膜两侧不同离子跨膜移动形成的,故又称为跨膜电位,简称膜电位(membrane potential)。细胞的生物电现象主要有静息电位和动作电位两种形式。下面以神经细胞为例,阐述静息电位和动作电位的产生机制。

一、静息电位

(一)静息电位的概念

静息状态下细胞膜两侧存在的内负外正的相对稳定的电位差,称为静息电位(resting potential,RP),是一种比较稳定的直流电位(图2-9)。据测定,当细胞外液固定于零电位时,细胞膜内电位均为负值。不同细胞的静息电位值是不同的,如哺乳动物神经细胞静息电位约为 –70 mV,骨骼肌细胞静息电位约为 –90 mV,人的红细胞静息电位约为 –10 mV。由于记录静

第二章 细胞的基本功能

息电位的时候,通常都是以细胞外为零电位,所以,静息电位的大小以细胞内负值的大小来判断,负值越大,表示膜两侧的电位差越大,即静息电位越大,例如,膜电位从 –70 mV 变化到 –90 mV,称为静息电位增大。反之,则静息电位减小。

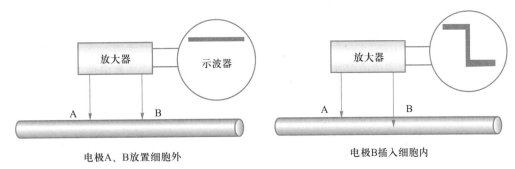

图 2-9 静息电位测定

生理学中,通常将细胞在静息时膜两侧所维持的"内负外正"的状态,称为极化(polarization);在极化状态的基础上,若膜内电位负值增大称为超极化(hyperpolarization);膜内电位负值减小称为去(除)极化(depolarization),而去极化过程中零电位线以上的部分称为超射(overshoot);产生动作电位后,膜内为正,膜外为负的状态称为反极化(reverse polarization);细胞受刺激后膜电位可能发生去极化或超极化,当刺激消失后,膜电位逐渐恢复到原来极化状态(静息电位水平)的过程称为复极化(repolarization)。静息电位与极化状态是一个现象的两种表达方式,它们都是细胞静息状态的标志。静息电位表达的是静息状态下膜两侧的电位差,而极化状态表达的是静息状态下膜两侧的电荷分布情况。

(二)静息电位产生的机制

静息电位的产生是离子跨膜转运的结果。影响离子跨膜转运的因素主要有两个,即膜两侧的离子浓度差和细胞膜对离子的通透性。膜两侧离子的浓度差决定了带电离子跨膜移动的动力及方向。静息状态下,细胞内外的离子分布状态是不同的。在哺乳动物骨骼肌细胞,细胞内液的主要阳离子是 K^+,比细胞外液的 K^+ 浓度高约 30 倍;细胞外液的主要阳离子是 Na^+,比细胞内液的 Na^+ 浓度高 10~12 倍;细胞内液中的主要阴离子是 A^-(有机负离子);细胞外液的主要阴离子是 Cl^-(表 2-2)。这样的离子分布状态是由膜中的离子泵(主要是钠泵)活动所形成和维持的。静息状态下,细胞膜对各种离子的通透性也不同,其中对 K^+ 的通透性最大,对 Na^+ 和 Cl^- 的通透性小,对 A^- 不通透。因此,在这样的条件下,细胞内 K^+ 顺浓度梯度由膜内向膜外移动,使膜外的正电荷数增加。存在于膜内外的 K^+ 的浓度差是 K^+ 外流的动力。膜内的 A^- 在正的电场力的吸引下也有外移的趋势,但因不能透过细胞膜,被阻止在膜内,导致膜内负电荷相对增加,电位逐渐降低,从而在膜两侧形成内负外正的电位差。此电位差是阻止 K^+ 外流的力量。随着 K^+ 外流,膜内外 K^+ 浓度差越来越小,也就是 K^+ 外流的动力越来越小,同时也因 K^+ 外流而形成膜两侧的电位差(阻力)越来越大,当二者达到平衡时,K^+ 的净扩散量为零,膜两侧的电位差保持在一个相对稳定的状态,此时膜内外电位差就是该离子的平衡电位。由于静息状态下,膜电位主要是 K^+ 外流形成的,因此,静息电位也就是 K^+ 外流的平衡电位,是细胞处于静息状态的标志。

求真知:
生物电的
发现

表 2-2 哺乳动物骨骼肌细胞内、外离子的浓度和平衡电位

离子	细胞外 /（mmol·L⁻¹）	细胞内 /（mmol·L⁻¹）	平衡电位 /mV
Na^+	145	12	+65
K^+	4	155	−95
Cl^-	120	3.8	−90
A^-		155	

事实上，静息电位的实测值略小于根据 K^+ 浓度差所计算出的 K^+ 平衡电位，这是由于在静息电位形成过程中也有少量的 Na^+ 内流。另外，钠泵的活动也对静息电位的数值产生了一定影响。综上，静息电位的大小主要跟膜两侧 K^+ 浓度差、膜对 K^+ 和 Na^+ 的相对通透性、钠泵的活动水平有关。例如重度高钾血症的患者，由于细胞外液中 K^+ 的浓度升高，膜内外 K^+ 的浓度差减小，K^+ 外流减少，结果使静息电位减小。当静息电位降低至阈电位水平，甚至低于阈电位时，细胞不产生动作电位。因主要累及骨骼肌，患者可出现迟缓性麻痹，表现为肌无力。

二、动作电位

（一）动作电位的概念

可兴奋细胞受到一定强度刺激后，在静息电位的基础上产生的、迅速的、可传播的电位变化，称为动作电位（action potential，AP）。动作电位由锋电位、后电位两部分组成。锋电位是动作电位的主要部分，被视为动作电位的标志。它包括上升支（去极化波）和下降支（复极化波），因上升支和下降支电位变化持续的时间都很短，形成刀尖样图形，称为锋电位（图 2-10），在神经纤维一般历时 0.5~2.0 ms；后电位是锋电位下降支在恢复到静息电位之前出现的缓慢、低幅度的电位波动，包括后去极化和后超极化；后去极化是膜电位复极化到静息电位之前维持一段较长时间（5~30 ms）的去极化，而随之出现的后超极化则是维持一段较长时间的超极化电位波动，最后膜电位回到静息电位水平。通常所说的动作电位就是指锋电位而言。

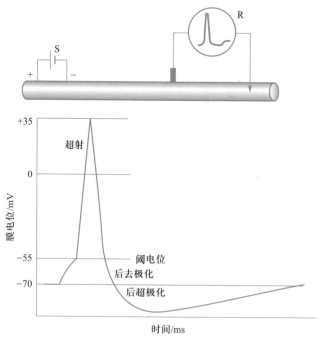

图 2-10 单一神经纤维动作电位

话重点：
动作电位

(二)动作电位产生的机制

当细胞受到一定强度的刺激时,细胞膜对 K^+ 的通透性减小(K^+ 通道关闭),而对 Na^+ 的通透性增加(Na^+ 通道开放),结果使细胞外的 Na^+ 顺浓度梯度流入细胞内,膜内负电位减小;当膜内负电位减小到某一临界值时(约为 -50 mV),引起膜上 Na^+ 通道大量开放,这一能够触发动作电位的临界膜电位值称为阈电位(threshold potential); Na^+ 通道一旦大量开放, Na^+ 顺浓度梯度瞬间大量内流,细胞内正电荷迅速增加,膜内负电位快速地减小至消失进而出现膜内正电位,形成锋电位的上升支,即去极化相,所以上升支是 Na^+ 内流的平衡电位。钠通道开放时间很短,很快失活关闭,而 K^+ 通道开放,产生 K^+ 的快速外流,导致膜内负电位迅速上升,直至恢复到静息电位水平,形成动作电位的下升支,即复极化时相,所以下降支主要是 K^+ 外流的平衡电位。致膜内负电位迅速上升,直至恢复到静息电位水平,形成动作电位的下升支(复极化),所以下降支是 K^+ 外流的平衡电位。当膜电位复极化到静息电位水平后,此时膜内外的离子分布与静息状态时相比,膜内的 Na^+ 浓度增加、 K^+ 浓度减少,而膜外的 K^+ 浓度增加、 Na^+ 浓度减少,这种离子浓度的变化激活膜上 Na^+–K^+ 泵,将膜内增多的 Na^+ 泵出膜外,同时将膜外增多的 K^+ 泵入膜内,直到恢复静息电位时细胞内外 K^+、 Na^+ 的分布状态,以维持细胞的兴奋性。

动作电位具有以下特点:① 有"全或无"现象,动作电位要么以最大幅度产生(全),要么就不产生(无),其幅度不会随着刺激强度的增减而发生相应的变化;② 不衰减性传导,动作电位从产生之初到传遍整个细胞,其幅度不随传播的距离或时间而发生改变;③ 脉冲式,因绝对不应期的存在,动作电位不会发生重叠,所以动作电位之间都会保持一定间隔,从而形成脉冲样图形。

综上所述,当细胞受到一定强度的刺激,膜产生去极化电位,当去极化电位达到阈电位水平时,就会产生动作电位(主要是锋电位)。由此可见,去极化达到阈电位水平是细胞产生动作电位的必要条件。动作电位的产生是组织细胞兴奋的共同标志。

(三)局部兴奋及组织兴奋性的周期性变化

1. 局部兴奋的概念　是组织细胞对阈下刺激作出的反应。单个阈下刺激不能使膜电位去极化达到阈电位,不会触发动作电位,但能够引起该段膜上少量 Na^+ 通道的开放。少量 Na^+ 的内流仅在细胞膜局部引起一个幅度较小的、不能向远距离传播的去极化波动,称为局部兴奋(local excitation)。

2. 局部兴奋的特征　局部兴奋与动作电位不同,其特征是:① 等级性,局部兴奋的程度与阈下刺激的强度呈正相关,会随着阈下刺激强度的增大而增大,不具有"全或无"现象;② 传播呈衰减性,局部兴奋呈电紧张式扩布,随传播距离增加而减小以至消失,因此不能远距离传播;③ 总和现象,包括空间总和与时间总和(图 2–11)。来自距离相近的多个阈下刺激引起的局部兴奋同时产生的叠加,称为兴奋的空间总和;当细胞的某一部位受到连续给予的阈下刺激,当前面刺激引起的局部兴奋尚未消失,与后面刺激引起的局部兴奋逐个发生叠加,可使膜电位变化到阈电位而触发动作电位,称为兴奋的时间总和。因此,动作电位可以由单个阈刺激或阈上刺激所引起,也可由多个阈下刺激引起的局部兴奋通过时间和空间总和而触发。

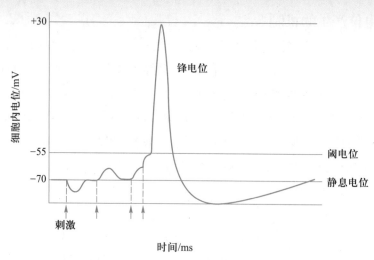

图 2-11 局部兴奋及其总和

3. 组织兴奋性及其周期性变化　可兴奋细胞在产生一次兴奋后,其兴奋性可呈现一系列的周期性变化,依次为绝对不应期、相对不应期、超常期和低常期。组织细胞在兴奋后的最初一段时间,无论给多大的刺激也不会作出反应,不产生兴奋,这段时间称为绝对不应期(absolute refractory period)。绝对不应期的出现是因为此时电压门控性钠通道正处于失活状态,任何刺激也不能将其激活。细胞在此期的阈值无限大,兴奋性为零。绝对不应期的长短决定了两次兴奋间的最短时间间隔。绝对不应期之后是相对不应期(relative refractory period)。细胞在相对不应期时,兴奋性从零到逐渐向正常恢复。此期失活的电压门控性钠通道开始复活,但仅少量的钠通道复活,所以兴奋性仍低于正常,需阈上刺激才能使之兴奋。经历了相对不应期之后,细胞进入超常期(supranormal period)。超常期时,细胞的兴奋性高于正常,此时电压门控钠通道已基本复活,膜电位尚未回到静息电位水平,因距离阈电位的距离近,因而阈下刺激就能使其去极化达到阈电位而再次兴奋。超常期后,有的细胞会出现兴奋性低于正常的时期,称为低常期(subnormal period)。在低常期,由于此期相当于动作电位的后超极化阶段,电压门控性钠通道虽已完全激活,但膜电位处于轻度超极化状态,因此需阈上刺激才能引起细胞再次兴奋。细胞的动作电位与它兴奋性的周期变化的时间关系见表 2-3、图 2-12。

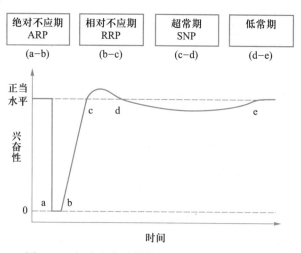

图 2-12　细胞兴奋及其恢复过程中兴奋性的变化

表 2-3　细胞兴奋性周期变化特点

时期	兴奋性	刺激特点	对应动作电位时期
绝对不应期	零	对任何刺激不反应	锋电位
相对不应期	低于正常	阈上刺激可能产生反应	后去极化的前段
超常期	高于正常	阈下刺激可能产生反应	后去极化的后段
低常期	低于正常	阈上刺激可能产生反应	后超极化

（四）动作电位在同一细胞上的传导

动作电位传导的机制可用局部电流学说来进行解释。动作电位由受刺激的部位产生后，便可迅速沿着细胞膜不衰减地传遍整个细胞，这一过程称为传导（conduction）。现以无髓神经纤维为例，解释动作电位在同一细胞上的传导。当神经纤维的某一点受到一定强度的刺激而产生动作电位时，此处膜两侧电位即由静息时的"内负外正"的极化状态变为"内正外负"的反极化状态，而邻近部位未兴奋的细胞膜仍处于内负外正的极化状态，这样无论是膜内还是膜外，在已兴奋部位与未兴奋部位的细胞膜之间均存在电位差，并由此引起从正电位到负电位的电流（图 2-13A）。这种在兴奋部位与未兴奋部位之间流动的电流称为局部电流（local current）。电流流动的方向是：在膜外，电流由未兴奋部位流向相邻的已兴奋部位；在膜内，电流则由已兴奋部位流向未兴奋部位。结果是，未兴奋部位的膜内电位升高、膜外电位降低，即引起该处细胞膜产生去极化，当膜去极化达到阈电位水平时，该处细胞膜产生动作电位，使未兴奋部位转为兴奋部位。这样的过程在膜表面连续进行，使兴奋在整个细胞膜上快速传导。所以，动作电位的传导就是已兴奋部位的细胞膜通过局部电流刺激两侧未兴奋部位的细胞膜，使细胞膜依次连续产生动作电位的过程。动作电位的传导是双向性的。

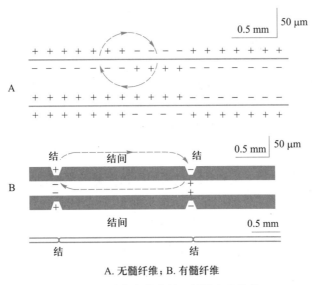

A. 无髓纤维；B. 有髓纤维

图 2-13　动作电位在神经纤维上的传导

在有髓神经纤维，由于髓鞘电阻高，具有电绝缘性，兴奋（动作电位）的传导只能在相邻的郎飞结（此处细胞膜是裸露的）之间产生，使局部电流的跨度增大而呈现跳跃式传导，因此有髓神经纤维兴奋传导速度比无髓纤维的传导速度更快（图 2-13B）。临床上，神经纤维脱髓鞘的病变，可导致人体与之相关部位的感觉及运动功能异常。

神经纤维脱髓鞘疾病

神经纤维脱髓鞘疾病是一类病因不相同、临床表现各异、但有雷同特征的获得性疾患，其特征的病理变化是神经纤维的髓鞘脱失而神经细胞相对保持完整。髓鞘的作用是保护神经元并使神经冲动在神经元上得以快速地传递，所以髓鞘的脱失会使神经冲动的传送受到影响。病因既可见于原发性的脱髓鞘病，如多发性硬化、视神经脊髓炎、同心圆硬化、播散性脑脊髓炎等，又可见于缺血性卒中、CO 中毒、脑桥髓鞘中央溶解症等继发性脱髓鞘病。

急性脱髓鞘性疾病的神经髓鞘可以再生，且速度较迅速，程度较完全，虽然再生的髓鞘较薄，但一般对功能恢复的影响不大。慢性脱髓鞘性神经病，由于反复脱髓鞘与髓鞘的再生使施万细胞明显增殖，神经可变粗，并有轴突丧失，因此功能恢复不完全。对于神经纤维脱髓鞘病的治疗，除药物治疗（如糖皮质激素）外，还可考虑应用神经细胞的靶向修复疗法。通过神经生长因子的介入治疗，使之作用于损伤部位，激活处于休眠状态的神经细胞，实现神经细胞的自我分化和更新，并替代已经受损和死亡的神经细胞，重建神经环路，促进器官的再次发育。

学知识：
肌细胞的
收缩功能

第四节　肌细胞的收缩功能

人体的肌肉分为骨骼肌、心肌、平滑肌三种，它们的主要功能是收缩。虽然不同肌肉在结构和功能上各有不同，但其舒缩的机制基本相似。本节以骨骼肌为例讨论肌细胞的收缩功能。

一、神经肌肉接头的兴奋传递

骨骼肌是随意肌，其活动是在中枢神经系统控制下受躯体运动神经支配的。当支配骨骼肌的神经纤维兴奋时，动作电位通过神经肌肉接头传递到肌肉，引起肌肉的收缩。

（一）神经肌肉接头的结构

话重点：
神经肌肉
接头的兴
奋传递

神经肌肉接头是运动神经末梢和骨骼肌细胞膜相接触的部位，是神经细胞和骨骼肌细胞之间信息传递的结构基础。神经骨骼肌接头由接头前膜、接头间隙、接头后膜组成（图 2-14）。运动神经末梢在接近骨骼肌细胞时失去髓鞘，轴突末梢膨大并嵌入骨骼肌细胞膜所形成的凹陷中，构成神经肌肉接头。因此，接头前膜就是运动神经轴突末梢的细胞膜，在轴突末梢的轴质中含有大量的囊泡，其内含有的物质是乙酰胆碱（ACh）。接头后膜是骨骼肌运动终板膜，它是骨骼肌细胞膜反折或打褶增厚的部位，其特点是有与 ACh 结合的 N_2 型胆碱受体，它属于离子通道耦联受体；此外在终板膜表面还存在着胆碱酯酶，可将 ACh 分解为乙酸和胆碱，使作用之后的 ACh 迅速失活。接头前膜与接头后膜之间的缝隙为接头间隙，约 50 nm，其间充满细胞外液和胆碱酯酶。

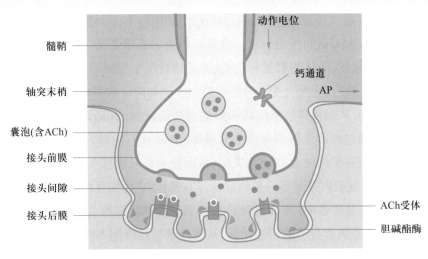

图 2-14　神经骨骼肌接头的结构及其兴奋传递过程

（图中标注：髓鞘、轴突末梢、囊泡(含ACh)、接头前膜、接头间隙、接头后膜、动作电位、钙通道、AP、ACh受体、胆碱酯酶）

（二）神经肌肉接头兴奋传递的过程

运动神经的兴奋通过神经肌肉接头处传递给骨骼肌，支配和控制骨骼肌的收缩活动，具体过程如下：当运动神经兴奋时，神经冲动沿着神经纤维以局部电流的方式传到轴突末梢，引起轴突膜上的 Ca^{2+} 通道开放，Ca^{2+} 由细胞外液顺着电化学梯度进入运动神经的轴突末梢内，触发其中的含 ACh 的囊泡向接头前膜移动，随后囊泡膜与接头前膜发生融合破裂，以出胞的方式将贮存在囊泡内的 ACh 分子"倾囊"释放进入接头间隙（量子性释放）；ACh 通过接头间隙并与接头后膜（骨骼肌终板膜）上的 N_2 型胆碱受体结合，通道开放，接头间隙中的 Na^+ 顺着电化学梯度进入终板膜内并使其发生去极化，产生终板电位（end-plate potential，EPP）。终板电位属于局部兴奋，其去极化的幅度与接头前膜释放的 ACh 的量呈正相关。终板电位向周围传布，与其邻近的肌细胞膜之间出现电位差并产生电流，电流刺激邻近肌细胞膜上的 Na^+ 通道使其大量开放，从而产生动作电位。动作电位通过局部电流传遍整个肌膜，引起骨骼肌兴奋。

需说明的是，神经肌肉接头处兴奋传递的过程是通过化学性神经递质完成的，是一个电—化学—电过程。接头前膜释放的 ACh 并不进入肌细胞内，它只在神经与肌细胞之间起信息传递作用，很快被存在于接头间隙与终板膜上的胆碱酯酶水解为胆碱和乙酸而失去作用，这样就能够保证一次神经兴奋只引起它所支配骨骼肌兴奋一次，随后引发一次收缩。ACh 贮存于接头前膜的囊泡内，一个囊泡中所含的 ACh 可被认为是一个量子。当动作电位传递到运动神经的轴突末梢时，可在短时间内触发 100 多个囊泡同时释放 ACh，在骨骼肌终板膜上产生总和而成的终板电位，刺激邻近肌膜的电压门控性 Na^+ 通道的放开，去极化达到阈电位即可触发动作电位的产生，从而引起骨骼肌的收缩。

（三）神经肌肉接头处兴奋传递的特点

神经肌肉接头处兴奋传递的特点与动作电位在神经上的传导不同，主要有以下特点。① 单向传递：即兴奋只能由接头前膜传至接头后膜，具有单向性。这是因为此传递过程的重要物质 ACh 是由接头前膜释放的，必须要与后膜上的 N_2 型胆碱受体结合，才能引起骨骼肌兴奋。② 时间延搁：神经肌肉接头兴奋传递是一个电—化学—电的传导，需要接头前膜释放的神经递质通过接头间隙扩散至接头后膜与受体结合，引起接头后膜去极化，耗时 0.5~1.5 ms，远比神经冲动的传导速度慢很多。③ 易受环境因素的影响：接头间隙中充满细胞外液，其离子成分、化学药学等都可影响神经肌肉接头兴奋的传递。这一点具有重要的临床意义。临床治疗中，可以根据患者病情的需要，从递质释放、受体的数量和功能、酶的活性三个方面对神经肌肉接头处的兴奋传递过程的不同环节施加影响，从而改变肌肉的收缩力。例如肉毒梭菌产生的毒素（肉毒素），可以抑制接头前膜释放 ACh，从而使神经肌肉接头处兴奋传递减弱，引起骨骼肌收缩力降低。因此，在临床美容医学上可通过局部注射肉毒素去除皱纹和瘦脸；有机磷农药中毒时，进入人体的有机磷酸酯类物质能与胆碱酯酶结合并使其失活，从而使神经肌肉接头处的 ACh 堆积，引起骨骼肌持续兴奋和收缩而出现肌肉震颤等一系列症状，药物解磷定能恢复胆碱酯酶的活性，因此是解救有机磷农药中毒的特效解毒剂；筒箭毒碱是 N 型胆碱受体阻滞剂，能与 ACh 竞争终板膜上的 N_2 型胆碱受体，影响神经肌肉接头的传递功能，从而使骨骼肌细胞不能兴奋而致肌无力，所以临床上常用作肌肉松弛药。

二、骨骼肌的兴奋 – 收缩耦联

（一）肌管系统

肌管系统是包绕每一条肌原纤维的膜性管状结构，是肌细胞兴奋 – 收缩耦联的重要结构，由横管和纵管组成。横管（T 管）是肌膜向肌细胞深处凹陷形成的与肌原纤维方向垂直的管道，穿行于肌原纤维之间，内含细胞外液；纵管（L 管）是肌质网包裹肌原纤维形成的与肌原纤维方向垂直的管道，其末端膨大形成终池，骨骼肌细胞的终池非常发达，因此贮存的 Ca^{2+} 非常多。骨骼肌收缩所需要的 Ca^{2+}，90% 以上来自终池。一个横管与其两侧相邻的各一个终池组成"三联管"结构（图 2-15）。三联管是骨骼肌兴奋 – 收缩耦联的关键部位，其作用是把从横管传来的电信息（动作电位）和终池释放的 Ca^{2+} 联系起来，完成横管向纵管的信息传递。终池释放的 Ca^{2+} 是引起肌细胞收缩的直接动因。

（二）骨骼肌的兴奋 – 收缩耦联过程

骨骼肌细胞兴奋时产生的电变化导致其收缩的机械性变化的中介过程，称为兴奋 – 收缩耦联（excitation-contraction coupling）。兴奋 – 收缩耦联的结构基础是三联管，起关键作用的物质是 Ca^{2+}。

其基本过程包括：① 由运动神经传至肌细胞的电兴奋（动作电位）沿肌膜和横管膜传至三联管处，激活横管膜处电压敏感 L 型 Ca^{2+} 通道；② L 型 Ca^{2+} 通道变构，激活终池膜上 Ca^{2+} 通道，释放 Ca^{2+}；③ 肌质网和终池对 Ca^{2+} 的释放导致肌质中 Ca^{2+} 浓度增加，引发肌肉收缩。研究发现：肌细胞兴奋时，肌质中的 Ca^{2+} 浓度比静息时大约高 100 倍，而增加的 Ca^{2+} 主要是由终池释放的。在兴奋 – 收缩耦联过程中，Ca^{2+} 是关键物质，我们也常称其为"兴奋 – 收缩耦联因子"。若肌质网缺少 Ca^{2+}，即使肌细胞的兴奋仍可发生，但也不能引起肌细胞的收缩，这种肌细胞只兴奋不收缩的现象，称为"兴奋 – 收缩脱耦联"。另外，需注意的是，在骨骼肌细胞横管膜上的电压敏感 L 型 Ca^{2+} 通道仅作为信号分子传导兴奋给终池膜上的 Ca^{2+} 通道，这与心肌细胞兴奋 – 收缩耦联有明显区别。

话重点：
兴奋 – 收缩耦联

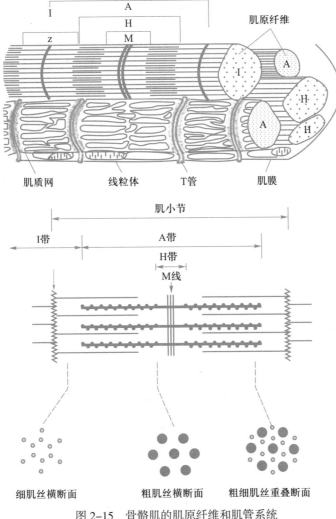

图 2-15　骨骼肌的肌原纤维和肌管系统

三、骨骼肌收缩的机制

（一）肌原纤维和肌小节

　　骨骼肌细胞除了具有丰富的肌管系统外,细胞质内含许多沿细胞长轴平行排列的肌原纤维,纵贯肌细胞全长。在显微镜下观察(图 2-14),每条肌原纤维上连续、规律地分布着许多明暗相间的条带,分别称为明带和暗带。在明带中间有一条与肌原纤维方向垂直的线称为 Z 线,它是用于锚定细肌丝的结构;在暗带中间有一条与肌原纤维方向垂直的线称为 M 线,它是用于锚定粗肌丝的结构,且暗带中间有一个颜色较浅的区域称为 H 带(图 2-15)。相邻两条 Z 线之间的结构组成肌小节,它包括位于中间的一个完整的暗带和位于其两侧各 1/2 明带,是肌肉收缩和舒张的最基本结构与功能单位;肌细胞的收缩或舒张,实际上是肌小节长度的缩短或延长。电子显微镜观察表明:肌小节的明带和暗带由不同的肌丝组成。暗带主要有粗肌丝组成,其中 H 带只有粗肌丝,粗肌丝借助 M 线相连;明带只有细肌丝,借助 Z 线相连。由于细肌丝的一部分伸入相邻的粗肌丝之间,故在 H 带的两侧各有一个粗、细肌丝的重叠区。

(二) 肌丝的分子组成

肌丝包括粗肌丝和细肌丝(图 2-16)。粗肌丝是由许多肌球蛋白(也称肌凝蛋白)分子组成，形似豆芽状，包括头部和杆部。在粗肌丝中，肌球蛋白分子的杆部均朝向 M 线，聚集成束状排列构成粗肌丝的主干；而它的头部则规律地分布在粗肌丝主干的表面形成横桥。每条粗肌丝上伸出的横桥有 300~400 个。横桥的作用是：① 具有 ATP 酶的活性：当横桥与细肌丝上的相关位点结合时，其 ATP 酶的活性被激活，可分解肌质中的 ATP 释放能量以供横桥摆动；② 与细肌丝中的肌动蛋白可逆性结合或解离，带动细肌丝向 M 线移动。当肌球蛋白分子的横桥与肌动蛋白上的相关位点结合后，获得能量的横桥就会发生方向一致的"摆头"运动，结果是牵拉细肌丝向锚定粗肌丝的 M 线方向移动，随后横桥与结合位点分离，再快速与细肌丝上新的位点结合，连续产生同方向的"摆头"运动，使细肌丝渐渐滑行至 M 线，肌小节缩短，肌肉收缩。

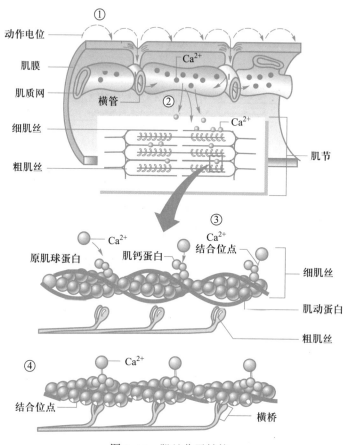

图 2-16 肌丝分子结构

细肌丝由三种蛋白质分子组成，分别为肌动蛋白、原肌球蛋白和肌钙蛋白。肌动蛋白分子呈球形，多个肌动蛋白分子单体聚合成双螺旋结构，构成细肌丝的主干，在肌动蛋白上有横桥结合位点，可以与肌球蛋白分子上的横桥结合；原肌球蛋白分子首尾相连，缠绕在肌动蛋白主干上，恰好掩盖了肌动蛋白分子的横桥结合位点，阻碍了肌动蛋白的横桥与肌球蛋白横桥结合位点的结合；肌钙蛋白是一个球形分子，由 T、C、I 三个亚单位组成。其中 T 亚单位与原肌球蛋白分子结合，I 亚单位与肌动蛋白分子结合，C 亚单位有与 Ca^{2+} 结合的位点。当 Ca^{2+} 结合到 C 亚单位后，导致肌钙蛋白分子构型发生改变，使原肌球蛋白从肌动蛋白横桥结合位点上移开，从而解除"阻碍"作用，使横桥与肌动蛋白横桥结合位点结合，引起肌丝滑行。

在肌丝滑行中,肌球蛋白和肌动蛋白是直接参与者,二者被称为收缩蛋白;原肌球蛋白和肌钙蛋白不直接参与肌丝的滑行,但对其产生影响和调控,故被称为调节蛋白。

(三) 骨骼肌收缩的机制

关于骨骼肌的收缩机制,可用目前比较公认的肌丝滑行学说来解释。它的主要观点是:肌细胞收缩时肌原纤维的缩短是细肌丝向粗肌丝中间滑行的结果,并不是由于肌丝的卷曲或缩短。在肌细胞收缩的过程中,粗、细肌丝本身的长度并没有缩短,只是二者之间重叠的部分增加了。实验表明:当肌细胞收缩变短时,肌小节中的暗带长度不变,而明带缩短,H 区变窄,暗带粗、细肌丝的重叠部分增加,相邻 Z 线相互靠拢,肌小节缩短(图 2-17)。骨骼肌细胞具体的收缩和舒张过程如下。

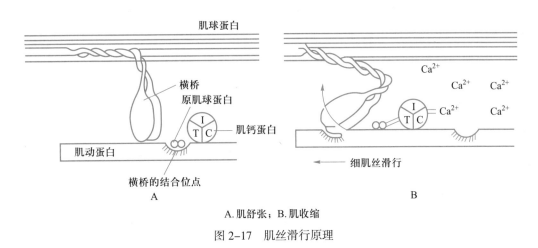

A.肌舒张;B.肌收缩

图 2-17　肌丝滑行原理

(1) 收缩过程:静息状态下,细肌丝肌动蛋白上的横桥结合位点被原肌球蛋白掩盖,使粗肌丝上的横桥不能与肌动蛋白结合,肌肉处于舒张状态(图 2-17A)。当兴奋 – 收缩耦联过程中终池内的 Ca^{2+} 释放入肌质中,使肌质中的 Ca^{2+} 浓度逐渐升高到 10^{-5} mol/L 时,Ca^{2+} 与肌钙蛋白结合并使之发生构象的改变,导致原肌球蛋白分子发生位移,暴露出肌动蛋白上横桥结合位点,这样粗肌丝上的横桥(已通过分解 ATP 获得高势能)与肌动蛋白分子上横桥结合位点结合,于是横桥通过势能的释放,连续向 M 线方向作同向"摆头"运动,牵拉细肌丝向粗肌丝滑行,使肌小节缩短,肌细胞收缩(图 2-17B)。

(2) 舒张机制:当肌质中的 Ca^{2+} 被钙泵运回终池和肌质网,肌质内的 Ca^{2+} 浓度降低到 $<10^{-5}$ mol/L 时,Ca^{2+} 与肌钙蛋白分离,横桥从肌动蛋白上的结合点中移出,原肌球蛋白恢复原来构象,并又重新掩盖肌动蛋白与横桥的结合点,细肌丝渐渐恢复到收缩之前的位置,缩短的肌小节长度恢复,肌细胞舒张。

四、影响骨骼肌收缩的因素

(一) 骨骼肌的收缩形式

骨骼肌的主要功能是收缩。收缩时的表现主要是长度缩短和张力增加两种状态。在不同情况下,肌肉收缩有不同的表现形式。

1. 等长收缩　肌肉收缩时需产生张力以克服阻力。若产生的张力不足以克服阻力,则肌肉表现为仅张力增加而肌肉长度不变。这种肌肉的长度不变而张力增加的收缩形式为等长收缩，其意义是维持人体的姿势。

2. 等张收缩　若肌肉收缩产生的张力可以克服阻力，则其张力不再增加，表现为肌肉长度缩短。这种张力不变而肌肉长度缩短的收缩形式为等张收缩，其意义是使物体发生位移。

通常人体骨骼肌的收缩是既有等长收缩又有等张收缩，是混合式的。肌肉的收缩都是先从张力的增加开始（长度不变），当张力等于或超过阻力后，肌肉开始缩短（张力不再增加）。但有时肌肉的收缩也可以其中某一种收缩形式为主，如抗重力肌的收缩就是以等长收缩为主；用于改变肢体位置的四肢骨骼肌的缩短就是以等张收缩为主。

3. 单收缩　骨骼肌受到一次有效的刺激，即产生一次兴奋，仅出现一次收缩，称为单收缩（图 2-18）。单收缩过程可分为潜伏期、收缩期和舒张期三个时期。潜伏期是指从肌肉受到刺激到肌肉长度刚开始出现收缩短之前的时期；收缩期是指肌肉长度刚开始出现收缩到峰值的时期；舒张期是肌肉长度从峰值逐渐恢复到原来长度的时期。因此，一个单收缩所需要的时间是潜伏期、收缩期与舒张期时间之和。若要使肌肉保持单收缩，那么给予肌肉刺激的间隔时间要比每个单收缩所需要的时间长。

4. 强直收缩　若增加刺激频率，则会产生单收缩的融合。如果每一个刺激都落在前一次收缩的舒张期，肌肉出现不完全强直收缩；如继续增加刺激频率，使每个刺激都落在前一次收缩的收缩期内，肌肉则出现完全强直收缩（图 2-18），通常所说的强直收缩即指的是完全强直收缩。强直收缩产生的肌张力要比单收缩大 3~4 倍。在正常人体内，心肌是以连续不断的单收缩推动着血液的循环流动，而骨骼肌则是以强直收缩完成各种各样的躯体运动。

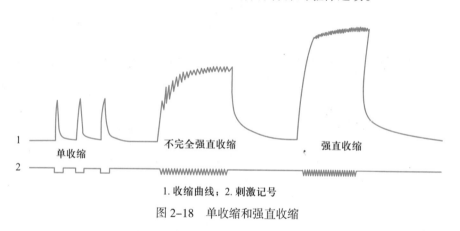

1. 收缩曲线；2. 刺激记号

图 2-18　单收缩和强直收缩

（二）影响因素

1. 前负荷　肌肉收缩之前所承受的负荷称为前负荷（preload）。前负荷的大小决定肌肉收缩之前的长度，即初长度。肌肉的初长度也可以反映其承载前负荷的大小。在其他条件不变的情况下，将肌肉进行等长收缩时的初长度（前负荷）与肌肉收缩张力的关系绘制的曲线，称为长度－张力曲线（图 2-19）。在一定范围内，肌肉收缩力与肌肉的初长度成正比，即增加前负荷，肌肉初长度会变长，肌肉的收缩力也会变大，这是因为随着初长度的增加，粗肌丝的横桥与细肌丝横桥结合位点结合的数量逐渐增多，肌肉产生的收缩力也逐渐增大；当前负荷增加到某一数值（2.0~2.2 μm）时，肌肉产生的收缩最大，此时的前负荷称为最适前负荷，此时肌肉的初长度称为最适初长度。之所以肌肉在最适前负荷或最适初长度情况下收缩力最大，是因为此时与细肌丝接

第二章　细胞的基本功能

触的横桥数量最多,粗、细肌丝处于最适重叠状态,做功效率最高;当前负荷超过最适前负荷时,肌节被拉长,横桥与横桥结合位点的结合数量减少,粗、细肌丝重叠程度降低,肌肉的收缩力反而减弱。

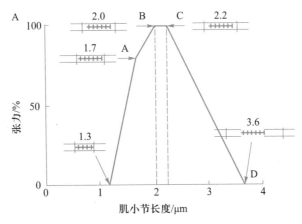

图 2-19　肌节长度和肌肉张力的关系

2. 后负荷　肌肉收缩后遇到的负荷称为后负荷(afterload),是肌肉收缩需要克服的阻力或做功的对象,可以影响肌肉收缩产生的张力与速度。肌肉在有后负荷的情况下收缩,先进行等长收缩以使肌肉产生的张力逐渐增加来克服后负荷,然后再进行等张收缩表现出肌肉长度的缩短。后负荷对肌肉收缩活动的影响可用张力－速度关系曲线来表示(图 2-20)。在关系曲线中可以看出:随后负荷的增加,肌肉张力增加,肌肉收缩的速度变慢。当后负荷增加到某一数值时,肌肉不能缩短,肌肉的收缩速度为零,肌肉收缩产生的张力最大(P_0);当后负荷为零时,肌肉的收缩速度最快(V_{max}),而肌肉产生的张力为零。因此,只有适度的后负荷才能使肌肉收缩产生较大的张力和较快的速度。

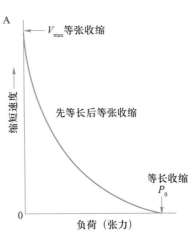

图 2-20　骨骼肌张力－速度关系曲线

3. 肌肉收缩能力　与前、后负荷无关的肌肉内在收缩特性,称为肌肉收缩能力,它主要由兴奋－收缩耦联过程肌质中的 Ca^{2+} 水平和横桥的 ATP 酶活性决定。在前负荷与后负荷不变的情况下,肌肉收缩能力增强,可以使肌肉的收缩力增加、收缩速度加快、做功效率提高。体内很多神经递质、激素、药物可影响肌肉收缩能力,如 Ca^{2+}、肾上腺素、强心苷类药物等。

知识拓展

横纹肌溶解综合征

　　人体内的肌肉分为骨骼肌、心肌和平滑肌三类,而横纹肌指的是骨骼肌和心肌,特别是骨骼肌。横纹肌溶解综合征是多种原因引起的临床重症,可能由挤压、运动、高热、炎症、药物等原因引起横纹肌破坏和崩解,导致肌酸激酶、肌红蛋白等肌细胞内的成分进入细胞外液和血液循环,引起内环境的紊乱,急性肾衰竭,严重者可因多脏器功能衰竭而死亡。他汀类药物是目前临床常用的降脂药物,但他汀类药物导致横纹肌溶解的危险不容忽视。服用他汀类药物的危险因素有大剂量、高龄、女性、合并肝肾功能不全、糖尿病患者等。在服用他汀类药物治疗期间，与贝特类调脂药、环孢素、大环内酯类抗生素、华法林、地高辛等药物合用时，也会增加发生横纹肌溶解的危险性。

（高　玲）

【应用案例】

患者，男，35 岁。因外伤入院抢救，输血 1 200 ml，自觉全身乏力，肌肉无力。查体：心率 58 次 / 分，律不齐，心音低钝，腱反射消失。实验室检查：血钾 6.5 mmol/L。

初步诊断：高钾血症。

思考：

1. 人体中 K^+ 是如何分布的？

2. 细胞外液中 K^+ 浓度发生变化时，对细胞内 K^+ 浓度产生何影响？

3. K^+ 是怎样进出细胞的？

4. 高钾血症时肌无力的原因是什么？

本章要点

＊人体的各种生理活动都是在细胞基础上进行的。因此，了解细胞的功能可以更好地理解和掌握人体各组成部分的功能。细胞的基本功能主要有跨膜物质转运功能、细胞的生物电现象、肌细胞收缩功能。

＊不同物质通过细胞膜的方式是不同的。脂溶性小分子以单纯扩散的方式跨膜转运，非脂溶性小分子物质需要借助膜蛋白的帮助以易化扩散的方式跨膜转运。以上两种方式均是小分子物质顺浓度梯度进行的被动转运，不需消耗能量。若将小分子物质逆浓度梯度进行主动转运，则需生物泵消耗能量来完成。大分子物质的跨膜转运方式是需要膜做变形运动的膜泡运输，包括入胞作用和出胞作用。

＊细胞的信号转导功能包括离子通道受体介导的信号转导、G 蛋白耦联受体介导的信号转导和酶耦联受体介导的信号转导。

＊细胞的生物电是细胞实现各种功能活动的基础，包括静息电位和动作电位。静息电位是细胞在静息状态下，K^+ 外流的平衡电位；动作电位是细胞受到一定强度刺激后，在静息电位的基础上产生的可传播的电位波动，它是 Na^+ 内流和 K^+ 外流的平衡电位。动作电位是膜去极化达到阈电位后方可产生。动作电位在同一细胞膜上以局部电流的方式传播。

＊骨骼肌在神经的支配下具有收缩功能。来自运动神经末梢的兴奋通过神经肌肉接头传至骨骼肌终板膜，通过兴奋 – 收缩耦联将电信号转变成骨骼肌的机械性收缩，在此过程中三联管是重要的结构基础，Ca^{2+} 是重要的耦联因子。对于骨骼肌的收缩机制常以肌丝滑行学说来解释。影响肌肉收缩效能的因素包括前负荷、后负荷及肌肉收缩性能等。

第三章　血液

思维导图

【学习目标】

（一）知识目标

1. 掌握：血液的组成及理化特性；血细胞比容概念及正常值；血浆与血清的概念及区别；血细胞的正常值及生理功能；红细胞生成及调节；ABO 血型的分型依据；血量及输血的原则。

2. 熟悉：血浆渗透压的生理意义；红细胞的生理特性；贫血的原因；血液凝固过程；抗凝和促凝的意义。

3. 了解：纤维蛋白溶解的过程和意义。

（二）技能目标

1. 能运用本章所学的血细胞相关知识，初步分析临床血液检验报告单，能解释常见贫血和血小板减少性紫癜等疾病的原因。

2. 能运用本章所学血液凝固方面的知识，解释临床常用促凝及抗凝方法的原理。

3. 能运用本章所学血型相关知识，正确判定 ABO 和 Rh 血型。

（三）素质目标

1. 具有实事求是、严谨的医学态度。

2. 具有辩证思维、独立思考的能力。

学知识：
血液

血液（blood）是在心血管系统内流动的结缔组织。血液的基本功能有：① 运输 O_2、CO_2 及其他营养物质和激素等。② 缓冲功能，血液中含有多种缓冲物质，可缓冲进入血液的酸性或碱性物质，从而维持血液的酸碱平衡。③ 参与体温调节，维持体温的相对恒定。④ 防御和保护功能，参与机体的生理性止血，抵抗细菌和病毒等微生物引起的感染和各种免疫反应。当血液总量或组织、器官的血流量不足时，可以造成组织损伤，严重时甚至危及生命。因此，血液在维持机体内环境稳态中起着非常重要的作用。很多疾病都能引起血液成分或性质发生特征性变化，故临床血液检查在医学诊断上有重要的价值。

第一节　血液概述

一、血液的组成

血液由血浆（plasma）和悬浮于其中的血细胞（blood cell）组成。将新鲜血液抗凝离心后可显示三层：比容管中上层的淡黄色液体为血浆；下层深红色为红细胞；二者之间一薄层灰白色不透明的部分为白细胞和血小板（图 3-1）。

血细胞在全血中所占的容积百分比称为血细胞比容（hematocrit，图 3-2）。正常成年男性的血细胞比容为 40%~50%，成年女性为 37%~48%。由于血液中白细胞和血小板仅占总容积的0.15%~1%，故血细胞比容可反映血液中红细胞的相对浓度。贫血患者血细胞比容降低。严重呕吐、腹泻患者血细胞比容升高。

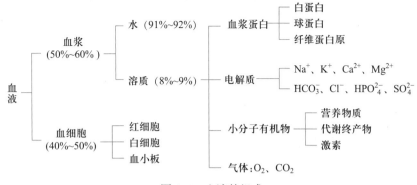

图 3-1　血液的组成

血浆是含有多种溶质的水溶液,其中水占 91%~92%,溶质占 8%~9%。溶质包括血浆蛋白、多种电解质和小分子有机物。血浆蛋白(plasma proteins)是血浆中多种蛋白的总称。用盐析法可将血浆蛋白分为白蛋白、球蛋白和纤维蛋白原三类,用电泳法又可进一步将球蛋白区分为 α_1、α_2、β 和 γ 球蛋白等。正常成年人血浆蛋白含量为 65~85 g/L,其中白蛋白为 40~48 g/L,球蛋白为 15~30 g/L,纤维蛋白原为 2~4 g/L,白蛋白 / 球蛋白(A/G)的比值为(1.5~2.5):1。除 γ 球蛋白来自浆细胞外,白蛋白和大多数球蛋白主要由肝产生。因此,临床上测定 A/G 比值来判断肝功能是否正常,当肝功能障碍时,常导致 A/G 比值下降,甚至出现比值倒置。

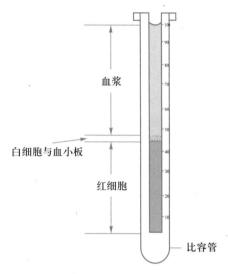

图 3-2　血细胞比容

血浆蛋白的主要功能是:① 形成血浆胶体渗透压,维持血管内外水平衡和正常的血容量。② 与甲状腺激素、肾上腺皮质激素、性激素等结合,使血浆中的这些激素不会很快地经肾排出,从而维持这些激素在血浆中的相对浓度。③ 作为载体运输脂质、离子、维生素、代谢废物及一些异物(包括药物)等小分子物质。④ 参与血液凝固、抗凝和纤溶等生理过程。⑤ 抵御病原微生物(如病毒、细菌、真菌等)的入侵。⑥ 营养功能。

血浆中除蛋白质以外的含氮化合物称为非蛋白含氮化合物,包括尿素、尿酸、肌酐、肌酸等,是蛋白质和核酸的代谢产物,主要经肾排泄。这些物质所含的氮称非蛋白氮(NPN),临床上通过测定血中 NPN 含量,了解体内蛋白质代谢情况及肾排泄功能。

血浆中的无机盐主要以离子形式存在,如 Na^+、K^+、Ca^{2+}、Mg^{2+}、Cl^-、HCO_3^-、HPO_4^{2-}、SO_4^{2-} 等(表 3-1)。它们的主要功能是形成血浆晶体渗透压,维持水、电解质及酸碱平衡等。

表 3-1　人体各部分体液中电解质的含量　　　　单位:mmol/L

正离子	血浆	组织液	细胞内液	负离子	血浆	组织液	细胞内液
Na^+	142	145	12	Cl^-	104	117	4
K^+	4.3	4.4	139	HCO_3^-	24	27	12
Ca^{2+}	2.5	2.4	<0.001(游离)[1]	$HPO_4^{2-}/H_2PO_4^-$	2	2.3	29
Mg^{2+}	1.1	1.1	1.6(游离)[1]	蛋白质[2]	14	0.4	54
				其他	5.9	6.2	53.6
总计	149.9	152.9	152.6	总计	149.9	152.9	152.6

1. 表示游离 Ca^{2+} 和 Mg^{2+} 的浓度;2. 蛋白质以当量浓度(mEq/L)表示。

二、血液的理化特性

(一) 血液的颜色

血液的颜色取决于红细胞内的血红蛋白。动脉血中红细胞含氧合血红蛋白较多,呈鲜红色;静脉血中红细胞含去氧血红蛋白较多,呈暗红色;空腹时血浆清澈透明,进食后,尤其摄入较多的脂类食物,消化后产生的大量乳糜微粒吸收进入血液,使血液变得浑浊。因此,临床做某些血液化学成分检测时,要求患者保持空腹,以避免影响测定结果的准确性。

(二) 血液的比重

正常人全血的比重为 1.050~1.060。血液中红细胞数量越多,全血比重就越大。血浆的比重为 1.025~1.030,其高低主要取决于血浆蛋白的含量。红细胞的比重为 1.090~1.092,与红细胞内血红蛋白的含量呈正相关。利用红细胞和血浆比重的差异,可进行红细胞与血浆的分离,血细胞比容和红细胞沉降率的测定。

(三) 血液的黏度

液体的黏度(viscosity)来源于液体内部分子或颗粒间的摩擦,即内摩擦。如果以水的黏度为 1,则全血的相对黏度为 4~5,血浆的相对黏度为 1.6~2.4(温度为 37℃时)。当温度不变时,全血的黏度主要取决于血细胞的数量,血浆的黏度主要取决于血浆蛋白的含量。血液的黏度是形成血流阻力的重要因素之一。当某些疾病使微循环的血流速度显著减慢时,红细胞可发生叠连和聚集,血液黏度升高,使血流阻力明显增大,从而影响微循环的正常灌注。

(四) 血浆 pH

正常人血浆 pH 为 7.35~7.45。当血浆 pH 高于 7.45 时为碱中毒,pH 低于 7.35 时为酸中毒。血浆 pH 的相对恒定有赖于血液内的缓冲物质,以及肺和肾的正常功能。血浆内的缓冲物质主要包括 $NaHCO_3/H_2CO_3$、蛋白质钠盐/蛋白质和 Na_2HPO_4/NaH_2PO_4 三个缓冲对,其中最重要的是 $NaHCO_3/H_2CO_3$。红细胞内还有血红蛋白钾盐/血红蛋白、氧合血红蛋白钾盐/氧合血红蛋白、K_2HPO_4/KH_2PO_4、$KHCO_3/H_2CO_3$ 等缓冲对,参与维持血浆 pH 的相对稳定。此外,肺和肾通过排出体内过多的酸和碱对维持血浆 pH 的相对恒定也具有重要意义。

(五) 血浆渗透压

渗透压(osmotic pressure)是一切溶液固有的一种特性。渗透压是指溶液所具有的吸引和保留水分子的能力,是渗透现象发生的动力。渗透现象是指被半透膜隔开的两种不同浓度的溶液,水分子从低浓度溶液向高浓度溶液中扩散的现象。溶液渗透压的高低取决于溶液中溶质颗粒(分子或离子)数目的多少,而与溶质的种类和颗粒的大小无关。血浆渗透压约为 300 mmol/L,即 300 mOsm/(kg·H₂O)相当于 5 790 mmHg(1 mmHg=0.133 kPa)。血浆的渗透压主要包括晶体渗透压(crystal osmotic pressure)和胶体渗透压(colloid osmotic pressure)。

1. 血浆晶体渗透压 由血浆中的小分子晶体物质,如 NaCl、葡萄糖、尿素等形成的渗透压称为血浆晶体渗透压,其中 80% 来自 NaCl。晶体渗透压的数值约占血浆总渗透压的 99.6%。血浆中大部分晶体物质不易通过细胞膜,当其浓度发生变化时可引起细胞外液晶体渗透压的变化,从而影响细胞内外水的平衡。因此,血浆晶体渗透压保持相对稳定对维持细胞内外水的平衡和细胞的正常体积极为重要。

2. 血浆胶体渗透压　由血浆中胶体物质形成的渗透压称为胶体渗透压。正常值约为 1.3 mOsm/L,约相当于 25 mmHg,其数值约占血浆总渗透压的 0.4%。血浆蛋白中白蛋白分子量小,其分子数量远多于其他血浆蛋白,故血浆胶体渗透压的形成主要来自白蛋白。血浆蛋白不易通过毛细血管壁,当其浓度发生变化时可影响毛细血管两侧水的平衡。因此,血浆胶体渗透压在调节血管内外水的平衡和维持正常血浆容量中起重要的作用。若肝、肾疾病或营养不良导致血浆蛋白降低时,血浆胶体渗透压随之降低,可导致血浆中的水分子向组织液转移增多而引起水肿。

正常情况下细胞外液与细胞内液总渗透压相等。在临床上和生理学实验中所使用的各种溶液,其渗透压与血浆渗透压相等或相近,称为等渗溶液(iso-osmotic solution),临床上常用的等渗溶液为 0.9% 的 NaCl 溶液和 5% 的葡萄糖溶液。渗透压高于血浆渗透压的溶液称为高渗溶液,渗透压低于血浆渗透压的溶液称为低渗溶液。等渗溶液不一定都能使红细胞的体积和形态保持正常;将正常红细胞置于其中不发生变形的溶液称为等张溶液。对于不容易透过细胞膜的物质,其等渗液也是等张液,如 0.9% NaCl。对于容易透过细胞膜的物质,等渗液不是等张液。如 1.9% 的尿素,其渗透压与血浆相等,为等渗溶液,但红细胞置于其中后立即溶血。因为尿素能自由透过红细胞膜,尿素分子透入红细胞后,吸引水分子进入细胞,使红细胞发生肿胀、破裂,出现溶血,所以它虽是等渗溶液但不是等张溶液。

知识拓展

渗透压在临床上的应用

在临床使用的各种溶液,其渗透压与血浆渗透压相等的称为等渗溶液,如 0.9% NaCl 溶液(又称为生理盐水)和 5% 葡萄糖溶液。高于或低于血浆渗透压的称为高渗或低渗溶液。正常人红细胞在不同浓度的盐溶液中形态不同。临床上患者需大量输液时,一般用等渗液。高渗性脱水的患者,其血浆呈高渗状态,输液时可选用低渗液;低渗性脱水的患者,其血浆呈低渗状态,则要考虑输入高渗液。临床上可通过改变机体局部组织或血液的渗透压以达到治疗目的。如服用氯化铵化痰止咳;口服大量硫酸镁导泻;快速静脉注射大量高浓度甘露醇脱水治疗脑水肿。

第二节　血细胞生理

成年人的各种血细胞均起源于骨髓造血干细胞。造血(hemopoiesis)过程也就是各类造血细胞发育和成熟过程。在个体发育过程中,造血部位有一个变迁的程序。成年人只有脊椎骨、肋骨、胸骨、颅骨和长骨近端骨骺处才有造血骨髓。在造血需求增加时,肝、脾又可重新恢复造血的功能,称为骨髓外造血,具有代偿作用。成年人如果出现骨髓外造血,已无代偿的意义,而是造血功能紊乱的表现。血细胞分为红细胞(red blood cell,RBC)、白细胞(white blood cell,WBC)和血小板(platelet)三类。

干 细 胞

　　干细胞是一类具有自我复制能力的多潜能细胞,一定条件下,它可以分化成多种功能细胞,医学界称为"万用细胞"。造血干细胞是体内各种血细胞的唯一来源。造血干细胞移植以前习惯上称为骨髓移植。而外周血、脐带血也可以作为造血干细胞的来源。脐带血造血干细胞移植具有来源丰富,对 HLA 配型要求不高,移植后能持久重建造血功能等优点。"外周血造血干细胞移植"是首先让骨髓中的造血干细胞大量释放到血液中,然后采集外周血造血干细胞用于移植。故现在的造血干细胞捐献不再抽取骨髓,而只是"献血"了,只需采集分离 50~200 ml 外周血即可得到足够数量的造血干细胞。造血干细胞移植通常能给恶性血液病患者带来明显的疗效,是目前理想的治疗方法。

一、红细胞生理

(一) 红细胞的数量和形态

　　红细胞是血液中数量最多的血细胞。正常的成熟红细胞无核,呈双凹圆碟形,直径为 7~8 μm,周边最厚处的厚度为 2.5 μm,中央最薄处约为 1 μm。红细胞保持正常双凹圆碟形需要耗能。成熟红细胞无线粒体,糖酵解是其获得能量的唯一途径。我国成年男性红细胞的正常数量为 $(4.0 \sim 5.5) \times 10^{12}/L$,女性为 $(3.5 \sim 5.0) \times 10^{12}/L$,新生儿为 $6.0 \times 10^{12}/L$ 以上。红细胞内的蛋白质主要是血红蛋白(hemoglobin, Hb)。我国成年男性血红蛋白浓度为 120~160 g/L,成年女性为 110~150 g/L,新生儿可达 170~200 g/L。正常人的红细胞数量和血红蛋白浓度不仅有性别差异,还可因年龄、生活环境和机体功能状态不同而有差异。例如,新生儿高于成年人;高原居民高于平原居民;妊娠后期因血浆量增多而致红细胞数量和血红蛋白浓度相对减少。血液中红细胞数量和(或)血红蛋白浓度低于正常,则称为贫血(anemia)。

(二) 红细胞的生理特性

　　红细胞具有可塑变形性、悬浮稳定性和渗透脆性等生理特性,这些特性都与红细胞的双凹圆碟形有关。

　　1. 可塑变形性　正常红细胞在外力作用下具有变形的能力或特性称为可塑变形性(plastic deformation)。红细胞在全身血管中循环运行时,须经过变形才能通过口径比它小的毛细血管和血窦孔隙(图 3-3)。可塑变形性是红细胞生存所需的最重要的特性。当红细胞的形态改变、黏度增大或红细胞膜的弹性降低时,会使红细胞的变形能力降低。

　　2. 悬浮稳定性　红细胞能相对稳定地悬浮于血浆中而不易下沉的特性称为悬浮稳定性(suspension stability)。通常以红细胞在第 1 小时末下沉的距离来表示红细胞的沉降速度,称为红细胞沉降率(erythrocyte sedimentation rate, ESR),简

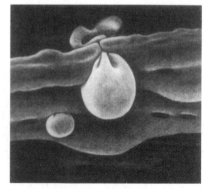

图 3-3　红细胞穿过血窦电镜图

话重点:
红细胞

称血沉。正常成年男性红细胞沉降率为 0~15 mm/h，成年女性为 0~20 mm/h。沉降率愈快，表示红细胞的悬浮稳定性愈差。

红细胞能相对稳定地悬浮于血浆中，是由于红细胞与血浆之间的摩擦阻碍了红细胞的下沉。双凹圆碟形的红细胞具有较大的表面积与体积之比，所产生的摩擦较大，故红细胞下沉缓慢。红细胞彼此能较快地以凹面相贴，称为红细胞叠连（erythrocyte rouleaux formation）。正常红细胞表面带有负电荷而相互排斥不发生叠连，带正电荷的纤维蛋白原和球蛋白可中和红细胞表面带有的负电荷而促进红细胞叠连。在某些疾病时，如活动性肺结核、风湿热、肿瘤等，通常由于血浆中纤维蛋白原、球蛋白和胆固醇的含量增高，可加快红细胞叠连，致使红细胞的总表面积与总体积之比减小，摩擦力相对减小从而使红细胞沉降率增大。生理情况下，如妇女月经期、妊娠期血沉也可以加快。决定红细胞叠连快慢的因素不在于红细胞本身，而在于血浆成分的变化。通常血浆中白蛋白、磷脂酰胆碱的含量增多时可抑制叠连发生，使红细胞沉降率减慢。

3. 渗透脆性 红细胞对低渗溶液的抵抗力称为红细胞渗透脆性（osmotic fragility of erythrocyte），简称脆性。红细胞在等渗的 0.9% NaCl 溶液中可保持其正常形态和大小。若将红细胞悬浮于一系列浓度递减的低渗 NaCl 溶液中，水将在渗透压差的作用下渗透入细胞，于是红细胞逐渐胀大，成为球形。当 NaCl 浓度降至 0.42%~0.46% 时，部分红细胞开始破裂而发生溶血；当 NaCl 浓度降至 0.28%~0.32% 时，则全部红细胞发生溶血。这一现象表明红细胞对低渗盐溶液具有一定的抵抗力（图 3-4）。生理情况下，衰老红细胞对低渗盐溶液的抵抗力低，即脆性高；而初成熟的红细胞的抵抗力高，即脆性低。有些疾病可影响红细胞的脆性，如遗传性球形红细胞增多症患者的红细胞脆性变大。故测定红细胞的渗透脆性有助于一些疾病的临床诊断。

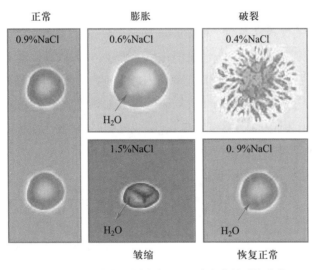

图 3-4　红细胞在不同浓度 NaCl 溶液中的形态变化

（三）红细胞的生理功能

红细胞的主要功能均是通过血红蛋白运输 O_2 和 CO_2，一旦红细胞破裂，血红蛋白逸出，其功能便丧失。贫血可影响红细胞的携氧功能，造成组织细胞缺氧而影响正常生理功能。红细胞中含有多种缓冲物质，对调节血液的酸碱平衡有重要作用，其中主要的缓冲物质是血红蛋白。

（四）红细胞的生成与破坏

1. 红细胞的生成

（1）生成部位：在成年人，骨髓是生成红细胞的唯一场所。红骨髓内的造血干细胞首先分化成为红系定向祖细胞，再经过原红细胞、早幼红细胞、中幼红细胞、晚幼红细胞和网织红细胞的阶段，最后成为成熟的红细胞。在此过程中，红细胞经历了体积由大变小，胞核逐渐消失，胞内血红蛋白从无到有，从少到多的变化。由原红细胞发育至网织红细胞并释放入血，历时 6~7 天。当机体受到某些化学因素（如抗癌药物、氯霉素、苯等）、物理因素（γ 射线、X 射线）和生物因素（如病毒）等损害时，造血干细胞可发生质的异常和量的减少，或造血微环境的缺陷，会抑制骨髓的造血功能，造成红细胞、白细胞和血小板减少，引起再生障碍性贫血。

（2）生成原料：红细胞的主要成分是血红蛋白。合成血红蛋白的主要原料是铁和蛋白质。成年人每天需要 20~30 mg 的铁用于红细胞生成，但每天仅需从食物中吸收 1 mg（约 5%）以补充排泄的铁，其余 95% 来自体内铁的再利用。衰老的红细胞被巨噬细胞吞噬后，血红蛋白分解所释放的铁可再利用于血红蛋白的合成。当铁的摄入不足或吸收障碍，或长期慢性失血导致机体缺铁时，可使血红蛋白合成减少，引起缺铁性贫血。由于红细胞可优先利用体内的氨基酸来合成血红蛋白，故单纯因缺乏蛋白质而发生贫血者较为罕见。

（3）成熟因子：在红细胞分裂和生长成熟过程中，必须不断合成新的 DNA。叶酸和维生素 B_{12} 是合成 DNA 所需的重要辅酶。叶酸在体内须转化成四氢叶酸后，才能参与 DNA 的合成。叶酸的转化需要维生素 B_{12} 的参与。维生素 B_{12} 缺乏时，叶酸的利用率下降，可引起叶酸的相对不足。因此，缺乏叶酸或维生素 B_{12} 时，DNA 的合成减少，幼红细胞分裂增殖减慢，红细胞体积增大，导致巨幼红细胞性贫血。正常情况下，食物中叶酸和维生素 B_{12} 的含量能满足红细胞生成的需要，但维生素 B_{12} 的吸收需要内因子（intrinsic factor）的参与。内因子与维生素 B_{12} 结合，形成内因子–B_{12} 复合物，能保护维生素 B_{12} 免受消化酶的破坏，并促进维生素 B_{12} 在回肠远端的吸收。

当胃大部分切除或胃的壁细胞损伤时，或体内产生抗内因子抗体，均可因内因子缺乏而导致巨幼红细胞性贫血。正常人体每天对叶酸的需求量远比维生素 B_{12} 大，故当叶酸摄入不足或吸收障碍时，3~4 个月后可发生贫血，而维生素 B_{12} 吸收障碍时，常在 3~4 年后才出现贫血。

（4）红细胞生成的调节：正常机体红细胞的数量保持相对恒定。当人体所处环境或功能状态发生变化时，红细胞生成的数量和速度会发生适当调整，主要受促红细胞生成素和雄激素的调节。

1）促红细胞生成素（erythropoietin，EPO）：是一种由肾合成的糖蛋白，主要作用是促进红系祖细胞增殖、分化及骨髓释放网织红细胞。血浆 EPO 的水平与血液血红蛋白的浓度呈负相关，严重贫血时血浆中 EPO 浓度可增高 1 000 倍左右。贫血时体内 EPO 增高可促进红细胞生成；而红细胞增高时，EPO 分泌则减少，这一负反馈调节使血中红细胞的数量能保持相对稳定（图 3–5）。

组织缺氧是促进 EPO 分泌的生理性刺

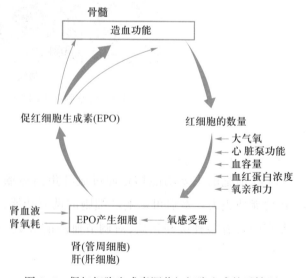

图 3–5　促红细胞生成素调节红细胞生成的反馈环

激因素。任何引起肾氧供不足的因素,如贫血、缺氧或肾血流减少,均可促进 EPO 的合成与分泌,使血浆 EPO 含量增加。因此,双肾实质严重破坏的晚期肾病患者常因缺乏 EPO 而发生肾性贫血。正常人从平原进入高原低氧环境后,由于肾产生 EPO 增多,可使外周血液的红细胞数量和血红蛋白含量增高。

2) 雄激素:可提高血浆中 EPO 的浓度,促进红细胞的生成。雄激素主要通过刺激 EPO 的产生而促进红细胞生成。雄激素也可直接刺激骨髓,促进红细胞生成。因此,成年男性红细胞数量高于女性。

此外,还有一些激素,如糖皮质激素、甲状腺激素和生长激素,也可促进红细胞生成。

2. 红细胞的破坏　　正常人红细胞的平均寿命为 120 天。每天约有 0.8% 的衰老红细胞被破坏,90% 的衰老红细胞被巨噬细胞吞噬。由于衰老红细胞的变形能力减退,脆性增大,难以通过微小的孔隙,因此容易滞留于脾和骨髓中而被巨噬细胞所吞噬,称为血管外破坏。巨噬细胞吞噬红细胞后,将血红蛋白消化,释出铁、氨基酸和胆红素,其中铁和氨基酸可被重新利用,而胆红素则由肝排入胆汁,最后排出体外。脾功能亢进时,红细胞破坏增加,可引起脾性贫血。

此外,还有 10% 的衰老红细胞在血管中受机械冲击而破损,此称为血管内破坏。血管内破坏所释放的血红蛋白立即与血浆中的触珠蛋白结合,进而被肝摄取。当血管内的红细胞大量破坏,血浆中血红蛋白释放量大于 1.0 g/L,超出触珠蛋白的结合能力时,未能与触珠蛋白结合的血红蛋白将由肾排出,临床上称为血红蛋白尿。红细胞破坏过多可引起溶血性贫血。

二、白细胞生理

(一) 白细胞的分类和数量

白细胞(white blood cell,WBC)为无色的有核细胞,在血液中一般呈球形。依据白细胞胞质中有无特殊的嗜色颗粒,将其分为粒细胞和无粒细胞两大类。粒细胞又依所含嗜色颗粒特性的不同,分为中性粒细胞、嗜酸性粒细胞和嗜碱性粒细胞。无粒细胞分为单核细胞和淋巴细胞。各类白细胞在白细胞总数中的百分比,称为白细胞分类计数(表 3–2)。

表 3–2　各类白细胞的功能

名称	均值 /($\times 10^9$/L)	百分比 /%	主要功能
中性粒细胞	4.5	50~70	吞噬功能
嗜碱性粒细胞	0.025	0~1	参与机体过敏反应
嗜酸性粒细胞	0.1	0.5~5	抗过敏和抗寄生虫作用
单核细胞	0.45	3~8	吞噬细菌与衰老的红细胞
淋巴细胞	1.8	20~40	参与特异性免疫反应
白细胞总数	7.0		

我国健康成年人血液中,白细胞数量为 $(4.0~10.0) \times 10^9$/L。正常人血液中白细胞的数目可因年龄和机体处于不同功能状态而有变化:① 新生儿白细胞数较高,一般在 15×10^9/L 左右,婴儿期维持在 10×10^9/L 左右。新生儿血液中的白细胞主要为中性粒细胞,以后淋巴细胞逐渐增多,可占 70%,3~4 岁后淋巴细胞逐渐减少,至青春期时与成年人基本相同。② 有昼夜波动,下

午白细胞数稍高于早晨。③ 进食、疼痛、情绪激动和剧烈运动等可使白细胞数显著增多。④ 孕妇白细胞总数亦可较高,分娩时可增至$(17.0\sim34.0)\times10^9/L$。

(二)白细胞的生理特性

1. 渗出 除淋巴细胞外,其余白细胞都能伸出伪足做变形运动,凭借这种运动,白细胞得以穿过毛细血管壁,这一过程称为白细胞渗出。白细胞的渗出有赖于白细胞与内皮细胞间的相互作用和黏附分子的介导。

2. 趋化性 在某些化学物质的吸引下,渗出到血管外的白细胞也可借助变形运动迁移到炎症区发挥生理作用。白细胞向某些化学物质游走的特性,称为趋化性。能吸引白细胞发生定向运动的化学物质,称为趋化性因子。人体细胞的降解产物、抗原抗体复合物、细菌毒素和细菌等都具有趋化活性。

3. 吞噬 是指白细胞按照趋化性因子的浓度梯度游走到炎症部位,吞入并杀伤或降解病原微生物及组织碎片的过程。具有吞噬作用的白细胞称为吞噬细胞。

4. 分泌 白细胞还可分泌多种细胞因子,如白细胞介素、干扰素、肿瘤坏死因子、集落刺激因子等,通过自分泌、旁分泌作用参与炎症和免疫反应的调控。

(三)白细胞的生理功能

白细胞参与机体的防御功能和免疫功能。白细胞主要通过两种方式抵御外源性病原生物的入侵:① 通过吞噬作用清除入侵的病毒和细菌;② 通过形成的抗体和致敏淋巴细胞来破坏或灭活入侵的病原体。

1. 中性粒细胞 是血液中主要的吞噬细胞,其变形游走能力和吞噬活性都很强。当细菌入侵时,中性粒细胞在炎症区域产生的趋化性物质作用下,自毛细血管渗出而被吸引到病灶处,进行吞噬活动。当中性粒细胞吞噬数十个细菌后,其本身即解体,释放的各种溶酶体酶又可溶解周围组织而形成脓液。当血液中的中性粒细胞数减少到$1\times10^9/L$时,机体的抵抗力就会明显降低,容易发生感染。而当体内有细菌感染时,血液中的中性粒细胞数增多。

2. 嗜酸性粒细胞 血液中嗜酸性粒细胞的数目有明显的昼夜周期性波动,清晨细胞数减少,午夜时细胞数增多,二者差异可大于40%,这种周期性波动可能与血液中肾上腺皮质激素含量的昼夜波动有关。嗜酸性粒细胞内含有溶酶体颗粒,但因缺乏溶菌酶,故仅有吞噬作用而无杀菌能力。嗜酸性粒细胞可限制肥大细胞和嗜碱性粒细胞引起的过敏反应,还参与对蠕虫的免疫反应。在机体发生过敏反应或蠕虫感染时,常伴有嗜酸性粒细胞数增多。

3. 嗜碱性粒细胞 嗜碱性粒细胞的颗粒能合成并释放组胺、过敏性慢反应物质、肝素和嗜酸性粒细胞趋化因子A等。组胺和过敏性慢反应物质可使毛细血管通透性增加,并使平滑肌细胞收缩而引起荨麻疹、哮喘等过敏反应;肝素有很强的抗凝血作用,有助于保持血管通畅;嗜酸性粒细胞趋化因子A能吸引嗜酸性粒细胞,使之聚集于局部以限制嗜碱性粒细胞在过敏反应中的作用。近年来的研究还显示,嗜碱性粒细胞还在机体抗寄生虫免疫应答中起重要作用。

4. 单核细胞 单核细胞在血液中吞噬能力较弱,穿出毛细血管壁进入组织后,发育成巨噬细胞(macrophage),吞噬能力大大增强,可吞噬更多、更大的细菌和颗粒。单核巨噬细胞的主要功能有:① 吞噬并杀灭侵入机体的微生物,如病毒、疟原虫、真菌、结核分枝杆菌等。② 清理衰老的红细胞、血小板和坏死组织及变性的血浆蛋白。③ 参与特异性免疫应答的诱导和调节。

④ 合成和释放多种细胞因子,参与对其他细胞生长的调控。

5. 淋巴细胞　淋巴细胞在免疫应答反应过程中起核心作用。根据细胞生长发育的过程、细胞表面标志和功能的不同,可将淋巴细胞分成 T 淋巴细胞、B 淋巴细胞和自然杀伤细胞(natural killer cell,NKcell)三大类。T 淋巴细胞在胸腺内发育成熟,主要参与细胞免疫;B 淋巴细胞在骨髓内分化成熟,主要参与体液免疫;自然杀伤细胞可以直接杀伤肿瘤细胞、病毒或细菌感染的细胞,构成机体天然免疫的重要防线。

(四)白细胞的生成与破坏

白细胞起源于骨髓中的造血干细胞。在细胞发育的过程中经历定向祖细胞、可识别的前体细胞等阶段,然后成为具有多种细胞功能的成熟白细胞。

因为白细胞主要在组织中发挥作用,故白细胞的寿命较难准确判断。中性粒细胞在循环血液中停留 8 h 左右即进入组织,4~5 天后即衰老死亡,或经消化管排出;若有细菌入侵,中性粒细胞在吞噬过量细菌后,因释放溶酶体酶而发生"自我溶解",与破坏的细菌和组织碎片共同形成脓液。单核细胞在血液中停留 2~3 天,然后进入组织,并发育成巨噬细胞,在组织中可生存 3 个月左右。嗜酸性粒细胞和嗜碱性粒细胞在组织中可分别生存 8~12 天和 12~15 天。

三、血小板生理

(一)血小板的数量

血小板是骨髓中巨核细胞发育成熟后脱落下来的细胞质碎片,因此体积小,无细胞核,呈双面微凸的圆盘状,直径为 2~3 μm。正常成年人血液中的血小板数量为 $(100\sim300) \times 10^9/L$。血小板数量可有一些波动,通常妇女月经期血小板减少,妊娠、进食、运动后及缺氧使血小板增多,静脉血的血小板数量较毛细血管血液的高。

机体受较大损伤时,血小板增多,损伤后 7~10 天达高峰。血小板数量超过 $1\,000 \times 10^9/L$,称血小板过多,易发生血栓;血小板数量低于 $50 \times 10^9/L$,毛细血管壁脆性增加,皮肤和黏膜下出现瘀点,甚至大块紫癜,称血小板减少性紫癜。血小板生成后,约有 10% 贮存于脾,这部分血小板,在机体处于紧急状态时,可进入血液循环。

(二)血小板的生理特性

1. 黏附　血小板与非血小板表面的黏着称为血小板黏附。血小板并不能黏附于正常内皮细胞的表面,当血管损伤暴露出内膜下的胶原组织时,血小板便黏附在胶原组织上,这是血小板发挥作用的开始。

2. 聚集　血小板与血小板之间相互黏着在一起称为血小板聚集。血小板聚集存在两个时相:第一时相发生快,由受损组织释放的二磷酸腺苷(ADP)触发产生,为可逆性聚集;第二时相发生较慢,由血小板释放的内源性 ADP 引起,为不可逆聚集。能够引起血小板聚集的因素统称为致聚剂,生理性致聚剂主要有 ADP、肾上腺素、5- 羟色胺、组胺、胶原、凝血酶、血栓烷 A_2(TXA$_2$)等;病理性致聚剂有细菌、病毒、免疫复合物和药物等。

3. 释放　释放是指血小板受刺激后,将其颗粒中的 ADP、5- 羟色胺、儿茶酚胺等活性物质向外排出的过程。血小板释放 ADP 可使血小板聚集,形成血小板血栓,堵塞血管的伤口;5- 羟色胺、儿茶酚胺可使小动脉收缩,有助于止血。

4. 吸附　血小板表面可吸附血浆中多种凝血因子。当血管破损时,随着血小板黏附和聚集在破损处,吸附大量凝血因子,使破损局部的凝血因子浓度显著升高,有利于血液凝固和生理性止血。

5. 收缩　血小板内的收缩蛋白可发生收缩,使血凝块缩小硬化,牢固地封住血管破口,巩固止血过程。若血小板数量减少或功能减退,可使血块回缩不良。临床上可根据体外血块回缩的情况大致估计血小板的数量或功能是否正常。

(三) 血小板的生理功能

1. 参与生理性止血　是指小血管损伤,血液从小血管内流出,数分钟后出血自行停止的现象。用小针刺破耳垂或指尖使血液自然流出,测定出血延续的时间,称为出血时间(bleeding time),正常人不超过 9 min(模板法)。出血时间的长短可反映生理性止血功能的状态。生理性止血功能减退时,可有出血倾向;而生理性止血功能过度激活,则可导致血栓形成。

生理性止血过程主要包括血管收缩、血小板血栓形成和血液凝固三个过程。这三个过程相继发生并相互重叠,彼此密切相关,相互促进。在生理性止血过程中,血小板起着重要的作用。具体表现在以下几个方面:① 释放缩血管物质,如 5- 羟色胺、肾上腺素等,使受损血管收缩,血流减慢,裂口缩小,有利于出血停止。② 黏附、聚集形成松软的血小板血栓,暂时堵塞小的出血口。③ 修复小血管受损的内皮细胞,血小板能沉积于血管壁以填补因损伤而产生的裂隙,进而融合进内皮细胞,完成修复过程。④ 通过提供磷脂表面、吸附凝血因子等,参与和加速血液凝固过程,形成坚实的凝血块,封住血管破口,最后实现有效止血(图 3-6)。

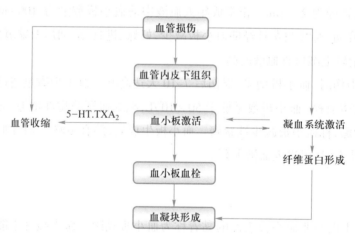

图 3-6　生理性止血过程示意图

2. 促进血液凝固　血小板含有许多与凝血过程有关的因子,因而它具有较强的促进血液凝固的作用。血小板所含的这些因子统称为血小板因子(PF),较为肯定的有:纤维蛋白原激活因子(PF_2)、血小板磷脂表面(PF_3)、抗肝素因子(PF_4)、抗纤溶因子(PF_6)。这些因子在血液凝固过程中起重要作用。仅 PF_3 提供的磷脂表面,就使凝血酶原激活速度加快 2 万倍。此外,血小板还可以吸附多种凝血因子,促进凝血过程的发生。

3. 维持血管壁的完整性　血小板可以随时填补血管内皮细胞脱落留下的空隙,并与内皮细胞融合,促进其修复从而维持毛细血管壁的正常通透性。

第三节　血液凝固与纤维蛋白溶解

一、血液凝固

血液凝固（blood coagulation）是指血液由流动的液体状态变成不能流动的凝胶状态的过程。血液凝固是生理性止血过程的重要组成部分，是一系列复杂的酶促反应过程，其实质是将血浆中可溶性的纤维蛋白原转变为不溶性的纤维蛋白，纤维蛋白交织成网，把血细胞网罗其中形成血凝块。

（一）凝血因子

血浆和组织中直接参与凝血过程的物质统称为凝血因子（blood coagulation factor）。目前，已知的凝血因子主要有 14 种，其中按国际命名法以罗马数字编号的有 12 种（表 3-3）。此外，还有未编号的前激肽释放酶、高分子激肽原等。

在这些凝血因子中，除因子Ⅳ是 Ca^{2+} 外，其余的凝血因子都是蛋白质，而且大多数是以无活性的酶原形式存在，被激活的凝血因子在右下角标"a"（activated）表示，如Ⅹa。Ⅲ因子是唯一不存在于血浆中的凝血因子，而是广泛存在于不同组织细胞中。大部分凝血因子在肝合成，且因子Ⅱ、Ⅶ、Ⅸ、Ⅹ在合成时需要维生素 K 参与，故称为维生素 K 依赖因子。若肝功能损害或维生素 K 缺乏，则可导致凝血因子合成障碍，引发凝血过程障碍所致的出血倾向。各种凝血因子缺乏或不足，都可引起出血性疾病。

表 3-3　按国际命名法的凝血因子

编号	同义名	编号	同义名
因子Ⅰ	纤维蛋白原	因子Ⅷ	抗血友病因子
因子Ⅱ	凝血酶原	因子Ⅸ	血浆凝血激酶
因子Ⅲ	组织因子	因子Ⅹ	斯图亚特因子
因子Ⅳ	Ca^{2+}	因子Ⅺ	血浆凝血激酶前质
因子Ⅴ	前加速素	因子Ⅻ	接触因子
因子Ⅶ	前转变素	因子ⅩⅢ	纤维蛋白稳定因子

（二）凝血过程

血液凝固过程是一系列凝血因子相继被激活的酶促反应过程。整个过程大体可分为 3 个基本步骤：① 凝血酶原激活物的形成；② 凝血酶的形成；③ 纤维蛋白的形成（图 3-7）。

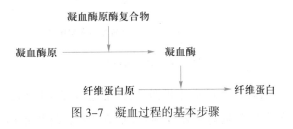

图 3-7　凝血过程的基本步骤

话重点：
血液凝固
及其影响
因素

1. 凝血酶原激活物的形成　凝血酶原激活物是因子 Xa、Ca^{2+}、V、PF_3 同时并存的总称。形成该复合物的关键在于 X 因子的激活,根据激活 X 因子的过程不同,分为内源性凝血和外源性凝血两条途径。

(1) 内源性激活途径:是指完全依靠血浆中的凝血因子来激活因子 X 的途径。该过程的启动因子是因子XII,当血管内膜受损暴露出胶原纤维时,血浆中的XII与其接触并被激活为XIIa。XIIa可激活前激肽释放酶成为激肽释放酶,后者又能激活XII,这是一个正反馈过程,可使XIIa大量生成。XIIa能激活因子XI,XIa再激活因子IX,IXa 在 Ca^{2+} 作用下与VIII、Ca^{2+}、PF_3 共同激活因子 X,使其成为 Xa。因子VIII是调节蛋白,可使XIa激活因子 X 的速度加快 20 万倍。

(2) 外源性激活途径:是指依靠血管外组织释放的因子III参与激活因子 X 的过程,也称为组织因子途径。此过程的启动因子是因子III,当组织损伤时,损伤组织释放的因子III与血浆中的因子VII、Ca^{2+}、PF_3 组成复合物,此复合物可直接激活因子 X 成为 Xa。因子III为磷脂蛋白,广泛存在于血管外组织中,尤其是在脑、肺和胎盘组织中特别丰富。目前认为,组织因子是激活凝血过程最重要的生理性启动因子,由于其与细胞膜的紧密结合还可起到"锚定"的作用,使凝血过程局限于受损组织部位。外源性凝血过程简单,时间短。通常情况下,在机体内发生的凝血过程多是内源性凝血和外源性凝血两条途径相互促进、共同完成的。

2. 凝血酶的形成　在凝血酶原激活物(Xa、V、Ca^{2+}、PF_3)的作用下,催化血浆中的凝血酶原(II)迅速被激活成凝血酶(IIa)。其中的因子 V 是调节蛋白,可使 Xa 激活凝血酶原的作用增强几十倍。

3. 纤维蛋白的形成　凝血酶能迅速催化纤维蛋白原分解,使之成为纤维蛋白单体。同时,在 Ca^{2+} 参与下,凝血酶还能激活XIII成为XIIIa,XIIIa 使纤维蛋白单体互相联结形成牢固的纤维蛋白多聚体,纤维蛋白相互交织成网,将血细胞网罗其中形成血凝块(图 3-8)。

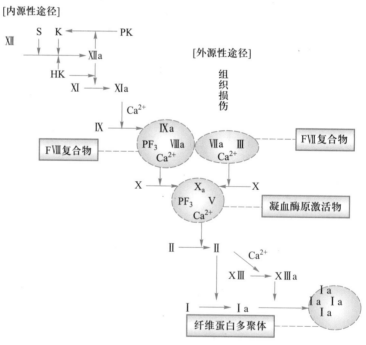

图 3-8　血液凝固过程

血液凝固后 1~2 h,因血凝块中的血小板激活,使血凝块发生回缩,会析出淡黄色的液体,称为血清(blood serum)。血清与血浆的主要区别是,血清中不含纤维蛋白原和部分被消耗的凝血因子。

血液凝固过程是一个复杂的酶促反应过程,某些环节中存在正反馈性调节,一旦触发,反应就会迅速连续进行,直至完成为止。临床上可以通过对血液凝固过程的检查,来辅助诊断出血性疾病。如凝血时间(CT)测定和凝血酶原时间(PT)测定。凝血时间是指将静脉血放入玻璃试管中,自采血开始到血液凝固所需的时间,正常人的凝血时间为 4~12 min。常用于检查第一阶段内源性凝血机制有无障碍。凝血酶原时间是指向血浆中加入组织凝血酶(兔脑浸出液)和 Ca^{2+} 后,测定的凝血时间,正常参考值为 11~13 s。常作为检测外源性凝血系统有无障碍的筛选实验。

知识拓展 ▋

血 友 病

血友病是一组遗传性凝血因子缺乏,以致凝血活酶生成障碍的出血性疾病。其中包括血友病 A(又称甲型血友病,因子Ⅷ缺乏),血友病 B(又称乙型血友病,因子Ⅸ缺乏)及血友病 C(又称丙型血友病,因子Ⅺ缺乏)。血友病 A 多见,约为血友病 B 的 7 倍,血友病 C 的发病率很低。

出血倾向是血友病的最典型症状之一。发病越早,症状越重,反复出血,终身不愈。出血特点是自发或轻微外伤而见渗血不止,甚至持续数天,多为瘀斑、血肿;膝、踝、肘、腕等关节易出血,反复出血可致关节畸形,口鼻黏膜出血也多见。

血友病的确诊必须依靠实验室检查,以证实相应的凝血因子缺乏。

(三) 抗凝与促凝

1. **体内抗凝因素** 正常情况下,血管内的血液始终保持液体流动状态而不易发生凝固。人们在日常生活中常会发生轻微的血管损伤或组织损伤,引起血液凝固。但凝血只局限于损伤部位不波及未损部位,循环血液并不凝固。这说明凝血的过程受到严格控制,是一个多因素综合作用的结果。其因素有:① 正常血管内皮光滑完整,不能激活因子Ⅻ,故不能启动内源性凝血过程。② 正常情况下血流速度非常快,即使血浆中有一些凝血因子被激活也会被稀释冲走,使早期凝血过程不能发生。③ 血浆中存在着生理性抗凝物质。

血浆中最重要的生理性抗凝物质是抗凝血酶Ⅲ和肝素,此外还有蛋白质 C 系统、组织因子途径抑制物等,其中前二者是血浆中最重要的抗凝物质。

(1) 抗凝血酶Ⅲ:是肝细胞和血管内皮细胞合成的一种脂蛋白,能封闭Ⅸa、Ⅹa、Ⅺa、Ⅻa 的活性中心,使这些凝血因子失活,从而起到抗凝作用。在正常情况下,抗凝血酶Ⅲ的直接抗凝作用弱而慢,但它与肝素结合后,其抗凝作用可显著增加。

(2) 肝素:是一种酸性黏多糖,主要是由肥大细胞和嗜碱性粒细胞产生。存在于大多数组织中,在肝、肺、心和肌肉组织中更为丰富。肝素是一种有效的抗凝物质,能与抗凝血酶Ⅲ结合,提高抗凝血酶Ⅲ与凝血酶的亲和力,使凝血酶迅速失活,达到抗凝目的。此外,肝素还能抑制血小板的黏附、聚集和释放反应,从而影响凝血过程。临床上常把肝素作为抗凝剂,广泛应用于防治血栓栓塞性疾病。

(3) 蛋白 C 系统:是由肝合成的维生素 K 依赖因子,以酶原的形式存在于血浆中,主要包括蛋白质 C、蛋白质 S、血栓调节蛋白和活化蛋白质 C 抑制物。激活后的蛋白质 C 能够灭活因子Ⅴa 和因子Ⅷa,削弱因子Ⅹa 的作用,促进纤维蛋白溶解,因而具有抗凝作用。

(4) 组织因子途径抑制物：组织因子途径抑制物(TFPI)是一种糖蛋白，主要来自小血管内皮细胞。它的作用是直接抑制因子Xa的活性，在Ca^{2+}的作用下，灭活Ⅶa-Ⅲ复合物的活性，从而发挥抑制外源性凝血途径的作用。

2. 体外抗凝和促凝因素　在临床工作中，常需要采取一些措施对凝血过程加以控制，以加速或延缓血液凝固。

外科手术时，用温热生理盐水纱布等压迫止血，就是利用纱布粗糙面激活因子Ⅻ，并加速血小板的黏附、解体释放PF_3等，利用温热加速酶促反应，从而加速血液凝固，达到减少出血的目的。手术前常规注射维生素K，可促进肝合成凝血因子，使血液凝固速度加快，防止因维生素K缺乏引起手术大出血。

在血液检验和输血过程中，为了防止血液凝固，常在抽出体外的血液中加入适量的抗凝剂，如草酸盐或枸橼酸钠。这些抗凝剂都能与血液中的Ca^{2+}结合，使Ca^{2+}不能参与血液凝固过程，以达到抗凝目的。枸橼酸钠对机体无害，多用于输血时的抗凝剂；草酸盐对机体有害，常用于血液的生化检验。

二、纤维蛋白溶解

纤维蛋白及纤维蛋白原在纤溶酶(纤维蛋白溶解酶)的作用下，被分解液化的过程称为纤维蛋白溶解，简称纤溶(fibrinolysis)。纤溶的作用是随时清除在生理性止血过程中产生的纤维蛋白凝块，防止永久性血栓形成，保持血流通畅。因此当纤溶功能下降时易导致血栓形成，而纤溶系统功能亢进时则易发生出血现象。纤维蛋白溶解的过程包括纤溶酶原的激活和纤维蛋白的降解两个过程。纤溶系统包括纤溶酶原、纤溶酶、纤溶酶原激活物和纤溶抑制物(图3-9)。

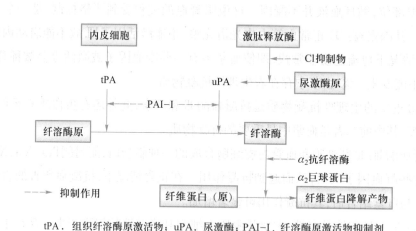

tPA. 组织纤溶酶原激活物；uPA. 尿激酶；PAI-I. 纤溶酶原激活物抑制剂

图3-9　纤维蛋白溶解系统

(一) 纤维蛋白溶解系统

1. 纤溶酶原的激活　正常情况下，血中的纤溶酶以无活性的纤溶酶原形式存在。纤溶酶原是血浆中的一种β球蛋白，主要由肝合成，在纤溶酶原激活物的作用下，形成有活性的纤溶酶。纤溶酶原激活物(plasminogen activator, PA)存在于血液、组织液中。主要有以下几个类别：① 血管激活物,主要由血管内皮细胞合成和释放;② 组织型纤溶酶原激活物,存在于很多组织中,以子宫、甲状腺、肺、前列腺等处较多,这些器官术后易渗血,这也是月经血不发生凝固的原因;③ 尿激酶型纤溶酶原激活物,如由肾合成与分泌的尿激酶;④ 依赖于 FⅫ 的激活物,如前激肽释放酶被 FⅫa 激活后,所生成的激肽释放酶即可激活纤溶酶原。这一类激活物可使凝血与纤溶互相配合,保持平衡。目前,尿激酶、组织型纤溶酶原激活物等已作为溶栓药物,用于治疗心肌梗死、脑血栓等血栓栓塞性疾病。

2. 纤维蛋白的降解　纤溶酶是血浆中活性最强的蛋白水解酶,特异性较低,主要作用是水解纤维蛋白原和纤维蛋白。在纤溶酶的作用下,纤维蛋白或纤维蛋白原可被分割成很多可溶的小肽,总称为纤维蛋白降解产物(fibrin degradation products,FDP)。纤维蛋白降解产物通常不再出现凝固,其中部分小肽具有抗血凝的作用。除主要降解纤维蛋白及纤维蛋白原外,对某些凝血因子也有一定的降解作用。当纤溶亢进时,可因凝血因子的大量分解及纤维蛋白降解产物的抗凝作用而有出血倾向。

(二)抗纤维蛋白溶解系统

人体内还存在多种抑制纤维蛋白溶解的物质,血液中的纤溶抑制物包括激活物的抑制物和抗纤溶酶两类。激活物的抑制物能与组织激活物竞争从而抑制纤溶酶原的激活;抗纤溶酶能与纤溶酶结合形成复合物,使纤溶酶失去活性。抗纤溶的意义主要在于使具有止血作用的血凝块保留必需的时间,并防止纤维蛋白过度溶解。

临床工作中常应用纤溶酶原激活物(如尿激酶、链激酶等)促进纤维蛋白溶解,来治疗血栓性疾病;外科手术后,使用纤溶抑制物抗纤溶,防止术后出血。

凝血与纤溶、纤溶与抗纤溶是对立统一的功能系统,正常情况下,它们之间保持动态平衡,机体既能实现有效的止血,又可防止血栓形成,保持血管通畅。在血管内,若凝血作用大于纤溶,可发生血栓;若纤溶作用过强,就会造成出血倾向。

第四节　血型与输血

全身血液的总量称为血量(blood volume)。正常成年人血量占体重的 7%~8%,相当于每千克体重有 70~80 ml 血液。全身血液的绝大部分在心血管系统内快速循环流动,称为循环血量;还有一小部分滞留在肝、肺、脾及皮下静脉丛内缓慢流动,称为贮存血量。在应急状态(如剧烈运动、大失血、情绪紧张等)下,贮存血量可进入心血管系统中,补充循环血量的不足,以适应机体的需要。

正常情况下,在神经、体液的调节作用下,体内血量保持相对恒定。血量的相对恒定是维持正常血压和各组织、器官正常血液供应的必要条件。失血时,若不超过总血量的 10%(<500 ml)时,通过神经和体液调节,血管内血液充盈度不发生显著改变,不出现明显的临床症状。若急性失血达总血量的 20%(>1 000 ml),机体代偿功能不足,会出现一系列临床症状。若急性失血达总血量的 30% 以上,则需及时输血抢救,否则会危及生命。因此,健康成年人一次献血 200~300 ml,不会损害身体健康。

一、血型

血型（blood group）通常是指红细胞膜上特异性抗原的类型。至今已发现 30 个不同的红细胞血型系统，抗原近 300 个。其中，与临床关系最为密切的是 ABO 血型系统和 Rh 血型系统。此外，白细胞、血小板及一般组织细胞也有"血型"，这些血型可作为机体免疫系统识别"自我"的标志。因此血型鉴定在输血、器官移植及法医研究等领域中具有重要意义。

求真知：
血型的
发现

知识拓展

血型的发现

1900 年，奥地利免疫学家卡尔·兰德斯坦纳（Karl Landsteienr）采取自己和 5 位同事的血液，分别将红细胞和血清分离，再让它们互相混合，结果出现了凝集和不凝集两种现象。据此，他大胆地宣告：人类存在着三种血型。1902 年他的学生对 155 个正常人重复了他的实验，发现还存在着第四种血型。后来国际上就统一对这四种血型命名，分别确定为：A 型、B 型、AB 型和 O 型。血型的发现为安全输血作出了重大贡献，因此卡尔·兰德斯坦纳在 1930 年获得诺贝尔生理学或医学奖，赢得了"血型之父"的誉称。

若将血型不同的两个人的血滴放在玻片上混合，其中的红细胞会聚集成簇，这种现象称为红细胞凝集，这是一种抗原抗体反应。其中红细胞膜上的特异抗原称为凝集原（agglutinogen）；而血浆中能与凝集原发生反应的特异性抗体称为凝集素（agglutinin）。当人体输入血型不相容的血液时，可发生凝集现象，凝集的红细胞可堵塞毛细血管，溶血可损伤肾小管，同时常伴发过敏反应，甚至危及生命。

话重点：
ABO 血型

（一）ABO 血型系统

在 ABO 血型系统中，红细胞膜上有 A、B 两种凝集原，称为 A 凝集原和 B 凝集原。根据红细胞膜上凝集原的有无或不同将 ABO 血型系统分为 4 个基本类型。凡红细胞膜上只有 A 凝集原者其血型为 A 型，只含有 B 凝集原者其血型为 B 型，含有 A、B 两种凝集原者其血型为 AB 型，A、B 两种凝集原都不含者其血型为 O 型。另一方面，在人类血清中还存在着能与红细胞膜上的凝集原发生反应的特异性天然抗体（凝集素），分别称为抗 A 凝集素和抗 B 凝集素。A 型血的血清只含抗 B 凝集素，B 型血的血清只含抗 A 凝集素，AB 型血的血清中既无抗 A 凝集素也无抗 B 凝集素，O 型血的血清中含抗 A 和抗 B 两种凝集素（表 3-4）。

表 3-4　ABO 血型系统的分型

血型	红细胞膜上的抗原（凝集原）	血清中的抗体（凝集素）
A 型	A	抗 B
B 型	B	抗 A
AB 型	A 和 B	无
O 型	无	抗 A 和抗 B

根据免疫学原理,用已知的标准血清中的抗体(凝集素)去检测受试者红细胞膜上未知的抗原(凝集原)类型,依据是否发生红细胞凝集反应而确定血型。可用标准 A 型血清(含抗 B 凝集素)和标准 B 型血清(含抗 A 凝集素)与某人的红细胞混悬液混合,观察凝集反应的有无,判断此人红细胞膜上的凝集原,由此确定血型。

(二)Rh 血型系统

人的红细胞膜上除存在 A、B 两种凝集原外,还有另一类较常见的凝集原,这种凝集原最先是在恒河猴(Rhesus monkey)的红细胞上发现的,亦称为 Rh 抗原。人类红细胞膜上有临床意义的 Rh 抗原有 C、c、D、E、e 五种,其中 D 抗原的抗原性最强,其临床意义最为重要。因此,通常将红细胞表面含有 D 抗原者称为 Rh 阳性,而红细胞膜上缺乏 D 抗原者称为 Rh 阴性。Rh 血型系统的特点是:人类血清中不存在与 Rh 抗原起反应的天然抗体,只有当 Rh 阴性的人接受 Rh 阳性的血液后,通过体液性免疫才产生抗 Rh 的抗体。我国汉族人口中绝大多数为 Rh 阳性,Rh 阴性的人仅占 1% 左右,某些少数民族中,Rh 阴性的人较多,如塔塔尔族为 15.8%,苗族为 12.3%,布依族和乌孜别克族为 8.7%。因此,在 Rh 阴性较多的地区工作的医护人员,对 Rh 血型应予以重视。

Rh 血型系统的临床意义在于:① Rh 阴性受血者第一次接受 Rh 阳性的血液时,由于体内没有天然的抗 Rh 抗体,一般不会发生凝集反应,但可使受血者产生获得性抗 Rh 抗体。如再次接受 Rh 阳性输血时,就会发生凝集反应而引起严重的后果。因此,临床上给患者重复输血时,即使是输入同一供血者的血液,也应做交叉配血试验。② Rh 阴性的母亲孕育了 Rh 阳性的胎儿后,在妊娠期或分娩时,若胎儿的红细胞进入母体血液循环,可刺激母体产生抗 Rh 抗体,Rh 系统的抗体是分子较小的 IgG,能通过胎盘。由于 Rh 抗体出现缓慢,效价较低,第一胎多不发生溶血。但再次孕育 Rh 阳性胎儿时,抗体可通过胎盘进入胎儿血液,使胎儿的红细胞凝集,发生溶血,严重时会导致胎儿死亡。因此对多次怀孕均造成死胎的孕妇,特别是少数民族妇女,应引起高度重视。若在 Rh 阴性母亲生育第一胎后,及时输注特异性抗 D 免疫球蛋白,中和进入母体的 D 抗原,可防止 Rh 阳性胎儿红细胞致敏母体,达到预防第二次妊娠时新生儿溶血发生的目的。

讲科普:
献血,赠送
生命的
礼物

二、输血原则

输血(blood transfusion)作为一种治疗措施,在临床广为应用,输血和血型密切相关。输血的根本原则是避免在输血过程中出现红细胞凝集反应。首先,输血前进行血型鉴定,保证供血者和受血者的 ABO 血型相容。其次,输血前必须进行交叉配血试验(图 3-10),即使已知供血者与受血者的 ABO 血型相同。交叉配血试验即将供血者的红细胞与受血者的血清及受血者的红细胞与供血者的血清进行混匀,观察有无凝集反应。交叉配血试验主要是检测受血者的血浆能否凝集供血者的红细胞,因此把供血者的红细胞与受血者的血清进行配合,称交叉配血的主侧;把受血者的红细胞与供血者的血清进行配合,称交叉配血的次侧。通过交叉配血试验得出输血的原则:如果主侧、次侧均无凝集反应,称为配血相合,可以进行输血;如果主侧凝集,称为配血不合,绝对不能输血;如果主侧不凝集而次侧凝集,称为配血基本相合,一般不宜进行输血,只能在紧急情况下少量(<200 ml)缓慢输血,并密切观察,如出现输血反应,应立即停止输血。值得注意的是,交叉配血试验应在 37℃ 下进行,以保证可能有的凝集反应得以充分显示。交叉配血试验

可以避免由于亚型和血型不同等原因而引起的溶血反应。

　　因为 O 型血的红细胞上无 A、B 凝集原,若将其输入其他血型人的血液中,其红细胞不会被受血者血浆中的抗 A 和(或)抗 B 凝集素所凝集,因此 O 型血的人曾被称为"万能供血者"。其实,这种说法是不可取的,因为当输血量较多,供血者血浆中的凝集素未被受血者的血浆足够稀释时,受血者红细胞也会发生凝集反应。因此,只有在病情危急必须输血,但又无法找到同型血时,才考虑将 O 型血输给其他血型的患者。同样,AB 型血的人被称为"万能受血者",也是不可取的。近年来,由于血液成分分离技术的广泛应用,输血疗法已从原来的单纯输全血,发展到成分输血。成分输血,就是把人血中的各种有效成分,如红细胞、粒细胞、血小板和血浆分别制备成高纯度或高浓度的制品,根据不同患者的需要,输注血液的不同成分。这样既经济实用又能提高疗效,减少不良反应。还有一种自身输血,可将人的自体血液抽出,经过适当的方法进行处理、保存,在需要时再输回本人。这样可避免由于异体输血造成肝炎、艾滋病等传染病的传播,也可以防止一些因异体输血而导致的并发症。

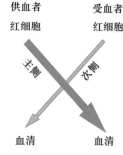

图 3-10　交叉配血试验示意图

(蔡晓霞)

敬大师:
屠呦呦

56

【应用案例】

　　患者,女,28 岁。近一个月来常有牙龈出血、皮肤青紫、鼻出血等表现,近日有所加重。查体:神清,查体合作,发育正常,四肢皮下有瘀斑,贫血貌不明显,心肺(−),腹软未触及包块,神经系统无异常。血液常规检查:红细胞 $3.8×10^{12}/L$,白细胞 $6×10^9/L$,中性粒细胞 70%,淋巴细胞 30%,血小板 $40×10^9/L$。

　　思考:

　　1. 在各项检查中,患者的哪些指标不正常?

　　2. 患者出现各种临床表现的可能原因是什么?

本章要点

　　*血液是由血浆和血细胞组成的结缔组织,有着运输、调节、防御等重要功能。血浆晶体渗透压维持着细胞内外的水平衡,血浆胶体渗透压则调节着血管内外的水平衡。

　　*作为数量最多的血细胞,红细胞有可塑变形性、渗透脆性、悬浮稳定性等生理特性。在其生成与破坏过程中,不同原因会导致不同类型的贫血。数量最少的白细胞有重要的防御功能。

　　*血液凝固的本质是血浆中可溶的纤维蛋白原转变为不溶的纤维蛋白。这一过程需要凝血因子的参与,并经历一定的步骤。纤溶系统与凝血系统相互制约,共同保持血流通畅。

　　*根据红细胞膜上特异性抗原的类型将血液进行分型,通过交叉配血试验判定能否进行输血。

随堂测

第三章　血液

第四章　血液循环

思维导图

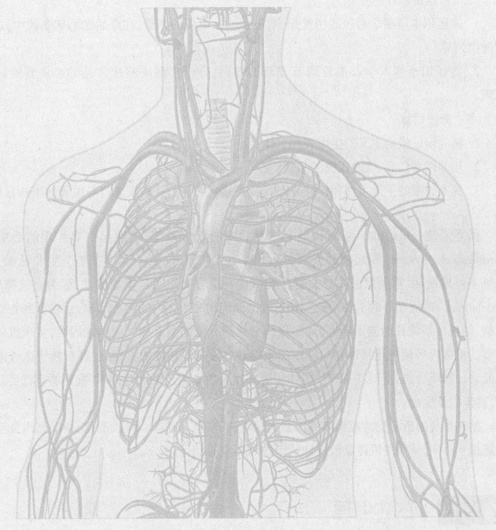

【学习目标】

（一）知识目标

1. 掌握：心肌细胞的跨膜电位及其形成机制，心肌的生理特性；心脏泵血过程中心室容积、压力，以及瓣膜的启闭和血流方向的变化，心率和心动周期，心输出量及其影响因素；正常心电图的波形及生理意义。动脉血压的形成及影响因素，静脉血压与静脉回流，组织液生成与回流及其影响因素。颈动脉窦和主动脉弓压力感受性反射。肾素－血管紧张素系统、肾上腺素、去甲肾上腺素对心血管活动的调节。

2. 熟悉：各类血管的功能特征，中心静脉压的概念及意义，微循环的功能及血流通路；支配心脏和血管的神经；冠脉循环特点。

3. 了解：心音的产生机制，体表心电图的构成及意义，血流量、血压和血流阻力的概念及三者之间的关系，肺循环和脑循环特点。血管升压素、心房钠尿肽的作用。

（二）技能目标

1. 能运用本章所学血压的相关知识，进行动脉血压的测量，在今后的临床实践中，进行诊断和健康指导。

2. 能运用本章所学心血管调节方面的知识，分析和解决临床常见的心血管疾病及用药原理。

（三）素质目标

1. 树立辩证唯物主义的生命观和整体观。

2. 培养医者仁心、大爱无疆的品德。

3. 具有健康的生活习惯和良好心态，预防心血管疾病，并积极进行心血管健康的宣教。

循环系统（circulation system）是个相对封闭的管道系统，包括起主要作用的心血管系统（cirdiovascular system）和起辅助作用的淋巴系统（lymphatic system）。在整个生命活动过程中，心脏不停地跳动，推动血液在心血管系统中按一定方向周而复始地流动，称为血液循环（blood circulation）。血液循环的主要功能就是通过血液流动完成体内的物质运输：运输营养物质和代谢产物，使机体新陈代谢能不断进行；运输内分泌腺分泌的激素和其他体液因素，实现机体的体液调节。机体内环境理化特性相对稳定的维持和血液防卫功能的实现，也都有赖于血液的不断循环流动。循环功能一旦发生障碍，机体的新陈代谢便不能正常进行，一些重要器官将受到严重损害，甚至危及生命。

循环系统的活动受神经和体液因素的双重调节，且与呼吸、泌尿、消化、神经和内分泌等多个系统相互协调，从而使机体能很好地适应内外环境的变化。

第一节　心脏生理

心脏是一个具有泵血功能的循环动力装置。在生命活动过程中，心脏不断地、有规律地进行着收缩和舒张，舒张时容纳由静脉返回心脏的血液，收缩时把血液射入动脉，并为血液流动提供能量。通过心脏的这种节律性活动及心内瓣膜规律性的开启和关闭，推动血液沿单一方向循环流动。

心脏活动具有周期性,每个周期心脏表现出以下三个方面的活动:① 兴奋的产生及兴奋向整个心脏扩布;② 由兴奋触发的心肌收缩和随后的舒张,与瓣膜的启闭相配合,造成心房和心室内压力和容积的变化,从而推动血液流动;③ 伴随瓣膜的启闭,出现心音。可见,心脏泵血作用是由心肌电活动、机械收缩和瓣膜活动三者相互联系与配合才得以实现。

一、心脏的泵血功能

(一)心动周期与心率

心脏每收缩和舒张一次,构成一个机械活动周期,称为心动周期(cardiac cycle)。由于心脏是由心房和心室两部分构成的,因此心动周期包括心房的收缩期和舒张期及心室的收缩期和舒张期。

心动周期的持续时间与心率有关。每分钟心搏次数称为心率,正常成年人静息状态时心率为 60~100 次 / 分,平均 75 次 / 分。心率快慢因年龄、性别和生理状况的不同而有所变化。小儿的心率较成年人快,新生儿可达 130 次 / 分以上,以后逐渐减慢,至青春期接近于成年人;成年女性稍快于男性;运动或情绪激动时心率增快。

按成年人心率 75 次 / 分计算,每个心动周期持续约 0.8 s。在一个心动周期中,心房和心室的活动均分为收缩期和舒张期。一个心动周期中,两心房首先收缩,持续 0.1 s,继而舒张,持续 0.7 s。当心房收缩时,心室处于舒张期;心房进入舒张期时,心室开始收缩,持续 0.3 s,随后进入舒张期,占时 0.5 s。在心室舒张的前 0.4 s,心房也处于舒张期,这一时期称为全心舒张期(图 4-1)。可见,在一个心动周期中,无论心房或心室,舒张期均明显长于收缩期,这既有利于心室充盈,又让心脏得到了充分休息。如果心率增快,心动周期缩短,收缩期和舒张期均相应缩短,但舒张期的缩短更明显,这缩短了心肌的休息时间,对心脏的持久活动是不利的。

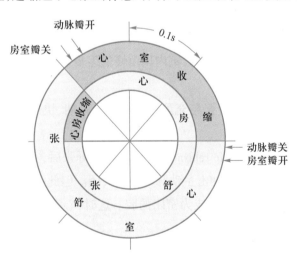

图 4-1 心动周期中心房和心室活动的顺序及时间分配

(二)心脏的泵血过程

在心脏的泵血活动中,心室起主导作用,且左、右心室的活动接近同步。现以左心室为例,说明一个心动周期中心室内压力、瓣膜开闭、血流方向及容积的动态变化过程,以便了解心脏泵血机制(图 4-2)。

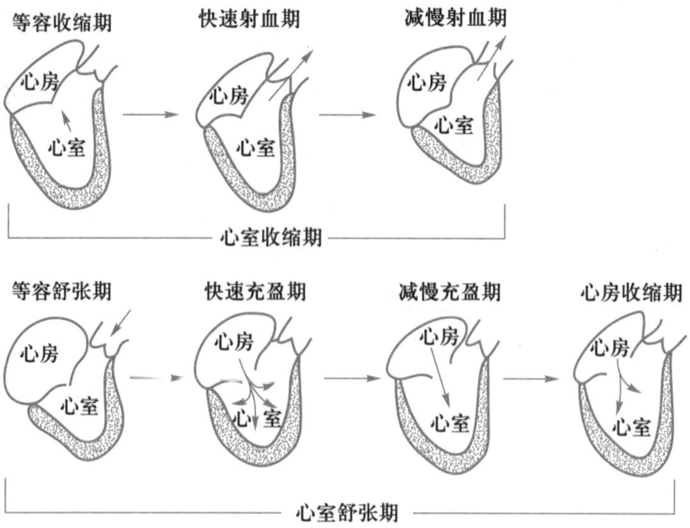

等容收缩期　　快速射血期　　减慢射血期

心室收缩期

等容舒张期　　快速充盈期　　减慢充盈期　　心房收缩期

心室舒张期

图 4-2　心脏泵血过程

1. 心脏泵血的过程

（1）心室收缩与射血：心室收缩与射血包括等容收缩期、快速射血期和减慢射血期。

等容收缩期（period of isovolumic contraction）：心室开始收缩，室内压升高，当超过房内压时，房室瓣关闭，血液因而不会流入心房。此时室内压尚低于主动脉压，动脉瓣仍处于关闭状态。由于封闭的心室腔中充满着不可压缩的血液，心肌的强烈收缩使室内压急剧升高，但容积不变，故称为等容收缩期，历时约 0.05 s。

快速射血期（period of rapid ejection）：心肌的收缩使室内压继续升高并超过主动脉压时，血液冲开主动脉瓣由心室快速射入主动脉，即进入快速射血期。此期室内压随着心室肌的强烈收缩而继续升高直到峰值，心室容积随着血液的射出而明显减小。快速射血期历时约 0.1 s，射出的血液量约占总射血量 2/3。

减慢射血期（period of reduced ejection）：快速射血期内已有大量的血液射入主动脉，主动脉压相应增高，心室肌的收缩强度逐步减弱，室内压由峰值逐步下降，射血速度逐渐减慢，这段时期称为减慢射血期，历时约 0.15 s。

（2）心室舒张与充盈：心室的舒张与充盈包括等容舒张期、快速充盈期、减慢充盈期和心房收缩期。

等容舒张期（period of isovolumic relaxation）：心室开始舒张后，室内压急剧下降，当低于主动脉压时，主动脉内血液向心室反流，冲击主动脉瓣使其关闭。但此时心室内压仍明显高于心房内压，房室瓣依然处于关闭状态，心室又成为密闭的腔。这时，心室肌舒张，室内压快速下降，但容积不变，称为等容舒张期，历时约 0.07 s。

快速充盈期（period of rapid filling）：当室内压下降到低于房内压时，房室瓣被血液冲开，心房和大静脉内的血液顺压力差快速流入心室，心室容积随之增大，这一时期称为快速充盈期，历时约 0.11 s，其间流入心室的血液量约占总流入量的 2/3。

减慢充盈期（period of reduced filling）：快速充盈期后，心室内已有相当的充盈血量，大静脉、房 – 室间的压力梯度逐渐减小，血液以较慢的速度继续流入心室，心室容积继续增大，称减慢充盈期，此期全心处于舒张期，历时约 0.22 s。

60

第四章　血液循环

心房收缩期(period of atrial systole):随着血液不断流入心室,房-室间的压力趋于平衡。在心室舒张的最后 0.1 s,心房开始收缩,房内压上升,心房内的血液继续被挤入仍处于舒张状态的心室,心室容积进一步增大,称为房缩充盈期。心房收缩期历时约 0.1 s,在心房收缩期进入心室的血量仅占心室总充盈量的 10%~30%。心房收缩期末,心室容积达到最大,随后心室活动进入下一个周期。

2. 心脏泵血的机制

(1) 心室在泵血中的作用:心室肌的收缩和舒张造成左心室内压的变化,心室内压的变化导致心房和心室之间、心室和主动脉之间形成压力梯度,而这种压力梯度又是推动血液在心房、心室和主动脉之间流动的直接动力。收缩期,心室肌收缩产生的压力梯度是心脏射血的动力;舒张早期,心室主动舒张是心室充盈的主要动力;舒张晚期,心房肌的收缩进一步充盈心室。

(2) 心房在泵血中的作用:心房在心动周期的大部分时间里都是处于舒张状态,其主要功能是接纳、储存从静脉不断回流的血液。心房只有在心室舒张期的后期处于收缩状态,时间短、力量弱,其收缩对心室的充盈只是起到辅助作用。心房收缩期间进入心室的血量仅占心室充盈血量的 25%。可见,心房收缩对于心室充盈不起主要作用。故当发生心房纤维性颤动时,虽然心房已不能正常收缩,心室充盈量因此有所减少,但一般不至于严重影响心室的充盈和射血功能;如果发生心室纤维性颤动,心脏的泵血功能明显降低,后果十分严重。

(3) 瓣膜的作用:瓣膜的开闭活动既在血液单向流动方面起关键作用,又对室内压的急剧变化起重要作用。房室瓣的及时关闭,不仅能防止血液在心室收缩期由心室反流回心房,又能保证心室收缩时室内压迅速上升;动脉瓣的及时关闭,不仅能防止血液在心室舒张期由动脉反流回心室,又能保证心室舒张时室内压迅速下降。心动周期中心室内压、瓣膜开闭、血流方向和心室容积的变化规律概括如下(表 4-1)。

表 4-1　心动周期各期心室内压、瓣膜开闭、血流方向和心室容积的变化

时相		时程	压力变化关系	瓣膜开关	血流方向	心室容积
心室收缩期	等容收缩期	0.05 s	$P_a < P_V \uparrow < P_A$	房室瓣关闭 动脉瓣关闭	心室 无射血	保持最大
	快速射血期	0.10 s	$P_a < P_V \uparrow > P_A$	房室瓣关闭 动脉瓣开放	心室射血 入动脉	缩小
	减慢射血期	0.15 s	$P_a < P_V \downarrow < P_A$	房室瓣关闭 动脉瓣开放	心室射血 入动脉	达到最小
心室舒张期	等容舒张期	0.07 s	$P_a < P_V \downarrow < P_A$	房室瓣关闭 动脉瓣关闭	心室 无充盈	保持最小
	快速充盈期	0.11 s	$P_a > P_V \downarrow < P_A$	房室瓣开放 动脉瓣关闭	心室充盈	增大
	减慢充盈期	0.22 s	$P_a > P_V < P_A$	房室瓣开放 动脉瓣关闭	心室充盈	增大
	房缩充盈期	0.10 s	$P_a > P_V < P_A$	房室瓣开放 动脉瓣关闭	心室充盈	达到最大

说明:P_a:房内压;P_V:室内压;P_A:动脉压。

(三) 心输出量与心力储备

心脏的泵血功能保证了全身组织器官的血液供应和新陈代谢的顺利进行,因此在临床和科研中对泵血功能的评价就显得尤为重要。评定指标和方法较多,下面介绍几种重要的心脏功能评价指标。

1. 每搏输出量与射血分数 一侧心室每次收缩射出的血量,称为每搏输出量(stroke volume),简称搏出量。左、右两侧心室射出的血量大致相等,正常成年人静息状态时为 60~80 ml。每搏输出量占心室舒张末期容积的百分比,称为射血分数(ejection fraction)。正常成年人在静息状态下,左心室舒张末期最大的容积约为 125 ml,射血分数为 55%~65%。心肌收缩力增强时,射血分数增大。在心室功能减退、心室异常扩大的情况下,虽然每搏输出量可能不变,但射血分数明显下降,因此射血分数用于评定心脏泵血功能较单纯搏出量更为全面合理。

2. 每分输出量与心指数 一侧心室每分钟射出的血量称为每分输出量,简称心输出量(cardiac output),它等于搏出量与心率的乘积。以静息状态时心率平均为 75 次 / 分计算,心输出量为 4.5~6.0 L/min,平均 5.0 L/min 左右。心输出量与机体代谢水平相适应,可因性别、年龄及其他生理情况的不同而改变。

心输出量是以个体为单位计算的。身体不同的个体,维持新陈代谢所需的心输出量也有差异。因此,单纯用心输出量作为指标进行不同个体之间心功能的比较是不全面的。调查资料表明,人体静息时的心输出量与体表面积成正比。以单位体表面积(m^2)计算的心输出量,称为心指数(cardiac index),是分析比较不同个体心功能时常用的指标。中等身材的成年人体表面积为 1.6~1.7 m^2,静息时的心输出量为 5~6 L/min,故心指数为 3.0~3.5 L/($min \cdot m^2$)。

3. 心力储备 心输出量随机体代谢需要而增加的能力称为心力储备(cardiac reserve)。健康成年人静息状态下的心输出量为 5 L/min 左右,而强体力劳动时可达 25~30 L/min,为静息时的 5~6 倍,表明健康人心脏泵血功能有相当大的储备力量。心泵功能储备的大小主要取决于心率和搏出量能够提高的程度,因而心力储备包括心率储备和搏出量储备两部分。

(1) 心率储备:心率的最大变化为静息时的 2 倍多。充分动用心率储备,可以使心输出量增加 2~2.5 倍。

(2) 搏出量储备:搏出量储备分为舒张期储备和收缩期储备。静息状态下,舒张末期容积约为 125 ml,由于心肌的伸展性小,心室容积一般只能达到 140 ml 左右,即舒张期储备只有 15 ml 左右。左心室收缩末期容积通常约为 55 ml,当心肌收缩能力增加时,心室收缩末期容积小于 15~20 ml,使搏出量增加 35~40 ml。

当进行强烈体力活动时,主要通过动用心率储备和收缩期储备,使心输出量增加;另一方面由于肌泵的作用,使静脉回流增加,舒张末期的心室容积有所增大,也动用了舒张期的储备,使心输出量增加。这说明经常进行体育锻炼可以增进心脏健康,提高心力储备。

(四) 影响心输出量的因素

心输出量等于搏出量与心率的乘积,因此凡影响搏出量与心率的因素都将影响心输出量。

1. 每搏输出量 搏出量的多少取决于心肌收缩的强度和速度,与骨骼肌类似,心肌收缩的强度和速度又受前负荷、后负荷及心肌收缩能力的影响。

(1) 前负荷:是指心室肌收缩前所承受的负荷,它决定了心室肌收缩前的初长度,相当于心室舒张末期的充盈量(心室舒张末期容积或充盈压)。心室舒张末期的充盈量是静脉回心血量和心室射血后剩余血量的总和。正常情况下,心室射血后剩余血量基本保持不变,因此心室舒张末期的充盈量主要取决于静脉回心血量的多少。在一定范围内,静脉回心血量增加,心室舒张末期容积增大,心肌初长度增长,心肌收缩力增强,搏出量增加。这种通过改变心肌初长度而改变心肌收缩力的调节方式称为心肌异长自身调节(heterometric autoregulation)。异长自身调节是对搏出量的微小变化进行精细的调节,使心室射血量与静脉回心血量之间保持平衡,从而使心室舒张末期容积保持在正常范围内。若前负荷过大,超出心肌异长自身调节范围,心肌收缩力会减弱,搏出量减少,甚至导致心力衰竭。以心室舒张末期容积或充盈压为横坐标,心室搏功为纵坐标所绘制的曲线,即为心室功能曲线(ventricular function curve)(图4-3)。正常成年人左心室末期充盈压12~15 mmHg,是人体心室最适前负荷,心室肌细胞长度为最适初长度。通常情况下,左心室舒张末期充盈压为5~6 mmHg,心室在功能曲线的升支段工作,具有较大程度的初长度储备。当静脉回心血量增多即前负荷增大时,心室肌可以通过异长自身调节增强其射血功能。

(2) 后负荷:是指肌肉开始收缩时才遇到的负荷。对心室而言,动脉血压起着后负荷的作用,在心率、前负荷和收缩能力不变的情况下,动脉血压升高,导致等容收缩期延长而射血期缩短,射血速度减慢,搏出量减少。但是高血压早期搏出量不一定减少,因为心肌通过异长调节收缩力量会增强。但长期动脉血压升高,心肌长期加强收缩,将会导致心室肌肥厚等病理改变。若其他条件不变,大动脉血压降低,心输出量将增加。因此,临床上用扩血管药物降低后负荷可改善心脏泵血功能。

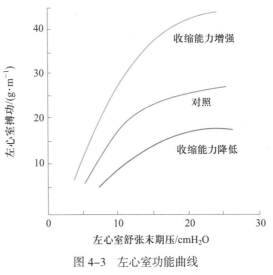

图4-3 左心室功能曲线

(3) 心肌收缩能力(cardiac contractility):是指心肌不依赖于前、后负荷而能改变其力学活动的一种内在特性。心肌收缩能力受多种因素影响。凡能影响心肌细胞兴奋－收缩耦联过程中各环节的因素都可影响收缩能力,其中活化横桥的数量和ATP酶的活性是影响收缩能力的主要因素。在一定初长度条件下,粗、细肌丝的重叠程度决定了横桥联接数量,活化的横桥数量愈多,心肌收缩力愈强,搏出量愈多。通过改变心肌收缩能力使搏出量发生改变的调节,称等长自身调节。神经、体液、药物等因素都可以通过改变心肌收缩力调节搏出量。如儿茶酚胺(去甲肾上腺素和肾上腺素)能使心肌收缩力增强,乙酰胆碱能使心肌收缩力减弱。

2. 心率 在一定范围内,心率与心输出量成正比,心率加快,心输出量增多。但是心率太快,超过180次/分,心室充盈时间明显缩短,搏出量减少。反之,心率太慢,低于40次/分,虽然心脏舒张期延长,但心室肌的伸展性很小,心脏舒张期的充盈量并不随心脏舒张期的延长而增加,因此心输出量最终因心率过慢而下降。可见心搏频率最适宜时,心输出量最大,心率过快或过慢,心输出量都会减少。

在整体情况下,心率受神经和体液因素的调节。交感神经活动增强时心率加快;迷走神经增强时心率减慢。循环血中肾上腺素、去甲肾上腺素和甲状腺激素水平增高时心率加快。此外,心率还受体温影响,体温每升高1℃,心率每分钟可增加12~18次。

（五）心功能评价

心脏的主要功能是泵血。心功能评价可分为：心脏射血功能评价和心脏舒张功能评价，可以从心室压力变化和心室容积变化评价心功能。

1. 有创心功能评价　心导管术是指导管从周围血管插入，送至心腔及各处大血管的技术，用以获取信息，达到检查、诊断和某些治疗的目的。应用心导管术可同时进行压力和容积的测定等以评价心功能。通过分别计算搏出量、射血分数和每搏功，以及心输出量、心指数可评价心室的射血功能。心导管检查是评价心室功能的金标准，由于其是有创的，因此不能作为常规方法。

2. 无创心功能评价　在临床实践中，心导管术、超声心动图和心脏磁共振成像等微创或无创技术常用于评价心室舒张功能。经胸超声心动图检测由于其出色的时空分辨率和可用性，是临床最常用的无创检查方法，是目前无创评价左心室舒张功能最为常用和最为重要的方法。

3. 心脏做功量　心脏向动脉内射血要克服动脉血压所形成的阻力才能完成。在不同动脉血压的条件下，心脏射出相同的血量所消耗的能量或做功量是不同的。在动脉压增高的情况下，心脏要射出与原先同等量的血液就必须加强收缩，做出更大的功，否则射出的血量会减少。反之，动脉压降低时，心脏做同样的功，射出的血量会增多。实验资料也表明，心肌的耗氧量与心肌的做功量是相平行的。因此，作为评定心脏泵血功能的指标，心脏做功量要比单纯的心输出量更为全面。在需要对动脉压不相等的个体，以及同一个体动脉压发生变动前后的心脏泵血功能进行分析比较时，情况更是如此。

心室一次收缩所做的功称为每搏功或搏功（stroke work，SW）。每搏功与心率的乘积称为每分功（minute work）。心室收缩射血时，其心肌张力和缩短距离的变化可转变为室内压力与容积的变化。由于射血期左心室内压是不断变化的动态过程，在实际工作中用平均动脉压代替射血期左心室内压、平均左心房压替代左心室舒张末期压，则每搏功可用下式计算：

左心室每搏功（J）= 搏出量（L）×（平均动脉压 – 左心室平均压）（mmHg）× 13.6 × 9.807 ×（1/1 000）

右心室搏出量与左心室相等，但肺动脉平均压仅为主动脉平均压的 1/6 左右，故右心室做功量也只有左心室的 1/6。

二、心肌细胞的生物电现象

根据组织学特点、电生理特性及功能上的区别，心肌细胞可分为两大类型：一类是非自律细胞，包括构成心房和心室的肌细胞，它们含丰富的肌原纤维，具有收缩性、兴奋性和传导性，执行收缩功能，故又称为工作细胞。另一类是特殊分化了的心肌细胞，组成心脏的特殊传导系统，主要包括窦房结 P 细胞和浦肯野细胞，它们除了具有兴奋性和传导性之外，还具有自动节律性，故又称为自律细胞，但是它们含肌原纤维甚少，基本丧失了收缩功能。其主要功能是产生和传播兴奋、控制心脏活动的节律。两类细胞在实现各自职能的基础上互相配合，共同完成心脏的整体功能。

心脏不同部位的细胞，在电活动过程中拥有各自不同的跨膜离子流，产生的跨膜电位在振幅、形态和时程等方面均存在明显差异（图 4-4）。下面分别以心室肌细胞、窦房结 P 细胞和浦肯野细胞为例介绍工作细胞和自律细胞的生物电现象。

话重点：
心肌细胞
的生物电
现象

(一) 工作细胞的生物电现象

1. **静息电位**　心室肌细胞的静息电位约 –90 mV,形成机制与骨骼肌和神经细胞静息电位相似。即在静息状态下,心肌细胞膜对 K^+ 通透性较大,心室肌细胞的静息电位主要是 K^+ 顺浓度梯度外流形成的电化学平衡电位。

2. **动作电位**　心室肌细胞的动作电位包括去极化和复极化两个过程,共分 5 个时期,即去极化 0 期和复极化 1 期、2 期、3 期和 4 期(图 4-5)。

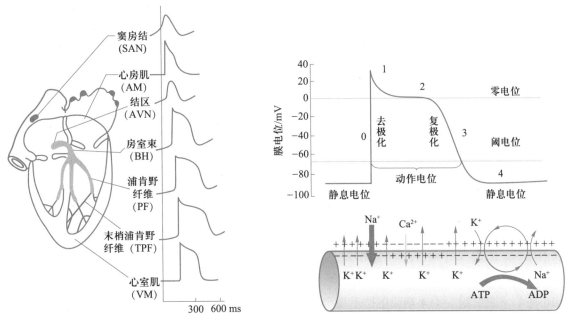

图 4-4　心脏不同部位细胞的跨膜电位　　　　图 4-5　心室肌细胞动作电位和主要离子流

0 期:在适宜的刺激作用下,心室肌细胞兴奋,膜内电位由静息状态时的 –90 mV 迅速去极化到 +30 mV 左右,形成动作电位的上升支,即去极化期。心室肌细胞动作电位的 0 期很短,仅 1~2 ms,去极化幅度很大可达 120 mV。0 期的形成机制与骨骼肌、神经纤维基本相同:在刺激作用下,细胞膜上部分 Na^+ 通道开放引起少量 Na^+ 内流,造成膜轻度去极化。当去极化达到阈电位水平(约 –70 mV)时,膜上大量 Na^+ 通道被激活、开放,Na^+ 顺电化学梯度进入细胞内,使膜内电位急剧升高,直至升支顶点而接近于 Na^+ 的平衡电位,形成动作电位的 0 期。0 期去极化的 Na^+ 通道属于快通道,激活快,失活也快,开放时间很短,小于 1 ms。在心脏电生理学中,通常将由快 Na^+ 通道开放引起快速去极化的心肌细胞称为快反应细胞,如心房肌、心室肌及浦肯野细胞等,以区别于以后将要介绍的慢反应细胞。

1 期:复极初期,膜内电位由 +30 mV 迅速下降到 0 mV 左右,历时约 10 ms,又称为快速复极初期。0 期去极化和 1 期复极化构成尖锋形状,合称为锋电位。1 期形成的机制是膜上 K^+ 通道激活,K^+ 外流所致。该 K^+ 通道可以被四乙胺阻断。

2 期:本期复极缓慢,为缓慢复极期。膜电位基本停滞在 0 mV 左右,持续 100~150 ms,又称为平台期。平台期是心室肌动作电位时程长的主要原因,也是它区别于骨骼肌和神经细胞动作电位的主要特征。平台期的形成主要是由于该期间 Ca^{2+} 的内流和 K^+ 的外流处于相对平衡状态,因此膜电位稳定于 0 mV 左右。同 Na^+ 通道比较,Ca^{2+} 通道激活慢,失活也慢,称为慢通道,该通道可以被维拉帕米阻断。随后 Ca^{2+} 通道逐渐失活至内流停止,K^+ 外流使膜电位下降,动作电位由 2 期转入 3 期。

3 期:此期膜电位由 0 mV 水平快速下降到 -90 mV,完成复极化过程,历时 100~150 ms,又称快速复极末期。3 期快速复极主要是 Ca^{2+} 内流停止,而 K^+ 外流又进行性增加所致。

4 期:又称为静息期。3 期过后,4 期膜电位虽然恢复并基本上稳定于静息电位水平 (-90 mV),但此时离子的跨膜转运仍在活跃进行。通过细胞膜上 Na^+-K^+ 泵的活动,将动作电位期间进入细胞内的 Na^+ 泵出细胞外,流到细胞外的 K^+ 泵入细胞内,同时通过 Na^+-Ca^{2+} 交换将 Ca^{2+} 转运出细胞,使细胞内外各种离子的分布恢复至兴奋前的静息状态,从而保持心肌细胞的正常兴奋性。

心房肌细胞动作电位的形状与心室肌细胞的相似,但动作电位时程较短,历时 150~200 ms,可能是因为心房肌的细胞膜对 K^+ 的通透性较大,K^+ 外流致复极速度快所致。

(二)自律细胞的生物电现象

自律细胞动作电位的特点是 3 期复极末达最大复极电位后,能发生自动去极化,当去极化达到阈电位水平时爆发一个新的动作电位。4 期自动去极化是产生自动节律性兴奋的基础,是自律细胞生物电的共同特征。不同类型的自律细胞 4 期自动去极化的速度不同。

1. 窦房结 P 细胞　P 细胞是窦房结内的起搏细胞,具有很高的自动节律性,是控制心脏活动的正常起搏点。与心室肌细胞相比其动作电位的主要特点是(图 4-6):① 0 期去极化结束时膜内电位仅上升至 0 mV 左右,不出现明显的超射,动作电位幅值约 70 mV,时程长约 7 ms,速度慢,幅度小。② 没有明显的复极 1 期和平台期。③ 最大复极电位约 -70 mV,阈电位约 -40 mV,均小于心室肌细胞。④ 4 期膜电位不稳定,具有自动去极化的能力。

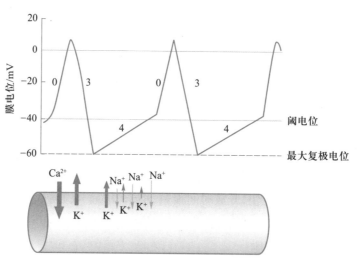

图 4-6　窦房结 P 细胞的动作电位

窦房结 P 细胞跨膜电位的产生机制如下:当膜电位由最大复极电位自动去极化达阈电位水平时,激活膜上钙通道,引起 Ca^{2+} 内流,导致 0 期去极化。由于 Ca^{2+} 通道的激活和失活都较缓慢,故窦房结 P 细胞的 0 期去极化过程比较缓慢,持续时间较长,称为慢反应细胞;窦房结 P 细胞 0 期去极化达到 0 mV 左右时,钙通道逐渐失活关闭,Ca^{2+} 内流减少;另一方面,在复极化初期,有一种 K^+ 通道被激活,出现 K^+ 外流,Ca^{2+} 内流的逐渐减少和 K^+ 外流的逐渐增加,使细胞膜逐渐复极化并达到最大复极电位,形成窦房结 P 细胞动作电位的 3 期。

窦房结 P 细胞的 4 期自动去极化的离子基础比较复杂,依赖于多种离子的参与:① K^+ 通道逐渐失活,K^+ 外流进行性衰减,是窦房结 P 细胞 4 期自动去极化最重要的离子基础。② Na^+ 内流的进行性增强。③ 钙通道开放,Ca^{2+} 内流。

2. 浦肯野细胞　浦肯野细胞动作电位除了 4 期能自动去极化外,0~3 期的形态及离子基础基本与心室肌细胞相同。与窦房结 P 细胞相比其动作电位的主要特点是:浦肯野细胞 0 期去极化速度快,为快反应自律细胞;浦肯野细胞(约 0.02 V/s)4 期自动去极化的速度较窦房结 P 细胞(约 0.1 V/s)慢,其自律性较低,单位时间内产生兴奋的次数少(图 4-7)。生理情况下,浦肯野细胞的活动受窦房结发出的冲动控制。

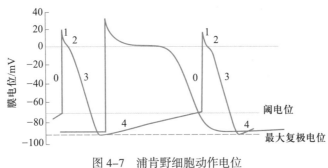

图 4-7　浦肯野细胞动作电位

三、心脏的生理特性

心肌细胞具有自动节律性、兴奋性、传导性和收缩性四种生理特性。前三者是以心肌细胞的生物电活动为基础,称电生理特性,后者是以肌细胞收缩蛋白的功能活动为基础,是心肌细胞的机械特性。一般而言,心肌工作细胞具有兴奋性、传导性和收缩性,无自律性;而自律细胞具有兴奋性、自律性和传导性,无收缩性。

(一)自动节律性

组织、细胞能够在没有外来刺激的情况下,自动地发生节律性兴奋的特性,称为自动节律性(autorhythmicity),简称自律性。单位时间(每分钟)内自动产生兴奋的次数,即自动兴奋的频率,是衡量自律性高低的指标。具有自律性的细胞属于特殊传导系统,包括窦房结、房室结、房室束及心室内的浦肯野纤维等。心脏特殊传导系统中,不同部位的自律细胞其自律性高低不同。

1. 心脏正常起搏点　在正常情况下,窦房结细胞自律性最高,约 100 次 / 分;浦肯野纤维自律性最低,约 25 次 / 分,房室交界区自律性介于两者之间,约 50 次 / 分。由于窦房结的自律性最高,心脏各部分按一定顺序接受窦房结发出的冲动而产生兴奋和收缩,因此窦房结是控制心脏活动的正常起搏点(normal pacemaker),由窦房结控制的心搏节律称为窦性心律。其他部位的自律细胞由于自律性低,通常受控于窦房结的节律之下,只起传导作用而不表现出本身的自律性,故称为潜在起搏点(latent pacemaker)。在某些异常情况下,如窦房结的兴奋因传导阻滞而不能下传,或潜在起搏点的自律性异常升高时,潜在起搏点也可以取代窦房结成为异位起搏点,控制心脏的活动,产生异位心律。

正常情况下,窦房结能控制潜在起搏点,保持心脏兴奋的窦性节律,主要原因如下。

(1)抢先占领(capture):窦房结的自律性高于其他潜在起搏点。在潜在起搏点 4 期自动去极化尚未达到阈电位水平之前,它们已经被窦房结发出并依次传布而来的兴奋所激活而产生了动作电位,而其自身的自动兴奋就不可能出现,这一现象称为抢先占领或夺获。由于抢先占领的机制,正常情况下,潜在起搏点自身的自律性不能表现出来,心脏的节律性活动由窦房结控制。

(2) 超速驱动阻抑(overdrive suppression):当自律细胞在受到高于其固有频率的刺激时,便按外来刺激的频率发生兴奋,称为超速驱动。在外来刺激停止后,自律细胞不能立即呈现其固有的自律性活动,需经过一段静止期后才逐渐恢复其自身的节律性活动,这种现象称为超速驱动阻抑。窦房结的自律性远高于其他潜在起搏点,它的活动对于潜在起搏点自律性的直接抑制作用就是一种超速驱动阻抑。当窦房结对心室潜在起搏点的控制突然中断后,首先会出现一段时间的心室停搏,然后心室才能按潜在起搏点的节律发生兴奋和搏动。这种现象的生理意义在于,当窦性心律暂时减慢时,其他自律细胞不会立即表现出自律性,使心脏不会发生异位搏动。但这一事实也提示我们,在心脏人工起搏的情况下,如果需要暂时中断起搏器的工作时,不能突然中止,而应在中断之前逐渐降低起搏器的频率再终止,否则可能导致患者心搏骤停而危及生命。

2. 影响自律性的因素　自律性的形成是4期自动去极化使膜电位从最大复极电位达到阈电位水平引起的。因此,自律性的高低,既受最大复极电位与阈电位差距的影响,也取决于4期自动去极化的速度,其中以4期自动去极化的速度最为重要(图4-8)。

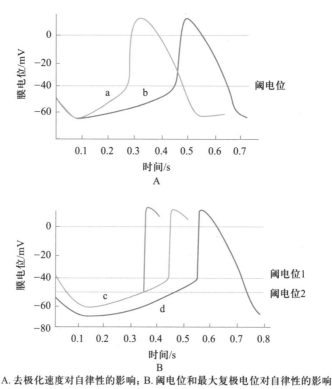

A. 去极化速度对自律性的影响;B. 阈电位和最大复极电位对自律性的影响

图4-8　影响心肌自律性的因素

(1) 4期自动去极化速度:在最大复极电位达到阈电位水平不变的情况下,4期自动去极化速度与膜电位从最大复极电位水平达到阈电位水平所需时间密切相关。4期自动去极化速度越快,达阈电位水平所需时间越短,单位时间内发生兴奋的次数越多,自律性越高。反之,自律性降低。儿茶酚胺可以加速浦肯野细胞4期自动去极化速度,提高其自律性。

(2) 最大复极电位与阈电位水平:在4期自动去极化速度不变的情况下,最大复极电位绝对值减小和(或)阈电位水平下移,均使两者之间的差距减小,自动去极化达到阈电位水平所需时间缩短,自律性增高;反之,自律性降低。迷走神经兴奋时,通过末梢释放的 Ach 与膜受体结合,使窦房结自律细胞膜对 K^+ 通透性增高,复极 3 期内 K^+ 外流增加,最大复极电位绝对值增大,窦房结自律细胞的自律性降低,心率减慢。

(二) 兴奋性

1. 兴奋性的周期性变化　心肌细胞同其他可兴奋细胞一样具有兴奋性,即对刺激产生动作电位的能力。心肌细胞每兴奋一次,其兴奋性都会发生周期性改变。这种周期性变化,使心肌细胞在不同时期内对重复刺激表现出不同的反应,从而对心肌兴奋的产生和传导,甚至对收缩反应均产生重要影响。下面以心室肌细胞为例说明心肌在一次兴奋过程中兴奋性的变化规律(图 4-9)。

话重点:
心肌细胞
兴奋性

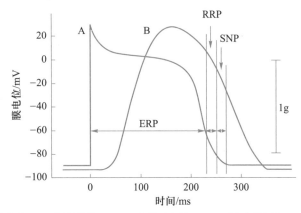

A. 动作电位;B. 机械收缩;ERP. 有效不应期;RRP. 相对不应期;SNP. 超常期

图 4-9　心室肌细胞动作电位期间兴奋性的变化及其与机械收缩的关系

(1) 有效不应期:从 0 期去极化开始到复极化 3 期膜电位到达 -55 mV 的这段时间内,任何强大的刺激都不能使其再次兴奋,这段时间称为绝对不应期(absolute refractory period,ARP)。复极化 -55 mV 到 -60 mV 这段时间内,足够强度的刺激可以引起细胞膜出现局部兴奋,但不能引起动作电位,称为局部反应期(local response period)。因此,从 0 期去极化开始到复极化至 -60 mV 的这段时间内,任何刺激均不能引发动作电位,称为有效不应期(effective refractory period)。有效不应期的产生是因为 Na^+ 通道完全失活(绝对不应期)或少量 Na^+ 通道刚开始复活,但远没有恢复到能再被激活的备用状态(膜电位从 -55 mV 复极到 -60 mV)。

(2) 相对不应期:从膜电位复极化 -60 mV 到 -80 mV 这段时间内,给予阈上刺激可使心肌细胞产生动作电位,这段时间称为相对不应期(relative refractory period)。这一时期内,已有相当数量的 Na^+ 通道逐渐复活到备用状态,但在阈刺激下激活的 Na^+ 通道数量仍不足以使膜去极化到达阈电位水平,需加强刺激强度才能引起一次新的动作电位。因此,细胞的兴奋性低于正常。

(3) 超常期:心肌细胞继续复极,从膜电位 -80 mV 复极化到 -90 mV 这段时间,膜电位虽然低于静息电位,但 Na^+ 通道已基本恢复至可以被激活的备用状态,而且膜电位距阈电位的差距较小,在此期内给予阈下刺激,即可引起一个新的动作电位。因此,此期兴奋性高于正常,称为超常期(supranormal period)。由于在相对不应期和超常期两个时间段膜电位水平低于静息电位,Na^+ 通道开放的速率和数量均低于静息电位水平,因此产生的动作电位 0 期去极化速度和幅度都低于正常,兴奋传导速度也较慢,动作电位的时程和不应期均较短。超常期过后,膜电位恢复到静息电位水平,兴奋性也恢复至正常。

2. 兴奋性周期性变化的特点与意义 与神经细胞和骨骼肌细胞相比,心肌细胞兴奋性的特点是有效不应期特别长,相当于整个收缩期和舒张早期。在这段时间内,心肌不可能再次接受刺激产生第二次兴奋和收缩,因此心肌和骨骼肌不同,不会产生完全强直收缩,而是始终做收缩和舒张相交替的活动,从而保证了泵血功能的完成。

正常情况下,整个心脏是按窦房结发出的兴奋节律进行活动的。当窦房结产生的每一次兴奋传导至心房肌和心室肌时,心房肌和心室肌前一次兴奋的不应期均已经结束,因此,能不断接受窦房结的每一次兴奋产生新的兴奋。但在某些情况下,如在心肌有效不应期之后,下次窦房结兴奋到达之前,受到人工或窦房结以外的病理性异常刺激,则可发生一次提前的兴奋和收缩,分别称之为期前兴奋(premature excitation)和期前收缩(premature systole),又称为早搏。期前兴奋也有其有效不应期,当紧接在期前兴奋之后的一次窦房结兴奋传到心室肌时,常常落在期前兴奋的有效不应期内,因而不能引起心室兴奋和收缩,形成一次"脱失",必须等到下一次窦房结的兴奋传到心室时才能引起心室收缩。因此,一次期前收缩之后往往出现一段较长的心室舒张期,称为代偿间歇(compensatory pause)(图4-10)。然后再恢复到窦性节律。如果窦性心律较慢,下一次窦房结的兴奋也可以在期前收缩的有效不应期结束后才传到心室,这种情况代偿间歇将不会出现。

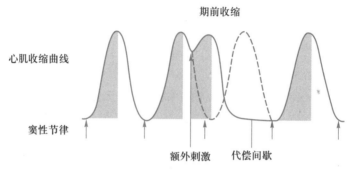

图4-10 期前收缩与代偿间歇

3. 影响心肌细胞兴奋性的因素 阈值是衡量组织细胞兴奋性高低的常用指标。阈值高则表示兴奋性低,阈值低则兴奋性高,二者呈反变关系。心肌细胞兴奋的产生包括细胞膜去极化至阈电位水平和引起0期去极化的离子通道开放两个环节。任何能影响这两个环节的因素均可改变心肌细胞的兴奋性。

(1) 静息电位或最大复极电位水平:若阈电位水平不变,静息电位或最大复极电位的负值增大,与阈电位之间的差距加大,引起兴奋所需的刺激阈值也增大,兴奋性降低。反之,静息电位或最大复极电位的负值减小,与阈电位之间的差距缩小,引起兴奋所需的刺激阈值也减小,则兴奋性升高。

(2) 阈电位水平:如果静息电位或最大复极电位水平不变,阈电位水平上移,与静息电位或最大复极电位之间的差距加大,引起兴奋所需的刺激阈值增大,兴奋性便降低。反之,阈电位水平下移,则兴奋性升高。

(3) 引起0期去极化的离子通道的性状:引起快、慢反应动作电位0期去极化的 Na^+ 通道和 Ca^{2+} 通道均可表现为激活、失活和备用三种状态,离子通道处于何种状态,取决于当时膜电位水平和有关的时间进程,即这些离子通道表现为电压依从性和时间依从性。在快反应细胞,兴奋的产生都是以 Na^+ 通道被激活作为前提的。当膜电位处于正常静息电位水平 –90 mV 时,Na^+ 通道处于备用状态,此时,Na⁺通道是关闭的。但当给予刺激,使膜电位去极化到阈电位水平时可被激活而开放,导致Na⁺快速内流。Na⁺通道激活后便迅速失活而关闭,Na⁺内流终止。处于失活状态的Na⁺通道暂时不能被再次激活,细胞兴奋性也暂时丧失。只有当膜电位恢复到静息电位水平时,Na⁺通道才重新恢复到备用状态,细胞兴奋性也恢复正常。Na⁺通道在有效不应期内处于失活状态,因此落到此期的刺激不能引发心肌细胞出现一个新的动作电位。在慢反应细胞,兴奋的产生都是以Ca²⁺通道被激活作为前提的,其兴奋性取决于Ca²⁺通道的功能状态。而Ca²⁺通道激活、失活和复活的速度均较慢,其有效不应期也较长,可持续到完全复极之后。

(三) 传导性

心肌细胞具有传导兴奋的能力或特性称为传导性,兴奋在单个心肌细胞上的传导机制同其他可兴奋细胞一样,是以局部电流的方式实现的。由于相邻心肌细胞之间存在低电阻的闰盘结构,兴奋仍能够以局部电流的形式直接进入相邻细胞,在细胞间迅速传播。心房和心室间有纤维结缔组织环隔开,兴奋的传导则通过特殊传导系统进行,包括窦房结、房室交界、房室束、左右束支和浦肯野纤维网。

1. 兴奋在心脏的传导　正常情况下,兴奋在心内的传播通过特殊传导系统有序进行。窦房结发出的兴奋一方面通过心房肌传播到整个右心房和左心房,引起两心房同步兴奋和收缩;另一方面,兴奋沿着心房肌组成的"优势传导通路"迅速传到房室交界区,经房室束和左、右束支传到浦肯野纤维网,引起心室肌兴奋(图4-11)。

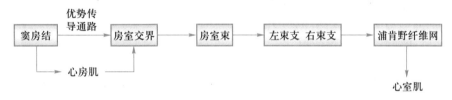

图4-11　心内兴奋传导途径

由于心脏各部分心肌细胞电生理特性不同,细胞间的缝隙连接分布密度和类型不同,使各类心肌细胞的传导性不同,兴奋的传导速度也存在着差异。心房肌的传导速度为0.4 m/s,兴奋传遍左、右心房仅需要0.06 s;心房内"优势传导通路"的传导速度为1.0~1.2 m/s;兴奋在房室交界区的传导速度最慢,其中结区仅为0.02 m/s,兴奋通过房室交界区约需0.1 s;传导速度最快的是浦肯野纤维网,约为4 m/s;心室肌传导速度约为1 m/s。

房室交界区是兴奋由心房传向心室的唯一通道,其传导兴奋的速度缓慢,使兴奋通过此处时耽搁一段时间,这种现象称为房室延搁。房室延搁具有重要的生理意义,它保证心室的收缩发生在心房收缩完毕之后,避免心房、心室出现同时收缩的现象,有利于心室的充盈和射血。但房室交界也是临床上传导阻滞的好发部位,房室传导阻滞是临床上极为常见的一种心律失常。浦肯野纤维传导速度快,使兴奋能迅速传至左、右心室,使两侧心室肌细胞几乎同步兴奋和收缩。

2. 影响心肌传导性的因素

(1) 心肌细胞的直径:兴奋传导速度与心肌细胞的直径成正变关系。直径粗,横截面积较大,细胞内电阻小,形成的局部电流大,故传导速度快。如末梢浦肯野细胞的直径约70 μm,传导速度最快,达4 m/s;反之,细胞直径细,横截面积小,细胞内电阻大,则传导速度慢,如结区细胞直径约3 μm,传导速度最慢,仅0.02 m/s。

（2）动作电位 0 期去极化速度和幅度：动作电位 0 期去极化速度和幅度是影响心肌传导速度最重要的因素。由于兴奋部位的 0 期去极化，与邻近未兴奋部位之间产生电位差，形成局部电流而引起兴奋的传导。兴奋部位 0 期去极化的速度愈快，局部电流形成愈快，能很快地促使邻近部位发生去极化达阈电位水平进而产生一个新的动作电位，因此兴奋传导能很快地进行。另一方面，兴奋部位 0 期去极化幅度大，兴奋部位和未兴奋部位之间的电位差愈大，形成的局部电流愈强，也能很快地促使邻近部位产生一个新的动作电位，故兴奋传导也愈快。

（3）邻近未兴奋部位细胞膜的兴奋性：兴奋的传导是细胞膜依次兴奋的过程，因此邻近部位细胞膜兴奋性的高低必然会影响兴奋的传导。只有邻近未兴奋部位心肌细胞的兴奋性处于正常水平时，兴奋才能正常传导过去。当邻近细胞膜静息电位（自律细胞为最大复极电位）增大或阈电位水平太高时，均可导致二者之间的差距加大，兴奋性降低，膜去极化达阈电位水平所需的时间延长，传导速度减慢；反之，则传导速度加快。若邻近细胞膜上 Na^+ 通道处于失活状态，兴奋性为零，传来的冲动不能使其产生新的动作电位，则可导致传导阻滞。

（四）收缩性

心肌细胞的收缩原理与骨骼肌基本相同，但由于组织结构和电生理特性与骨骼肌不完全相同，因此心肌细胞的收缩性有其自身的特点。

1. 同步收缩　心肌的同步收缩又称为"全或无"式收缩。由于相邻心肌细胞之间存在低电阻的闰盘结构，兴奋可通过缝隙连接在细胞间迅速传播，引起所有细胞几乎同步兴奋和收缩。因此，两心房、两心室各自构成一个功能合胞体。当心房肌或心室肌任何一个部位兴奋时，兴奋能很快扩布到所有心房肌或心室肌细胞，引起心房或心室同步收缩。同步收缩能产生强大的收缩力量，保证心脏达到最佳的泵血效果。

2. 不发生强直收缩　心肌细胞兴奋性的特点是有效不应期特别长，相当于整个收缩期和舒张早期。在这段时间内，心肌接受刺激不会产生新的动作电位，因此，心肌不会产生完全强直收缩。

3. 对细胞外 Ca^{2+} 依赖性　心肌细胞和骨骼肌细胞一样都是以 Ca^{2+} 作为兴奋 – 收缩耦联因子的。由于心肌细胞的终池不发达，Ca^{2+} 贮存量和释放量较少，兴奋 – 收缩耦联过程所需要的 Ca^{2+} 主要依靠从细胞外液转运进来。因此，在一定范围内，细胞外液 Ca^{2+} 浓度升高，心肌收缩力增强。反之，心肌收缩力减弱。

四、心音与心电图

（一）心音

心动周期中，心肌收缩舒张、瓣膜启闭、血液对心室壁和血管壁撞击等因素引起的机械振动，可通过周围组织传到胸壁，如将听诊器放在胸壁某些部位，就可听到声音，称为心音（heart sound）。若用换能器将这些机械振动转换成电信号记录下来，便得到心音图（phonocardiogram）。正常心脏在一个心动周期中产生 4 个心音，即第一、第二、第三和第四心音。多数情况下只能听到第一和第二心音，在某些青年人和健康儿童可听到第三心音，40 岁以上的健康人也有可能出现第四心音。心脏的某些异常活动可以产生杂音或其他异常心音。

1. 第一心音　发生在心室收缩期，通常作为心室收缩期开始的标志。其特点是音调较低，持续时间相对较长,在心尖搏动处(左侧第五肋间隙锁骨中线)听诊最清楚。心室收缩,房室瓣突然关闭引起心室内血液和心室壁的振动,以及心室射血冲击动脉壁引起的振动是第一心音的主要组成部分。

2. 第二心音 发生在心室舒张期,标志心室舒张期的开始。其特点是音调较高,持续时间较短,在胸骨旁第二肋间(即主动脉瓣听诊区和肺动脉瓣听诊区)听诊最为清晰。第二心音主要与主动脉瓣和肺动脉瓣关闭、血液冲击主动脉和肺动脉根部引起的振动有关。

3. 第三心音 在部分健康儿童和青年人偶可听到第三心音。第三心音发生在心室快速充盈期末,是一种低频、低振幅的心音,是由于心室快速充盈期末,心室壁和乳头肌突然伸展及充盈血流突然减速引起的振动产生的。

4. 第四心音 第四心音出现在心室舒张的晚期,是由于心房收缩使血液进入心室引起心室壁振动而产生的,故也称心房音(atrial sound)。正常心房收缩,听不到声音;但在心房收缩力量过强和左室壁变硬的情况下,心房收缩使心室充盈的血量增加,心室进一步扩张,引起左室肌及二尖瓣和血液的振动,则可产生第四心音。

心音是心动周期的客观体征,在判断心室舒缩功能和瓣膜病变方面有重要意义。例如,第一心音和第二心音可以检测房室瓣和半月瓣的功能状态,当瓣膜关闭不全或发生狭窄时均可产生杂音。因此,听取心音对于心脏疾病的诊断有一定意义。

(二) 心电图

在每一个心动周期中,由窦房结发出的兴奋按一定的途径依次传向心房和心室,引起整个心脏兴奋,这种生物电变化可以通过周围的导电组织和体液,传导到身体表面。把测量电极置于体表的一定部位记录出来的心脏生物电活动曲线,称为心电图(electrocardiogram,ECG)。心电图反映心脏兴奋产生、传导和恢复过程中的生物电变化。在临床上,心电图对各种心律失常和传导障碍的诊断分析具有肯定价值,对心房和心室肥大、心肌缺血、心绞痛、心肌梗死等疾病也有助于诊断。除了循环系统疾病之外,心电图也广泛应用于手术麻醉、用药观察以及各种危重病人的抢救。

求真知:
心电图的
发展历程

心电图记录纸上由长、宽均为 1 mm 的小方格,纵坐标代表电压,每一个小方格相当于 0.1 mV;横坐标表示时间,每一小格相当于 0.04 s。从体表引导出心电的连接方式称为导联。临床常用的导联方式有肢体导联和胸前导联。心电图的波形不仅与单个心肌细胞的动作电位波形存在明显区别,而且记录电极放置的位置不同,记录到的心电图曲线也不相同。每个心动周期的心电图波形基本上都包含有 P 波、QRS 波群、T 波及各波之间代表时间的线段(图 4-12)。

1. P 波 代表左、右心房去极化过程的电变化波形。P 波波形小而圆钝,历时 0.08~0.11 s,波幅不超过 0.25 mV。当心房肥厚时,P 波的时间和幅度超过正常。

2. QRS 波群 代表左、右心室去极化过程的电位变化。典型的 QRS 波群包括三个紧密相连的电位波动:第一个向下的波为 Q 波,以后是高而尖峭向上的 R 波,最后是一个向下的 S 波。在不同导联中,这三个波不一定都出现,且波幅变化较大,QRS 波群历时 0.06~0.10 s,代表心室肌兴奋扩布所需的时间。当心室内兴奋传导异常或心脏位置改变等情况时,QRS 波群将发生改变。

3. T 波 反映心室复极过程中的电位变化,波幅为 0.1~0.8 mV,历时 0.05~0.25 s。在 R 波为主的导联中,T 波的方向与 QRS 波的主波方向一致。T 波异常,常表示心肌缺血或损伤。

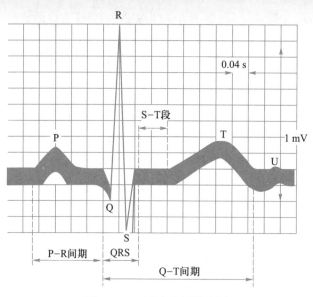

图 4-12　正常心电图模式图

4. P-R 间期　是指从 P 波起点到 QRS 波起点之间的时程,为 0.12~0.20 s。P-R 间期代表由窦房结产生的兴奋经心房、房室交界和房室束传到心室,并引起心室开始兴奋所需要的时间,也称为房室传导时间。P-R 间期与心率有关,如心率增快,P-R 间期缩短;房室传导阻滞时,则 P-R 间期延长。

5. Q-T 间期　是从 QRS 波起点到 T 波终点的时程,代表心室开始兴奋去极化到完全复极至静息状态的时间。Q-T 间期的正常范围为 0.36~0.44 s。Q-T 间期延长常见于心肌炎、心功能不全或血钾和血钙过低。

6. S-T 段　是从 QRS 波终点到 T 波起点之间的线段。它代表心室已全部处于去极化状态,各部分之间无电位差,曲线回到基线水平,此时心室肌全部处于兴奋状态。若 S-T 段偏离基线水平超过一定范围,常表示心肌有损伤或冠状动脉供血不足。

学知识:
血管生理

第二节　血管生理

人体各组织、器官的血管是一个连续且相对密闭的管道系统,包括动脉、毛细血管和静脉(图 4-13),它们与心脏一起构成心血管系统。体循环中的血量约为总血量的 84%,其中约 64% 位于静脉系统内,约 13% 位于大、中动脉内,约 7% 位于小动脉和毛细血管内;心腔的血量仅占其中的 7% 左右,肺循环中的血量约占其中的 9%。不过,全部血液都需流经肺循环,而体循环则由许多相互并联的血管环路组成,在这样的并联结构中,即使某一局部血流量发生较大的变动,也不会对体循环产生很大影响。

一、各类血管的功能特点

心室射出的血液流经体循环和肺循环时,都是依次通过动脉、毛细血管和静脉相互串联构成的血管系统,再返回心房。各类血管有不同的结构和功能,通常可分为以下几类。

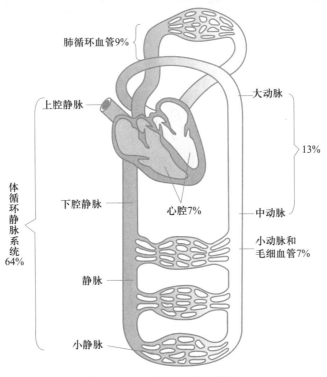

图 4-13　血液循环系统示意图

1. 弹性储器血管　是指主动脉、肺动脉主干及其大分支。这类血管的管壁厚且富含弹性纤维,有明显的可扩张性和弹性。心室射血时,主动脉和肺动脉被动扩张,心室射出的血液只有一部分进入外周,另一部分则被贮存在大动脉内。主动脉瓣关闭后,被扩张的大动脉管壁发生弹性回缩,将在射血期多容纳的那部分血液继续向外周方向推动。大动脉的这种功能称为弹性储器作用。

2. 分配血管　是指从弹性储器血管以后到分支为小动脉前的动脉管道,其管壁中弹性纤维逐渐减少,而平滑肌成分逐渐增加。具有将血液输送至各器官组织的功能,故称为分配血管。

3. 毛细血管前阻力血管　毛细血管前的小动脉和微动脉管径小,管壁富含平滑肌,是产生血流阻力的主要部位。在真毛细血管的起始部常有平滑肌环绕,称为毛细血管前括约肌(precapillary sphincter)。它的收缩或舒张可控制毛细血管的关闭或开放,因此可决定某一时间内毛细血管开放的数量。小动脉、微动脉和毛细血管前括约肌都是毛细血管前阻力血管。其舒缩活动可改变所灌流器官、组织的血流量。

4. 毛细血管前括约肌　是指环绕在真毛细血管起始部的平滑肌,功能上可归属于毛细血管前阻力血管的一部分。它的收缩或舒张可影响其后的毛细血管开放的数量和毛细血管血压,即毛细血管床中血液和组织液之间进行物质交换的面积、有效滤过压及组织液的生成与回流量。

5. 交换血管　是指真毛细血管。其管壁仅由单层内皮细胞构成,外面有一薄层基底膜,故通透性很高,是血液和组织液进行物质交换的场所。

6. 毛细血管后阻力血管　主要指微静脉。其管径小,含少量平滑肌,对血流也产生一定的阻力。微静脉的舒缩可影响毛细血管前阻力和毛细血管后阻力的比值,从而改变毛细血管血压及体液在血管与组织间隙内的分配。

7. 容量血管　静脉壁薄腔大,数量多,容量大且易扩张。在静息状态下,循环血量的60%~70% 容纳在静脉中,故称为容量血管。静脉在血管系统中起着血液贮存库的作用。

8. 动静脉吻合支　是指一些血管床中小动脉和小静脉之间的连接管道。它们可使小动脉内的血液不经过毛细血管而直接流入小静脉。在手指、足趾、耳郭等处的皮肤中有许多短路血管存在,其功能与体温调节有关。

二、血流动力学基础

血液在心血管系统中流动的力学称为血流动力学(hemodynamics)。其研究的基本问题是心血管内的血流量、血流阻力和血压,以及三者之间的关系。

(一) 血流量

1. 血流量和血流速度　单位时间内流过血管某一截面的血量称血流量(blood flow),又称容积速度,单位为 ml/min 或 L/min。血液中的一个质点在血管内移动的线速度称血流速度(velocity of blood flow),单位为 cm/s。血液在血管内流动时,血流速度与血流量成正比,与血管的横截面积成反比。按照流体力学的一般原理,单位时间内液体的流量(Q)可用下列公式表示:

$$Q = \Delta P/R$$

ΔP 为管道两端的压力差,R 为管道对液体的阻力,由于循环系统是一个封闭的系统,动脉、静脉和毛细血管各段总的血流量都是相等的,即 Q 等于心输出量。R 为体循环的血流阻力,也称外周阻力,在体循环中,ΔP 是主动脉压与右心房压的压力差,基本接近于主动脉压(P),上述公式可写为 $Q=P/R$。在一般情况下,不同器官的动脉血压基本相等,故某器官的血流量主要取决于该器官对血流的阻力。

2. 层流和湍流　血液在血管内流动的方式可分为层流(laminar flow)和湍流(turbulence)两类。层流是指液体中每个质点的流动方向一致且与血管的长轴平行,但各质点的流速不同,以血管轴心处流速最快,越靠近血管壁流速越慢。湍流是指血液的流速加快到一定程度后发生的血流,此时血液中各个质点的流动方向不一致,出现旋涡。因此,在血流速度快、血管口径大、血液黏滞度低的情况下,容易产生湍流。病理情况下,血流因房室瓣、主动脉瓣狭窄易形成湍流而产生杂音,它有利于临床心血管异常的诊断。

(二) 血流阻力

血液在血管内流动时所遇到的阻力称血流阻力。血液流动时,血液内部的摩擦、血液与血管壁之间的摩擦产生阻力,消耗的能量通常表现为热能。这部分热能不能再转换成动能,故压力在驱动血液流动时,因需不断克服阻力而逐渐降低。根据泊肃叶定律,单位时间内液体的流量(Q)与管道两端的压力差(ΔP)及管道半径(r)的 4 次方成正比,与管道长度(L)成反比,用方程式表示为:

$$Q = K(\Delta P)r4/L$$

方程式中 K 为常数,等于 $\pi/(8\eta)$,其中 η 为液体黏滞度。则此方程式可写为:

$$Q = (\Delta P)\pi r4/(8\eta L)$$

通过比较泊肃叶定律方程式和 $Q=P/R$ 公式,则可得出计算血流阻力的方程式:

$$R = 8\eta L/(\pi r4)$$

可见,血流阻力与血管的长度和血液的黏滞度成正比,与血管半径的 4 次方成反比。在生理条件下,血管长度和血液黏滞度的变化很小,但血管的口径易受神经-体液因素的影响而改变,特别是富含平滑肌的小动脉和微动脉(形成外周阻力的主要血管)。机体主要通过控制各血管的口径而改变外周阻力,从而有效地调节各器官的血流量。

(三)血压

血压(blood pressure)是血管内流动的血液对单位面积血管壁的侧压力(压强)。依照国际标准计量单位规定,压强的单位为帕(Pa),即牛顿/米^2(N/m^2)。血压数值常用千帕(kPa)表示,但习惯上仍常用毫米汞柱(mmHg)为单位。大静脉的压力较低,常以厘米水柱(cmH$_2$O)为单位(1 cmH$_2$O = 0.098 Pa)。在不同血管内分别称为动脉血压、毛细血管血压和静脉血压。由于血液在血管内流动时要克服血流阻力而不断消耗能量,所以从动脉到静脉,血压逐渐降低,而以微动脉处的降落幅度最大、速度最快(图4-14),一般所说的血压是指动脉血压。

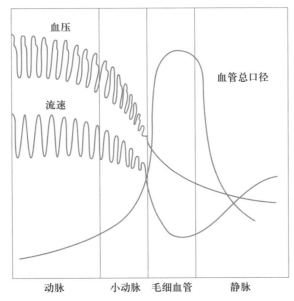

图4-14 血管系统中压力、流速和总横切面积之间的关系

三、动脉血压和脉搏

(一)动脉血压

动脉血压(arterial blood pressure)是指动脉血管内血液对血管壁的压强,一般是指主动脉内的血压。由于在大动脉内血压下降幅度很小,为测量方便,通常以肱动脉血压代表主动脉血压。在血管内,血液流动需要不断克服阻力消耗能量,因此从主动脉到右心房,血压是逐渐降低的。各段血管中,以小、微动脉阻力最大,血压降低的幅度也最大。

1. 动脉血压的概念　在一个心动周期中,动脉血压随心的舒缩活动而发生周期性变化。心室收缩期动脉血压上升,达到最高点的数值,称为收缩压(systolic pressure)。心室舒张期动脉血压下降,降至最低点的数值,称为舒张压(diastolic pressure)。收缩压与舒张压之差称为脉搏压,简称脉压(pulse pressure)。一个心动周期中动脉血压的平均值称为平均动脉压(mean arterial pressure)。由于心动周期中心室舒张期长于心室收缩期,故平均动脉压更接近舒张压。平均动

话重点:
动脉血压

第二节 血管生理

压简略估算,约等于舒张压加 1/3 脉压。

2. 动脉血压的正常值　我国健康青年人在静息状态时的收缩压为 100~120 mmHg,舒张压为 60~80 mmHg,脉压为 30~40 mmHg(图 4-15)。

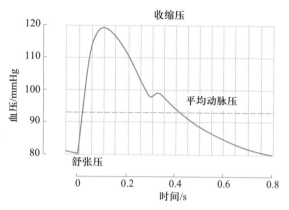

图 4-15　正常年轻人肱动脉压曲线

动脉血压不仅存在个体差异而且还有性别和年龄的差异。一般来说,肥胖者动脉血压稍高于中等体型者;女性在更年期前动脉血压比同龄男性低,更年期后动脉血压升高;男性和女性的动脉血压都随年龄的增长而逐渐升高,收缩压的升高比舒张压的升高更为显著,至 60 岁时,收缩压约 140 mmHg。此外,正常人血压还存在昼夜波动的日节律(图 4-16),大多数人的血压在清晨 2~3 时最低,6~10 时及 14~20 时各有一个高峰,从 20 时起呈缓慢下降趋势,表现为"双峰双谷"的现象,这种现象在老年人和高血压患者中更为明显。

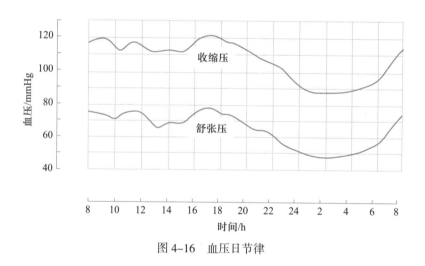

图 4-16　血压日节律

血压是推动血液循环和保证各组织器官血流量的必要条件,只有全身各个组织器官得到充足的血液灌注,才能保证正常的生命活动。动脉血压是心血管功能活动的重要指标,也是衡量整体功能状态的一个重要指标。血压过低可使各组织器官血液供应不足,特别是脑、心、肾等重要器官可因缺血而造成严重后果。血压过高,心室肌后负荷增加,可导致心室肥大,甚至心力衰竭。同时,过高的血压还可能引起血管壁的损伤,严重者出现脑血管破裂造成脑出血。

3. 动脉血压的测量方法　动脉血压是人体的基本生命指征之一,测量动脉血压是临床医生客观评估患者病情的轻重和危急程度的重要手段之一。动脉血压的测量主要有两种方法,直接测量法和间接测量法。直接测量法是生理实验用于测量动物血压的方法,经典方法是将导管一端插入动脉,而另一端连于 U 形水银测压计,这样便可读出被测部位的血压值。目前临床上常用的是间接测量法。

间接测量法:人体动脉血压间接测量最常用的方法是袖带法(图 4-17)。由于大动脉中的血压落差很小,通常测量上臂的肱动脉血压代表动脉血压。它是利用袖带压迫动脉造成血管瘪陷,并通过听诊器听取由此产生的"血管音"来测量血压。让受试者静息 5~10 min,坐位或平卧位,放松手臂肌肉,上臂与心脏水平一致。将血压计袖带缠绕上臂,听诊器胸件置于肱动脉搏动处。给袖带迅速充气直到脉搏音消失后血压计继续上升 20~30 mmHg,使动脉被压迫关闭,然后以 2~3 mmHg/s 的速度缓慢放气,使袖带压力逐渐降低,当袖带内的压力等于或接近于动脉收缩压时,血流快速通过被压迫阻塞的血管,形成涡流撞击血管壁,此时听到的第一声血管音所对应的血压计数值即为收缩压。当袖带压力降到等于或接近于舒张压时,血流完全恢复通畅,血管音消失,血管音消失时所对应的血压计数值即为舒张压。

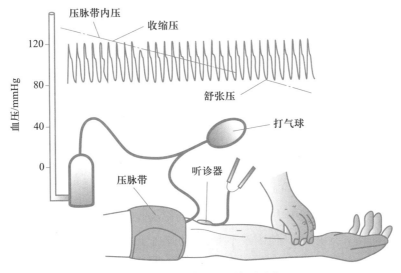

图 4-17　动脉血压间接测量法

4. 动脉血压的形成机制　循环系统中有足够的血液充盈是形成血压的前提条件;心室收缩射血所产生的血流动力与血液在小、微动脉所遇到的外周阻力是形成动脉血压的两大根本因素;大动脉弹性起到使血液连续流动和缓冲动脉血压的作用。

(1) 循环系统中有足够的血液充盈:心血管系统中血液充盈程度可用循环系统平均充盈压(mean circulatory filling pressure)来表示。循环系统平均充盈压取决于血量和循环系统容积之间的相对关系。若血量增多或循环系统容积变小,则循环系统平均充盈压就增高;血量减少或循环系统容积增大,则循环系统平均充盈压就减低。

(2) 心脏射血:心脏射血产生的动力是动脉血压形成的必要条件。心室收缩时所释放的能量一部分作为流动的动能,推动血液向前流动;另一部分则转化为大动脉扩张所贮存的势能。在心室舒张时,大动脉发生弹性回缩,将贮存的势能再转换为动能,继续推动血液向前流动。

(3) 外周阻力(peripheral resistance):主要是指小动脉和微动脉对血流的阻力。外周阻力使得心室每次收缩射出的血液只有大约 1/3 在心室收缩期流到外周,其余的暂时贮存于主动脉和大动脉中,因而使得动脉血压升高。如果没有外周阻力,那么在心室收缩时射入大动脉的血液将全部迅速地流到外周,此时大动脉内的血压将不能维持在正常水平。

求真知:
血压计的发明和发展

(4) 主动脉和大动脉的弹性储器作用：心脏收缩射血时,主动脉和大动脉扩张,可多容纳一部分血液,使得射血期动脉压不会升得过高。当进入舒张期后,扩张的主动脉和大动脉依其弹性回缩,推动射血期多容纳的血液流入外周,这可将心室的间断射血转变为动脉内持续流动的血液,另一方面可维持舒张期血压,不会过度降低。大动脉管壁的弹性一方面保持动脉内血液的连续流动；另一方面缓冲心动周期中动脉血压波动的作用(图4-18)。

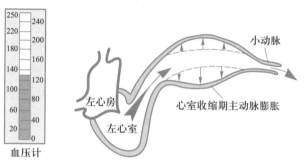

图4-18　主动脉弹性储器作用

5. 影响动脉血压的因素　在生理情况下,动脉血压的变化受多种因素的影响,下面讨论影响动脉血压的因素,假设其他因素不变。

(1) 搏出量：在整体内其他条件不变的情况下,动脉血压和搏出量是成正比的。心室收缩期射入动脉的血液量增多,血液对动脉管壁侧压力增大,故收缩期动脉血压明显升高。由于动脉血压升高,使血液加快流向外周,至心室舒张期末,动脉内存留的血液量与每搏输出量增加之前相比,增加并不多,故舒张压升高较少。反之,当心室肌收缩力减弱,搏出量减少时,则主要表现为收缩压的降低。因此,心室肌收缩力(或搏出量)主要影响收缩压。

(2) 心率：如果心率加快,而其他因素不变,对动脉血压的影响表现为舒张压明显升高,脉压减小。因为心率加快时,心脏舒张期的缩短较心脏收缩期缩短明显,心脏舒张期内流至外周的血液减少,心脏舒张期末存留在动脉内的血液增多,故舒张压升高较明显。反之,心率减慢则舒张压的降低较收缩压明显。

(3) 外周阻力：心输出量不变而外周阻力增大时,收缩压与舒张压均增高,但舒张压升高的幅度大于收缩压。这是因为外周阻力增大时,血液向外周流动的速度变慢,使心脏舒张期末存留于动脉内的血量增多,因而舒张压明显增高。在心脏收缩期内由于动脉压升高,使血流速度加快,动脉内增多的血量相对较少,故收缩压的升高不如舒张压明显。因此外周阻力增大时,舒张压增高的幅度大于收缩压。当外周阻力减小时,舒张压的降低也较收缩压明显。一般情况下,舒张压的高低主要反映外周阻力的大小。外周阻力的改变,主要是骨骼肌和腹腔器官阻力血管口径的改变。临床上常见的高血压病主要是由于小、微动脉弹性降低,管腔变窄,使外周阻力增大,故以舒张压的增高为主。此外,血液黏滞度也是构成血流阻力的因素之一,其与血流阻力呈正变关系,因此血液黏滞度的变化也会影响动脉血压。血液黏滞度的大小主要取决于红细胞数量的多少。红细胞增多症时,动脉血压则有所升高。严重贫血时,红细胞数量减少,血液黏滞度降低,血流阻力减小,动脉血压有所降低。

(4) 大动脉管壁弹性：大动脉弹性储器主要是起减小心动周期中动脉血压的波动,缓冲收缩压和维持舒张压的作用。老年人由于动脉管壁硬化,管壁弹性纤维减少,而胶原纤维增多,导致血管可扩张性降低,大动脉的弹性储器作用减弱,对血压的缓冲作用减弱,因而收缩压增高而舒张压降低,结果是脉压明显增大。但是老年期如果伴有小动脉和微动脉硬化,外周阻力增加,会使收缩压和舒张压均增高。

(5) 循环血量与血管容量:循环血量与血管容量之间保持适当的相对关系是维持正常循环系统平均充盈压的基本条件。如血管容量不变,循环血量减少,或循环血量不变,血管容量增大,均会导致循环系统平均充盈压下降,使动脉血压降低。与此同时,循环系统平均充盈压还影响静脉回心血量,后者通过对搏出量的影响也对动脉血压发生影响。

以上讨论的是在其他因素不变的前提下,分析某一因素对动脉血压可能发生的影响。实际上,在不同生理情况下,上述各种影响动脉血压的因素可同时发生改变。因此,在整体内,动脉血压的维持是多种因素综合作用的结果。

知识拓展 ▌_____

高血压诊断及分类

高血压(hypertension)是以体循环动脉压增高为主要表现的临床综合征,为最常见的心血管疾病,可分为原发性高血压和继发性高血压。除引起高血压本身有关的症状外,长期高血压还可成为多种心血管疾病的重要危险因素,最终引起严重后果。

血压水平的定义和分类:

正常血压:收缩压 <120 mmHg 和舒张压 <80 mmHg。

正常高值:收缩压 120~139 mmHg 和舒张压 80~89 mmHg。

高血压:收缩压 ≥140 mmHg 或舒张压 ≥90 mmHg。

1 级高血压(轻度):收缩压 140~159 mmHg 或舒张压 90~99 mmHg。

2 级高血压(中度):收缩压 160~179 mmHg 或舒张压 100~109 mmHg。

3 级高血压(重度):收缩压 ≥180 mmHg 或舒张压 ≥110 mmHg。

(二)动脉脉搏

动脉血压随左心室收缩和舒张活动呈周期性波动。这种周期性血压变化所引起的动脉血管的扩张与回缩称为动脉脉搏(arterial pulse),简称脉搏。通常在桡动脉处触摸。由于血管壁的可扩张性和阻力血管的作用,脉搏波在传播过程中逐渐衰减。小动脉和微动脉对血流的阻力最大,故在微动脉段以后脉搏波动即大大减弱,到达毛细血管时,脉搏已基本消失。用脉搏描记仪记录到的动脉脉搏的波形称为脉搏图(sphygmogram)。正常动脉脉搏图包括一个上升支和一个下降支。

1. 上升支　在心室快速射血期,动脉血压迅速上升,管壁扩张,形成脉搏波形中的上升支。上升支的斜率和幅度受射血速度、心输出量及射血所遇阻力的影响,射血遇到的阻力大,心输出量小,射血速度慢,则脉搏波形中上升支的斜率小,幅度也低;反之,射血所遇的阻力小,心输出量大,射血速度快,则上升支较陡,幅度也较大。

2. 下降支　心室射血的后期,射血速度减慢,进入主动脉的血量少于由主动脉流向外周的血量,故扩张的大动脉开始回缩,动脉血压逐渐降低,形成脉搏波形中下降支的前段。随后,心室舒张,动脉血压继续下降,形成下降支的其余部分。因为心室舒张时室内压下降,主动脉内的血液向心室方向反流,使主动脉瓣突然关闭,在下降支上出现一个切迹,称为降中峡。反流的血液使主动脉根部的容积增大,并且受到闭合的主动脉瓣阻挡,发生一个反折波,在降中峡后面形成一个短暂的向上的小波,称为降中波。

由于动脉脉搏图与心输出量、动脉管壁弹性及外周阻力等因素有密切关系,因此可以在一定程度上反映心血管的功能状态,并有助于诊断某些疾病。如心率快,脉搏也快;心律失常,脉搏也不规则;收缩压高,脉搏紧张度高;血管内血液充盈度高,脉压大,则脉搏强;动脉管壁弹性降低,脉搏波传播快。主动脉瓣狭窄时,射血阻力大,射血速度慢,心输出量少,脉搏波上升支的斜率和幅度都较小。小动脉硬化时,外周阻力大,脉搏波降支的下降速率较慢,切迹的位置较高。主动脉瓣关闭不全时,心脏舒张期有部分血液反流入心室,下降支很陡,降中波不明显或者消失。

四、静脉血压和静脉血流

静脉血管不仅是血液回流入心的通道,而且易扩张、容量大,因此静脉系统在血液贮存方面起着重要作用。静脉的收缩和舒张可使其容积发生较大变化,从而有效地调节循环血量,以适应人体不同情况的需要。

(一)静脉血压

1. 中心静脉压　右心房和胸腔内大静脉的血压称为中心静脉压(central venous pressure, CVP),其正常值为 4~12 cmH$_2$O。中心静脉压的高低取决于心脏射血能力和静脉回心血量之间的关系。心脏射血能力较强,能及时将回流入心脏的血液射入动脉,则中心静脉压较低;反之,心脏射血能力减弱,不能及时将回流入心脏的血液射入动脉,则中心静脉压升高。在静脉回流速度加快、循环血量增加、全身静脉收缩或微动脉舒张等情况下,中心静脉压都会升高。可见,中心静脉压是反映心血管功能的又一指标。临床上在用输液治疗休克时,除观察动脉血压变化外,也要观察中心静脉压的变化。如果中心静脉压偏低或有下降趋势,常提示输液量不足;如果中心静脉压高于正常并有进行性升高的趋势,则提示输液过快或心脏射血功能不全。

2. 外周静脉压　各器官的静脉压称为外周静脉压(peripheral venous pressure)。人体平卧时的肘静脉压为 5~14 cmH$_2$O。当心脏射血功能减弱(如右心衰竭)而使中心静脉压升高时,静脉回流将会减慢,较多的血液滞留在外周静脉内,使外周静脉压升高。故外周静脉压也可反映心脏的功能状态。

(二)静脉血流及其影响因素

外周静脉血流速度一般是均匀的,在体循环内受外周静脉压与中心静脉压之差的推动。凡能改变两者之间压力差的因素,均能影响静脉血液的回流。

1. 循环系统平均充盈压　循环系统平均充盈压是反映血管系统充盈程度的指标。循环血量增加或容量血管收缩时,循环系统平均充盈压升高,静脉回心血量增多;反之,循环血量减少或容量血管舒张时,循环系统平均充盈压降低,静脉回心血量减少。

2. 心室收缩能力　心室收缩能力加强,心室射血分数增大,使心脏舒张期心室内压降低,对心房和大静脉内血液的抽吸力量增强,静脉回心血量增多;心室收缩能力减弱,心室射血分数减小,使心脏舒张期心室内压升高,对心房和大静脉内血液的抽吸力量减弱,静脉回心血量减少。

因此,右心衰竭时,可出现颈外静脉怒张,肝充血肿大,下肢水肿;左心衰竭时,可出现肺淤血和肺水肿。

3. 骨骼肌的挤压作用　静脉具有只能向近心方向开放的瓣膜结构,能防止血液反流。当骨骼肌收缩时,静脉受到挤压,静脉内压力升高,血液被挤向心脏;当骨骼肌舒张时,静脉内压力降低,有利于血液从毛细血管流入静脉而使静脉充盈。当肌肉再次收缩时,又可将较多的血液挤向心脏。因此,瓣膜和骨骼肌节律性的舒缩运动共同组成"肌肉泵"或"静脉泵",促进静脉血液回流。

4. 呼吸运动　吸气时,胸腔容积加大,胸膜腔负压值增大,使胸腔内的大静脉和右心房被牵引而扩张,中心静脉压降低,有利于外周静脉内的血液回流入右心房。呼气时,胸膜腔负压值减小,由外周静脉回流入右心房的血量也相应减少。呼吸运动对左、右心静脉回心血量有不同影响。吸气时由于肺扩张,肺血管容积增大,能储留较多的血液,由肺静脉回流入左心房的血量减少;呼气时则相反。可见,深呼吸可以促进身体低垂部位的静脉血液回流。

5. 重力和体位　当人体从卧位转变为立位时,身体低垂部位静脉血压比卧位时高得多,如足部血管内的血压比平卧位增高 80 mmHg(图 4-19)。此时,低垂部位静脉扩张,容量增大,多容纳约 500 ml 血液,故回心血量减少,心输出量降低,动脉血压下降,健康人可通过压力感受性反射作用使血压迅速回升。但对于长期卧床的病人,静脉管壁的紧张性较低,可扩张性较高,加之腹腔和下肢肌肉的收缩力量减弱,对静脉的挤压作用减小,从平卧位突然站立时,可因大量血液滞留在下肢,回心血量过少而发生昏厥。

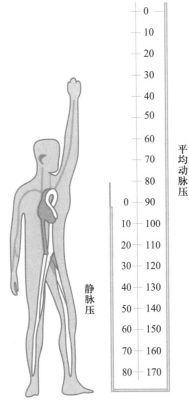

图 4-19　直立体位对血压的影响

五、微循环

微循环(microcirculation)是指微动脉与微静脉之间微血管中的血液循环。基本功能是进行血液和组织之间的物质交换,使得组织液不断更新,内环境保持稳态,只有这样,组织细胞的新陈代谢才能正常进行。

(一)微循环的组成和血流通路

各器官、组织的结构和功能不同,微循环的结构也不同。典型的微循环由微动脉、后微动脉、毛细血管前括约肌、真毛细血管、通血毛细血管、动静脉吻合支和微静脉等部分组成(图 4-20)。

微循环的血流通路有直捷通路、迂回通路和动静脉短路,每条通路有不同的组成和功能(表 4-2)。

1. 直捷通路　血液从微动脉经后微动脉和通血毛细血管进入微静脉为直捷通路。较多分布于骨骼肌中。其管径较粗,血流速度较快,并经常处于开放状态,物质交换极少。其主要功能是使一部分血液迅速通过微循环进入静脉,以保证静脉回心血量。

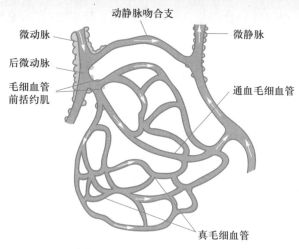

图 4-20　微循环组成模式图

表 4-2　微循环通路的主要途径、开放情况和生理功能

血流通路	血流主要途径	开放情况	主要生理功能
直捷通路	通血毛细血管	经常开放	保证静脉血回流
迂回通路	真毛细血管	交替开放	实现物质交换
动静脉短路	动静脉吻合支	需要时开放	调节体温

2. 迂回通路　血液经微动脉、后微动脉、毛细血管前括约肌和真毛细血管网汇集到微静脉为迂回通路。该通路中真毛细血管数量多,迂回曲折,交错成网,穿插于各细胞间隙,横截面积大,管壁很薄,通透性大,血流缓慢,是实现血液与组织液之间物质交换的主要场所,故又称为"营养通路"。真毛细血管网交替开放,在同一时间内大约有 20% 的真毛细血管开放。

3. 动静脉短路　血液从微动脉经动静脉吻合支直接流入微静脉为动静脉短路,主要分布于皮肤上,其管壁较厚,血流速度快,无物质交换功能,故又称为"非营养通路"。其功能是参与体温调节。一般情况下该通路处于关闭状态,以保存体内的热量。当环境温度升高时,交感神经紧张性降低,动静脉短路开放增多,皮肤血流量增大,使皮肤温度升高,散热增多;反之,散热减少。

(二) 微循环血流量的调节

微循环血流量受毛细血管前后阻力的影响。毛细血管前阻力来自微动脉、后微动脉和毛细血管前括约肌。微动脉控制整个微循环的血流量,起着"总闸门"作用。后微动脉和毛细血管前括约肌控制所属部分毛细血管网的血流量,起着"分闸门"作用。毛细血管后阻力来自微静脉,起着"后闸门"作用。这些血管壁的平滑肌受神经和体液因素的调节。当交感神经紧张性增高时,微循环的"总闸门"和"分闸门"趋于关闭,微静脉阻力也增大,故微循环的灌流量和流出量均减少。

组织液中的肾上腺素、去甲肾上腺素、血管升压素和血管紧张素 II 等体液因素能使微循环血管收缩;局部组织代谢产物(如 CO_2、乳酸、腺苷、组胺、K^+、H^+ 等)能使局部血管舒张。后微动脉和毛细血管前括约肌主要受局部代谢产物的调节。在静息状态下,组织代谢水平较低,局部代谢产物积聚较慢,"分闸门"处于收缩状态,真毛细血管网关闭。毛细血管网关闭一段时间后,局部组织中代谢产物积聚增多,使"分闸门"血管舒张,真毛细血管网开放,血流清除局部代谢产物,"分闸门"血管又收缩,使真毛细血管网重新关闭。如此周而复始。当组织活动水平增高时,代谢加快,代谢产物积聚迅速增多,使毛细血管网大量开放,微循环灌流量大大增加,使毛细血管与组织、细胞之间进行交换的面积增大,同时交换的距离缩短,从而适应组织代谢增强的需要。可见,局部体液因素在微循环血流量的调节中起着十分重要的作用。

(三) 血管内外的物质交换

毛细血管壁良好的通透性和相当大的表面积是物质交换的结构基础。一般情况下,除蛋白质分子难以通过外,血浆中其他溶质均可通过。全身毛细血管总的有效交换面积估计将近 1 000 m^2。物质交换的方式主要有三种。

1. 扩散(diffusion) 是血液和组织液之间进行物质交换的最主要方式。溶质分子在单位时间内通过毛细血管壁进行扩散的速率与该溶质分子在血浆和组织液中的浓度差、毛细血管壁对该溶质分子的通透性、毛细血管的有效交换面积等因素成正比,与毛细血管壁的厚度(扩散距离)成反比。非脂溶性物质如 Na^+、Cl^- 和葡萄糖等经毛细血管壁孔隙进行扩散。毛细血管壁孔隙的总面积虽仅占毛细血管壁总面积的约千分之一,但由于分子热运动的速度非常快,高于毛细血管血流速度数十倍,因此血液在流经毛细血管时,血浆与组织液中的溶质分子仍有充分的时间进行物质交换。脂溶性物质如 CO_2、O_2 等可经毛细血管的细胞膜和毛细血管壁孔隙以极快的速率进行扩散。

2. 滤过和重吸收 生理学上,一般把由静水压和胶体渗透压的不等所造成的液体(主要是水分)从毛细血管内向毛细血管外的移动称为滤过(filtration);将液体从毛细血管外向毛细血管内的移动称为重吸收(reabsorption)。滤过和重吸收的动力是有效滤过压。在其作用下,水分子和直径小于毛细血管壁孔隙的溶质分子一起滤过。当毛细血管内外的静水压不等时,水分子从压力高的一侧向压力低的一侧转移,血浆中的一些小分子溶质分子也可随水分子一同滤过。但大分子胶体物质如血浆蛋白较难通过毛细血管壁的孔隙,故血浆胶体渗透压能吸引水分子进入毛细血管;而组织液胶体渗透压则吸引水分子向毛细血管外移动。血液和组织液之间通过滤过和重吸收的方式发生的物质交换仅占很小一部分,但在组织液的生成和回流中起着重要作用。

3. 吞饮(pinocytosis) 是一种耗能的物质交换过程。一些大分子物质如血浆蛋白,可通过这种方式进行交换。这些物质首先被毛细血管内皮细胞的膜包围并吞入细胞内形成胞饮囊泡,囊泡被转运到内皮细胞的另一侧以出胞方式排至细胞外,实现物质转运。

知识链接

敬大师:
修瑞娟

改善微循环

自 20 世纪 20 年代以来就已开始了微循环的研究,但微循环这个名词在 1954 年第一届美国微循环会议上才正式确定和使用。微循环的研究已从显微镜下直接观察血流深入到细胞和分子水平。

微循环供给组织细胞氧气和养料,带走代谢废物,保证正常生命活动的进行。微循环紊乱参与许多疾病的发生,如急性的炎症、创伤、烧伤、休克,慢性的溃疡病、肝炎、肝硬化、老年性高血压病、糖尿病、心脑血管疾病等。因此,改善微循环有助于身体的强健和疾病的康复,寻求好的改善微循环的方法一直为医学界所重视,例如防治红细胞聚集、白细胞贴壁黏着、血小板聚集及微血栓形成。改善微循环、增加总血流量的方法包括药物和非药物疗法两大类。在药物疗法中以山

第二节 血管生理

莨菪碱、阿托品等为代表,它们已成为我国临床医生治疗微循环紊乱和抢救某些重症病人广泛应用的药物。在非药物疗法中,常用的多种物理疗法,包括超短波、频谱、氦氖激光、热疗、矿泉浴等均有扩张微血管和增加血流量的作用。

六、组织液与淋巴液的生成和回流

话重点:
组织液生成与回流

存在于组织细胞间隙内的细胞外液称为组织液。绝大部分组织液呈胶冻状,不能流动,因此不会受重力影响流至身体的低垂部位。组织液中除蛋白质浓度明显低于血浆外,其他成分与血浆相同。淋巴液来自组织液,经淋巴管系统回流入静脉。

(一)组织液的生成和回流

组织液是血浆成分通过毛细血管壁滤出而形成的。除蛋白质含量较少以外,其他成分均与血浆相似。毛细血管壁通透性是组织液生成的结构基础,有效滤过压是组织液生成的动力。

1. 毛细血管壁的通透性　因毛细血管壁由单层内皮细胞和基底膜组成,故对各种物质的通透性大,血浆中除蛋白质以外,其他成分均能透过毛细血管壁。理化因素如温度升高、缺 O_2、CO_2 增多、毒素、组胺等可使其通透性增大。

2. 有效滤过压　组织液是血浆经毛细血管壁滤过生成的,同时组织液又通过重吸收回流入毛细血管。液体通过毛细血管壁的滤过和重吸收取决于四种力量的对比,即毛细血管血压、血浆胶体渗透压、组织液静水压和组织液胶体渗透压。其中毛细血管血压和组织液胶体渗透压是促使液体从毛细血管内向毛细血管外滤过的力量,即组织液生成的力量;血浆胶体渗透压和组织液静水压是促使组织液被重吸收,向毛细血管内回流的力量。滤过的力量减去重吸收的力量,所得的差称为有效滤过压,可表示为:

有效滤过压 =(毛细血管血压 + 组织液胶体渗透压)-(血浆胶体渗透压 + 组织液静水压)

当有效滤过压为正值时,液体从毛细血管内滤出,即组织液生成;当有效滤过压为负值时,液体被重吸收入毛细血管,即组织液回流。正常情况下,人的毛细血管动脉端的血压平均为 30 mmHg,组织液静水压约 10 mmHg,血浆胶体渗透压约 25 mmHg,组织液胶体渗透压约 15 mmHg。按上式计算,毛细血管动脉端的有效滤过压等于 10 mmHg。血液流经毛细血管至静脉端时血压降低,平均为 12 mmHg,而组织液静水压、血浆胶体渗透压和组织液胶体渗透压基本不变,毛细血管静脉端的有效滤过压等于 −8 mmHg。因此,组织液在毛细血管动脉端不断生成,而在静脉端则不断回流(图 4-21)。

血液流经毛细血管时,血压是逐渐下降的。其他三个因素无明显变化,因此有效滤过压自然也是逐渐由正值下降到零,而后转变为负值的。所以组织液的生成和回流是一个逐渐变化移行的过程。从数值上分析,在毛细血管壁两侧,滤过的力量 10 mmHg 大于重吸收的力量 8 mmHg,因此生成的组织液中大约只有 90% 被重吸收回血液,其余部分则进入毛细淋巴管,形成淋巴液,

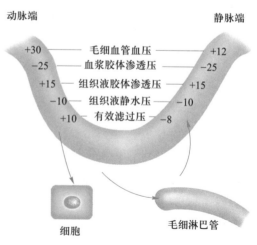

图 4-21　组织液生成和回流示意图

经淋巴系统回流入血。

3. 影响组织液生成的因素　在正常情况下,组织液的生成与回流总是维持着动态平衡,以保证体液的正常分布。如滤过增多或重吸收减少,使平衡受到破坏,可导致液体在组织间隙潴留,发生水肿。

(1) 毛细血管血压:其他条件不变,毛细血管血压增高,有效滤过压增大,可使组织液生成增多,回流减少,引起水肿。如炎症时,炎症部位小动脉扩张,毛细血管前阻力减小,进入毛细血管的血量增加而使毛细血管血压增高,引起局部水肿。右心衰竭时,静脉回流障碍,全身毛细血管后阻力增大,使毛细血管血压增高,可引起全身水肿。

(2) 血浆胶体渗透压:某些肾疾病,蛋白质随尿排出,使血浆蛋白含量减少,血浆胶体渗透压降低,导致有效滤过压增大而引起水肿。营养不良(蛋白质摄入过少)或肝疾病(蛋白质合成减少)等情况,均可使血浆蛋白质减少,导致血胶体渗透压降低,使有效滤过压增大而发生水肿。

(3) 淋巴液回流:已知从毛细血管滤出的组织液约有10%是经淋巴系统回流的。当局部淋巴管病变或肿物压迫使淋巴管阻塞时,受阻部位远心端的组织液回流受阻可出现局部水肿。

(4) 毛细血管通透性:蛋白质不易通过正常毛细血管壁,这就使血浆胶体渗透压和组织液胶体渗透压总能保持正常水平和一定差距。当毛细血管通透性异常增大时(如过敏、烧伤等情况),部分血浆蛋白渗出毛细血管,使病变部位组织液胶体渗透压升高,有效滤过压增大而发生局部水肿。

(二) 淋巴液的生成和回流

1. 淋巴液生成和回流的机制　正常时,组织液的压力大于毛细淋巴管中淋巴液的压力,组织液顺压力差进入毛细淋巴管形成淋巴液,来自某一组织的淋巴液成分和该组织的组织液非常接近。在毛细淋巴管起始端,内皮细胞的边缘像瓦片般互相覆盖,形成向管腔内开启的单向活瓣。另外,当组织液积聚在组织间隙内时,组织中的胶原纤维和毛细淋巴管之间的胶原细丝可以将互相重叠的内皮细胞边缘拉开,使内皮细胞之间出现较大的缝隙。因此,含有血浆蛋白质的组织液可以自由地进入毛细淋巴管。淋巴液由毛细淋巴管汇入淋巴管,途中经过淋巴结并获得淋巴细胞,最后汇聚成胸导管和右淋巴导管注入静脉。

2. 淋巴液生成和回流的功能　成年人静息时,从淋巴管引流入血液循环的淋巴每小时约120 ml,平均每天生成淋巴 2~4 L,相当于人体血的总量。这充分说明淋巴循环是使组织液向血液循环回流的一个重要的辅助功能系统。淋巴循环具有以下重要功能。

(1) 调节血浆和细胞间的液体平衡:淋巴的形成和回流入血,在毛细血管组织液的生成和回流平衡上起着一定的作用,主要是补偿组织液在毛细血管静脉端回收的不足。从淋巴管回流的体液大约占整个组织液的1/10,所以淋巴管阻塞,淋巴积滞,可导致局部组织液增多(如丝虫病的象皮肿),严重时可使循环血浆量相对减少。

(2) 回收组织液中的蛋白质:毛细血管动脉端可滤出某些小分子的血浆蛋白(主要为白蛋白)。这些蛋白质不能逆着浓度差从组织间重吸收入毛细血管。如果这些蛋白质不经淋巴管运走,必将堆积在组织间,致使组织液胶体渗透压升高,后者进而又促进毛细血管液体滤过增多、重吸收减小,结果引起严重水肿。

(3) 运输脂肪:进食消化后,经小肠黏膜吸收的脂肪颗粒及多数长链脂肪酸中和少量中链脂肪酸中,肠道吸收总量的80%~90%由肠绒毛的毛细淋巴管吸收运输而导入血液。因此,吸收脂脂肪后的淋巴呈白色乳糜状,故肠绒毛的淋巴管又叫作乳糜管。

（4）淋巴结的防御屏障作用:在淋巴循环的过程中要经过许多淋巴结,其中的淋巴窦内有很多具有吞噬功能的巨噬细胞,它们能清除淋巴中的红细胞、细菌或其他微粒,使淋巴净化,减少感染扩散的危险。此外,淋巴结还产生淋巴细胞和浆细胞,参与免疫反应。

第三节 心血管活动的调节

人体在不同的生理状态下,各器官组织的代谢水平不同,对血流量的需要也不同。机体的神经和体液因素可对心脏和各部分血管的活动进行调节,使血流量在各器官之间的分配能适应各器官组织在不同情况下的需要。

一、神经调节

心肌和血管平滑肌接受自主神经支配。机体对心血管活动的神经调节是通过各种心血管反射实现的。

（一）心脏和血管的神经支配

1. 心脏的神经支配　心脏由心交感神经和心迷走神经双重神经支配(图4-22),心交感神经兴奋增强心脏的活动,心迷走神经兴奋抑制心脏的活动。

（1）心交感神经及其作用:心交感神经起自脊髓第1~5胸段侧角神经元,支配窦房结、心房肌、房室交界、房室束和心室肌。两侧心交感神经对心脏的支配有差别。右侧心交感神经主要支配窦房结和心房肌,左侧心交感神经主要支配房室交界和心室肌。因此,右侧心交感神经兴奋时以引起心率加快的效应为主,而左侧心交感神经兴奋时以加强心肌收缩能力的效应为主。

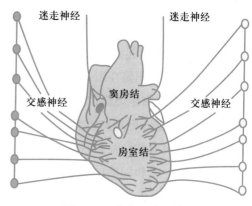

图4-22　支配心脏的神经

心交感神经兴奋时,导致心率加快、心肌收缩力加强、房室传导加快,心输出量增多,血压升高。这些效应分别称为正性变时作用、正性变力作用和正性变传导作用。心交感神经兴奋其末梢释放去甲肾上腺素,兴奋心肌细胞膜上的 β_1 受体,提高细胞膜和肌质网对 Ca^{2+} 的通透性,导致 Ca^{2+} 内流和肌质网的 Ca^{2+} 释放增多。

去甲肾上腺素能使窦房结P细胞的4期自动去极速度加快,自律性增高,心率加快,引起正性变时作用。在房室交界,去甲肾上腺素能增加细胞膜上钙通道开放的概率和 Ca^{2+} 内流,使慢反应细胞0期的幅度及速度均增大,传导加快,导致正性变传导作用。由于平台期 Ca^{2+} 内流增加,肌质网释放 Ca^{2+} 也增加,心肌收缩增强;去甲肾上腺素促进肌钙蛋白释放 Ca^{2+} 并加速肌质网对 Ca^{2+} 的摄取,故能加速心肌舒张;去甲肾上腺素促进糖原分解,提供更多能量,有利于心肌活动,所以出现正性变力作用。美托洛尔是 β_1 受体阻滞剂,能阻断心交感神经对心脏的兴奋作用,具有降低心率、心肌收缩力和传导速度的作用,从而引起心输出量减少,动脉血压降低。临床上 β_1 受体阻滞剂是治疗高血压、心力衰竭的常用药之一。

(2) 心迷走神经及其作用:心迷走神经起自延髓迷走神经背核和疑核,支配窦房结、心房肌、房室交界、房室束及其分支。两侧心迷走神经对心脏的支配也有差别,但不如两侧心交感神经支配的差别显著。右侧迷走神经对窦房结的影响占优势,左侧迷走神经对房室交界的作用占优势(图 4-22)。因此,右侧迷走神经兴奋时以引起心率减慢的效应为主;而左侧迷走神经兴奋时以引起不同程度房室传导阻滞的效应为主。

心迷走神经兴奋时,心率减慢,心房肌收缩力减弱,房室传导减慢,这些效应分别称为负性变时作用、负性变力作用和负性变传导作用。迷走神经对心脏的作用机制是通过其末梢释放乙酰胆碱与心肌细胞膜上 M 型胆碱受体结合,使细胞膜对 K^+ 的通透性增大,促进 K^+ 外流。由于自律细胞 3 期 K^+ 外流增加,最大复极电位绝对值增大,4 期自动去极化速度减缓,使心率减慢;心房肌细胞动作电位平台期缩短,Ca^{2+} 内流减少,引起心房肌收缩能力减弱;慢反应细胞 0 期 Ca^{2+} 内流减少,动作电位 0 期去极速度和幅度减小,房室交界处兴奋传导速度减慢。阿托品是 M 型胆碱受体阻滞剂,它能阻断心迷走神经对心脏的抑制作用。

心迷走神经和心交感神经平时均有紧张性活动(即表现有一定频率的神经冲动),对心脏的作用是相对抗的。在静息状态下,心迷走神经的作用比心交感神经的作用占有更大的优势。

2. 血管的神经支配 除真毛细血管外,血管壁都有平滑肌分布。支配血管平滑肌的神经纤维可分为缩血管神经纤维和舒血管神经纤维两大类,两者又统称为血管运动神经纤维。

(1) 缩血管神经纤维:是交感神经纤维,故一般称为交感缩血管纤维。其纤维起自脊髓胸腰段侧角,兴奋时其末梢释放的递质为去甲肾上腺素。血管平滑肌细胞有 α 和 β_2 两类肾上腺素受体。去甲肾上腺素与 α 肾上腺素受体结合,可导致血管平滑肌收缩;与 β_2 肾上腺素受体结合,则导致血管平滑肌舒张。去甲肾上腺素与 α 肾上腺素受体结合的能力较与 β_2 受体结合的能力强,故缩血管纤维兴奋时主要引起缩血管效应,使外周阻力增大,血压升高。

不同部位的血管中缩血管纤维分布的密度不同。皮肤血管中缩血管纤维分布最密,骨骼肌和内脏的血管次之,冠状血管和脑血管中分布较少。在同一器官中,动脉中缩血管纤维的密度高于静脉,微动脉中密度最高,但毛细血管前括约肌中分布很少。

与心脏不同,体内绝大多数血管只接受交感缩血管纤维单一神经支配。在静息状态下,交感缩血管纤维持续发放 1~3 次/秒的低频冲动,称为交感缩血管纤维紧张,从而保持血管平滑肌一定程度的收缩状态。当交感缩血管纤维紧张增强时,血管平滑肌进一步收缩;交感缩血管纤维紧张减弱时,血管平滑肌收缩程度降低,血管舒张。因此,交感缩血管纤维紧张的变化可以起到调节不同器官血流阻力和血流量的作用。

(2) 舒血管神经纤维:体内有少数血管除接受交感缩血管纤维支配外,还接受舒血管纤维支配。舒血管神经纤维主要有以下几种:① 交感舒血管神经纤维,纤维末梢释放的递质为乙酰胆碱,其与血管平滑肌的 M 型胆碱受体结合,引起血管舒张,阿托品可阻断此效应。交感舒血管纤维在平时没有紧张性活动,只有在情绪激动状态和发生防御反应时才发放冲动,使骨骼肌血管舒张,血流量增多。② 副交感舒血管神经纤维,脑膜、唾液腺、胃肠外分泌腺和外生殖器等少数器官,其血管平滑肌除接受交感缩血管纤维支配外,还接受副交感舒血管纤维支配。副交感舒血管纤维末梢释放的递质为乙酰胆碱,其与血管平滑肌的 M 型胆碱受体结合,引起血管舒张。副交感舒血管纤维的活动只对器官组织局部血流起调节作用。

（二）心血管中枢

心血管中枢（cardiovascular center）是指与心血管活动有关的神经元胞体集中的部位。从大脑皮层到脊髓都存在着调节心血管功能的各级中枢，但基本中枢在延髓。

1. 延髓心血管中枢　延髓是调节心血管活动的基本中枢，包括延髓心交感中枢（心加速中枢）、心迷走中枢（心抑制中枢）和交感缩血管中枢。分别通过心迷走神经、心交感神经和交感缩血管神经来调节心血管活动。延髓心血管中枢是指位于延髓内的心迷走神经元和控制心交感神经和交感缩血管神经活动的神经元。它们平时发放一定频率的冲动，通过各自的传出神经调节心和血管的活动，这种现象称为中枢的紧张性活动，分别称为心迷走紧张、心交感紧张和交感缩血管紧张性活动。一般认为，延髓心血管中枢至少可包括以下四个部位。

（1）缩血管区：位于延髓头端腹外侧部，这些神经元的轴突下行到脊髓中间外侧柱，末梢释放兴奋性氨基酸兴奋交感节前神经元，是心交感紧张和交感缩血管紧张的起源处。下丘脑、中脑防御反应区引起升压等心血管反应，经此接替换元下传。

（2）舒血管区：位于延髓尾端腹外侧部。孤束核的轴突末梢释放兴奋性氨基酸，使此区的神经元兴奋，后者的轴突直接投射到缩血管区，其末梢释放抑制性氨基酸 γ- 氨基丁酸，抑制缩血管区神经元的活动，导致交感缩血管紧张降低，血管舒张。

（3）传入神经接替站：指延髓孤束核，它接受来自颈动脉窦、主动脉弓和心脏感受器经舌咽神经和迷走神经传入的信息，然后发出纤维至延髓的舒血管区、心抑制区和中枢神经系统其他部位的神经元，继而影响心血管的活动。

（4）心抑制区：延髓的迷走神经背核和疑核是迷走神经节前纤维的起源处。

2. 延髓以上的心血管中枢　在延髓以上的脑干部分及大脑和小脑中，都存在与心血管活动有关的神经元。他们在心血管活动调节中所起的作用更加高级，表现为对心血管活动和机体其他功能之间的复杂整合作用。如电刺激下丘脑的"防御反应区"，立即引起动物的警觉状态，同时出现一系列心血管活动的变化，主要是心率加快、心搏加强、心输出量增加、皮肤和内脏血管收缩、骨骼肌血管舒张。

（三）心血管反射

心血管系统的活动时刻随人体的功能状态、活动水平及环境的变化而调整。这种及时地调整是通过各种心血管反射实现的，其意义在于维持人体内环境的相对稳定和适应外环境的各种变化。

1. 颈动脉窦和主动脉弓压力感受器反射　颈动脉窦和主动脉弓压力感受器反射是指当动脉血压突然升高时，反射性引起心率减慢，心输出量减少，血管舒张，外周血管阻力降低，血压回降，简称为压力感受器反射（baroreceptor reflex），也称压力感受性反射、降压反射（depressor reflex）。

（1）动脉压力感受器（baroreceptor）：动脉压力感受器主要是位于颈动脉窦和主动脉弓血管外膜下的感觉神经末梢。其不是直接感受血压的变化，而是感受血管壁的机械牵张刺激。当动脉血压升高时，动脉管壁被牵张的程度升高，压力感受器发放的神经冲动就增多。在一定范围内，压力感受器的传入冲动频率与动脉管壁的扩张程度成正比，因而传入神经冲动发放频率可随心动周期中动脉血压的波动而发生相应的变化。在同一血压水平，颈动脉窦压力感受器比主动脉压力感受器更敏感。

（2）传入神经：颈动脉窦压力感受器的传入神经纤维组成窦神经；窦神经合并入舌咽神经，进入延髓。主动脉弓压力感受器的传入神经纤维加入迷走神经干，同样进入延髓。延髓接受压

话重点：
压力感受
器反射

力感受器等的传入冲动,通过神经通路兴奋迷走中枢,使迷走紧张增强,抑制缩血管区神经元的活动,使交感紧张减弱(图4-23)。

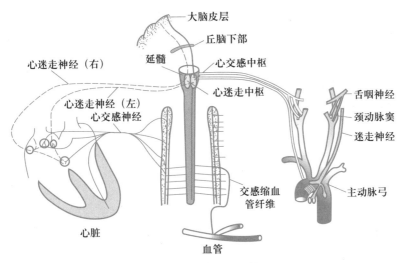

图 4-23　压力感受器反射过程

(3) 压力感受器反射过程及效应:动脉血压升高时,压力感受器传入冲动增多,通过中枢机制使心交感中枢紧张和交感缩血管中枢紧张减弱,心迷走中枢紧张加强,结果心率减慢,搏出量及心输出量减少,外周血管阻力降低,血压回降;反之,当动脉血压降低时,压力感受器传入冲动减少,使迷走中枢紧张减弱,交感中枢紧张加强,于是心率加快,心肌收缩力加强,房室传导加快,心输出量增加,外周血管阻力血压回升(图4-24)。因此,压力感受器反射的意义在于维持正常动脉血压的相对稳定。

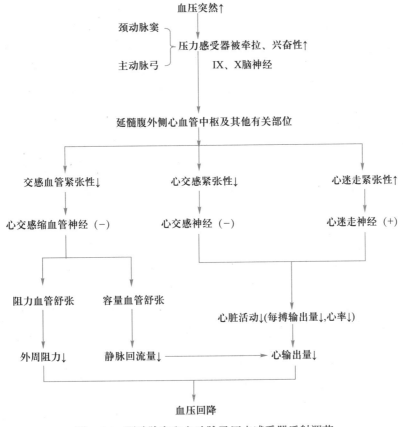

图 4-24　颈动脉窦和主动脉弓压力感受器反射调节

（4）压力感受器反射功能曲线：在动物实验中，将颈动脉窦区和其他部分隔离开，仅保留该侧窦神经与中枢的联系，切断对侧窦神经和双侧主动脉神经。人为地改变颈动脉窦内的压力，就可以引起体循环动脉血压在一定范围内随窦内压的升高而降低。窦内压与动脉血压变化的关系曲线称为压力感受器反射功能曲线。曲线的中部较陡，两端较平坦，表明当窦内压在正常动脉血压水平（大约 100 mmHg）范围内变化时，压力感受器反射最为敏感，纠正异常血压的能力最强。动脉血压偏离正常水平越远，压力感受器反射纠正能力越弱（图 4-25）。压力感受器反射功能曲线及其敏感性的测定是常用的研究压力感受器反射的实验方法。

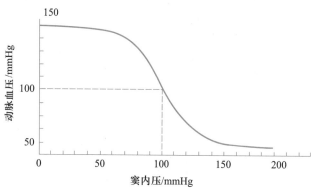

图 4-25　压力感受器反射功能曲线

在 20 世纪 30 年代，中国近代最杰出的科学家之一，生理学的主要奠基人，著名的生理学家林可胜教授，带领徐丰彦教授等人，描记了窦内压和体循环动脉压之间的关系曲线，并指出在该曲线的中点（即正常血压水平时），压力感受器反射最敏感。在阐明压力感受器反射的机制方面作出了重要贡献。

（5）压力感受器反射生理意义：压力感受器反射属于典型的负反馈调节，其生理意义主要是在短时间内快速调节动脉血压，维持动脉血压相对恒定，使动脉血压不致发生过分的波动。压力感受器反射平时对心血管活动有明显的调节作用。其在心输出量、外周血管阻力、血量、体位等发生突然变化的情况下，对动脉血压进行快速调节的过程中起重要的作用，使动脉血压不致发生过大的波动，故又称为稳压反射。生理学中常将压力感受器的传入神经称为缓冲神经（buffer nerves）。由于此反射引起的效应主要是血压下降，所以也称为降压反射。压力感受器反射对快速血压变化较为敏感，而缓慢持续的血压变化不敏感，在动脉血压的长期调节中并不起重要作用，患高血压时压力感受器反射的调节范围发生改变，即在较正常高的血压水平上进行调节，故动脉血压维持在比较高的水平。

2. 颈动脉体和主动脉体化学感受器反射　颈总动脉分叉处和主动脉弓区域下方存在有颈动脉体（carotid body）和主动脉体（aortic body）。这些小体中有特殊的感受细胞和很细微的神经末梢，共同组成化学感受器（chemoreceptor），其内有丰富的血液供应（图 4-26）。当动脉血液缺氧、CO_2 分压过高、H^+ 浓度过高时，感受器兴奋，其感觉信号分别经窦神经（合并入舌咽神经）和迷走神经传入延髓，然后使延髓内呼吸神经元和心血管活动神经元的活动发生改变。

化学感受器反射的效应主要是兴奋呼吸中枢，使呼吸加深加快（详见第五章）。同时对缩血管中枢也有兴奋作用，使皮肤、内脏和骨骼肌的血管收缩，外周阻力增大，回心血量增多。在正常情况下，化学感受器反射的作用主要是调节呼吸运动，对心血管活动的调节很少起作用。只在低氧、窒息、失血、动脉血压过低和酸中毒等情况下才明显调节心血管的活动，此时的主要意义在于重新分配血流量,优先保证心、脑等重要器官的血液供应。因此,一般认为这个反射属于应急反应。

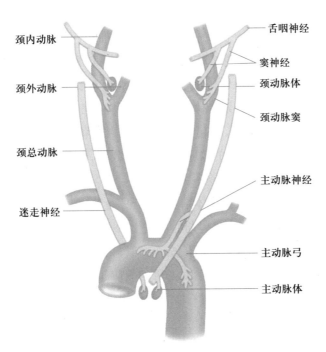

图 4-26　颈动脉窦和主动脉弓压力感受器和化学感受器

3. 心肺感受器引起的心血管反射　在心房、心室和肺循环大血管壁存在许多调节心血管活动的心肺感受器(cardiopulmonary receptor),其传入神经纤维走行于迷走神经干内,也有少数经交感神经进入中枢。引起心肺感受器兴奋的适宜刺激包括:① 牵张刺激,如心房、心室或肺循环大血管中压力升高或血容量增多而使心脏或血管壁受到牵拉时,这些感受器就兴奋。在生理情况下,心房壁的牵张主要是由血容量增多而引起的,故心房壁的牵张感受器又称容量感受器(volume receptor)。② 化学物质,如前列腺素、缓激肽等可使心肺感受器兴奋。

大多数心肺感受器受刺激时引起的效应是交感紧张减弱,心迷走紧张加强,导致心率减慢、心输出量减少、总外周阻力降低,故动脉血压下降;另外,也可以抑制肾交感神经导致肾血流量增加,减少血管升压素释放而引起肾小管和集合管对水的重吸收减少,尿量增多,血容量减少,血压下降。

4. 脑缺血反应　急性大出血、动脉血压过低或颅内压过高等原因导致脑血流量明显减少时,可发生脑缺血反应(cerebral ischemic response),表现为交感缩血管紧张显著升高,外周血管强烈收缩,动脉血压升高,有助于在紧急情况下改善脑的血液供应,维持脑血流量。

二、体液调节

心血管活动的体液调节是指血液和组织液中一些化学物质对心肌和血管平滑肌的活动发生影响,可分为全身体液调节和局部体液调节。

(一) 肾上腺素和去甲肾上腺素

肾上腺素和去甲肾上腺素在化学结构上都属于儿茶酚胺(catecholamine),是调节心血管活动的全身性体液因素之一。循环血液中的肾上腺素和去甲肾上腺素主要由肾上腺髓质分泌,其中肾上腺素约占80%,去甲肾上腺素约占20%。交感神经末梢释放的递质去甲肾上腺素也有一小部分进入血液循环。

肾上腺素主要与心肌细胞上的 β₁ 受体结合,使心率加快,心收缩力加强,心输出量增加,临床上常用作强心药。肾上腺素对血管的作用取决于血管平滑肌上 α 和 β₂ 肾上腺素受体分布的情况。在皮肤、肾、胃肠等器官的血管平滑肌上,α 肾上腺素受体占多数,使这些器官的血管收缩;在骨骼肌和肝的血管,β₂ 肾上腺素受体占多数,使这些器官的血管舒张。小剂量肾上腺素常以兴奋 β₂ 肾上腺素受体的效应为主,引起血管舒张,血压下降。大剂量时也兴奋 α 肾上腺素受体,且作用强于兴奋 β₂ 肾上腺素受体的效应,引起血管收缩,血压升高。因肾上腺素对血管的作用既有收缩又有舒张,故对外周阻力影响不大。

去甲肾上腺素主要与 α 肾上腺素受体结合,使全身血管广泛收缩,动脉血压升高,临床上常用作缩血管的升压药。去甲肾上腺素也可与心肌膜上 β₁ 肾上腺素受体结合,但较肾上腺素对心脏的作用弱。静脉注射去甲肾上腺素时可使全身血管广泛收缩,动脉血压升高;而血压升高导致压力感受器反射加强,使压力感受器反射对心脏的效应超过去甲肾上腺素对心脏的直接效应,故心率减慢。肾上腺素和去甲肾上腺素对心血管的作用见表4-3。

表4-3 肾上腺素和去甲肾上腺素对心血管的作用

体液因素	心脏	血管
肾上腺素	主要与心肌细胞上的 β₁ 受体结合,使心率加快,心收缩力加强,心输出量增加,临床上常用作强心药	使皮肤、肾、胃肠等器官血管收缩,而骨骼肌、肝、冠状血管舒张,对外周阻力影响不大
去甲肾上腺素	对心的直接作用与肾上腺素相似,使心率加快。但在整体内,由于压力感受器反射作用,使心率减慢	主要与 α 受体结合,使全身血管广泛收缩,动脉血压升高,临床上常用作缩血管的升压药

(二)肾素 - 血管紧张素系统

肾素 - 血管紧张素系统(renin-angiotensin system,RAS)是人体重要的体液调节系统,广泛存在于心肌血管平滑肌、骨骼肌、脑、肾、胰腺及脂肪等多种器官组织中,共同参与对靶器官的调节。生理情况下,对血压的调节、心血管系统的正常发育、心血管功能稳态、电解质和体液平衡的维持等均具有重要作用。

肾素是由近球细胞合成和分泌的一种酸性蛋白质,肾素可使血浆中来自肝的血管紧张素原水解而产生一个十肽的血管紧张素 I。在血浆和组织中,特别是在肺循环血管内皮表面,存在血管紧张素转换酶,可使血管紧张素 I 水解而产生一个八肽的血管紧张素 II,血管紧张素 II 在血浆和组织中的血管紧张素酶 A 的作用下,生成七肽的血管紧张素 III。大量失血、血压下降、肾血流量减少时,可刺激肾近球细胞大量分泌肾素,肾素进入血液后,使由肝合成并释放入血浆中的血管紧张素原水解,先后形成血管紧张素 I(angiotensin I,Ang I)、血管紧张素 II(Ang II)和血管紧张素 III(Ang III)。

一般而言,对体内多数组织、细胞来说,Ang I 不具有活性。血管紧张素中最重要的 Ang II 有广泛的作用:① 缩血管作用,Ang II 兴奋血管平滑肌 Ang II 受体,使全身微动脉收缩,外周阻力增高；使静脉收缩，回心血量增加，心输出量增多，故动脉血压升高。② 对中枢神经系统的作用，Ang II 可作用于中枢神经系统的神经元，使中枢对压力感受器反射的敏感性降低，交感缩血管中枢紧张性加强；并促进神经垂体释放血管升压素和催产素，增强促肾上腺皮质激素释放激素的作用等。③ 促进交感神经纤维末梢释放递质，Ang II 作用于交感神经节后纤维末梢突触前受体，促进去甲肾上腺素的释放量增多，血管平滑肌收缩，外周阻力增大，动脉血压升高。④ 刺激肾上腺皮质球状带细胞合成和释放醛固酮，构成肾素 – 血管紧张素 – 醛固酮系统（renin-angiotensin-aldosterone system，RAAS）促进肾小管对 Na^+、H_2O 的重吸收，保钠保水，使细胞外液量增加，血量增多（图 4-27）。⑤ 增强动物渴觉，导致饮水行为，血量增多。总之，Ang II 的效应均与血压升高有关，是目前已知的最强的缩血管活性物质之一。Ang III 的缩血管效应仅为 Ang II 的 10%~20%，但其刺激肾上腺皮质球状带合成和释放醛固酮的作用较强。

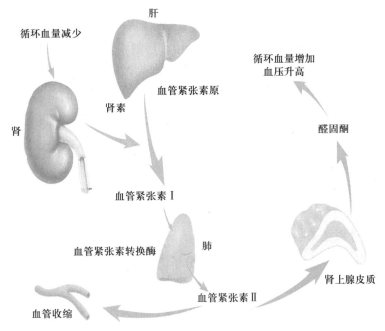

图 4-27　肾素 – 血管紧张素 – 醛固酮系统

（三）血管升压素

血管升压素（vasopressin）由下丘脑视上核和室旁核的神经元合成，经下丘脑 – 垂体束运送至神经垂体贮存，平时少量释放进入血液循环。血管升压素作用于肾远曲小管和集合管上皮细胞的 V_2 受体，促进水的重吸收，故又称抗利尿激素；也可作用于血管平滑肌的 V_1 受体，引起血管收缩。在完整机体中，生理剂量血管升压素的主要作用是抗利尿效应；只有当其血浆浓度明显高于正常时，才引起血压升高。在禁水、失水、失血等情况下，心肺容量感受器的传入冲动减少，血管升压素释放增加；血浆渗透压升高时，可刺激脑渗透压感受器，也使血管升压素释放增加。反之，血管升压素释放减少。

（四）血管内皮生成的血管活性物质

血管内皮细胞可以合成、释放多种血管活性物质，引起血管平滑肌舒张或收缩。

1. 血管内皮合成的舒血管物质　主要包括一氧化氮(NO)、前列环素和内皮超极化因子等。NO 具有高度脂溶性,可扩散至血管平滑肌细胞,激活血管平滑肌细胞内的鸟苷酸环化酶,使细胞内 cAMP 浓度升高,降低胞质内游离 Ca^{2+} 浓度,引起血管舒张。内皮细胞在基础状态下释放的 NO 参与维持血管的正常张力。NO 可抑制平滑肌细胞的增殖,对维持血管的正常结构与功能具有重要意义。NO 可以抑制血小板黏附,防止血栓形成。内皮细胞内的前列环素合成酶可以合成前列环素。内皮超极化因子降低平滑肌细胞内 Ca^{2+} 浓度,使血管舒张。

2. 血管内皮细胞生成的缩血管物质　血管内皮细胞产生收缩血管的物质,称为内皮缩血管因子。内皮素(endothelin,ET)是已知最强烈的缩血管物质之一,具有强烈而持久的缩血管效应,对体内各器官血管几乎都有收缩作用。ET 的缩血管作用持久,可能参与血压的长期调节,还参与心血管细胞的凋亡、分化和表型转化等多种病理过程,是心血管活动的重要调节因子之一。在生理情况下,血流对血管壁的切应力可促进内皮素的合成和释放。

(五) 心房钠尿肽

心房钠尿肽(atrial natriuretic peptide,ANP)是由心房细胞合成和释放的一种多肽。心房壁受牵拉可引起 ANP 释放。ANP 主要作用有:① 利钠和利尿作用,ANP 可增加肾小球滤过率,并抑制近端小管和集合管对钠的重吸收,使肾排钠和排水增多。ANP 抑制肾素、醛固酮和血管升压素的生成和释放,并对抗其作用,从而间接发挥利钠和利尿作用。② 心血管作用,ANP 可使血管舒张,外周阻力降低,降低血压;还可使每搏输出量减少,心率减慢,故心输出量减少;还具有缓解心律失常和调节心功能的作用。③ 调节细胞增殖,ANP 是一种细胞增殖的负调控因子,可抑制血管内皮细胞、平滑肌细胞和心肌成纤维细胞等多种细胞的增殖。

(六) 气体信号系统

气体信号分子是一类不同于传统细胞信号分子的小分子气体物质,它们具有在酶催化下内源性产生,不依赖于膜受体而能自由通过细胞膜,以及在生理浓度下有明显的特定功能等特性,主要有一氧化碳和硫化氢。一氧化碳和硫化氢具有舒张血管的作用。

(七) 其他体液因素

1. 激肽(kinin)　是一类具有舒血管活性的多肽类物质,最常见的有血管舒张素和缓激肽。激肽可通过内皮释放 NO 而使血管平滑肌舒张,并能增加毛细血管通透性,参与对血压和局部组织血流的调节,是已知最强烈的舒血管物质;但激肽对其他平滑肌的作用则是引起收缩。

2. 前列腺素(prostaglandin,PG)　是一族活性强、种类多的二十碳不饱和脂肪酸。全身各部的组织细胞几乎都含有合成前列腺素的前体及酶,因此都能产生前列腺素。前列腺素按其分子结构的差别,可分为多种类型。前列腺素 E_2(PGE$_2$)和前列环素(PGI$_2$)具有强烈的舒血管作用,而前列腺素 $F_{2\alpha}$(PGF$_{2\alpha}$)则使静脉收缩。

3. 组织胺(histamine)　是由脱羧酶催化组氨酸生成的。许多组织,特别是皮肤、肺和肠黏膜的肥大细胞中含有大量的组胺。当组织受到损伤或发生炎症和过敏反应时,都可释放组胺。组胺有强烈的舒血管作用,并能使毛细血管和微静脉管壁的通透性增加,组织液生成增多,导致局部水肿。

三、自身调节

在没有外来神经和体液因素的作用下,局部血管也可依赖自身舒缩活动的变化而实现对局部血流量的调节,称为血管的自身调节,一般认为主要有以下两类。

(一)代谢性自身调节机制——局部代谢产物学说

局部组织中,多种代谢产物(如 CO_2、H^+、腺苷、ATP、K^+ 等)积聚或氧分压降低,舒血管作用超过缩血管作用,结果是局部血管舒张,血流量增多。由此,组织获取了较多的氧,代谢产物被血流带走,舒血管作用减弱,局部血管又在恒定强度的全身性缩血管体液因素的作用下转为收缩。如此周而复始,形成负反馈自身调节。这种效应不仅决定了局部组织在同一时间处在开放状态的真毛细血管占其总数的百分比值,还决定了局部组织的血液灌流量。各组织器官代谢活动越强,耗氧越多,血流量也就越多。

(二)肌源性自身调节机制——肌源学说

许多血管平滑肌本身经常保持一定的紧张性收缩,称为肌源性活动。血管平滑肌还有一个特性,即当被牵张时其肌源性活动加强。因此,当供应某一器官的血液灌注压突然升高时,由于血管跨壁压增大,血管平滑肌受到牵张刺激而使其收缩活动增强。这种现象在毛细血管前阻力血管特别明显,其结果是增大器官的血流阻力,使器官的血流量不致因灌注压升高而增多,以保持器官血流量的相对稳定。

根据神经和多种体液因素参与的对动脉血压的调节过程,可将动脉血压调节分为短期调节和长期调节。短期调节是指对短时间内发生的血压变化进行调节,主要是通过神经调节方式,而当血压较长时间内发生变化时,单纯依靠神经调节不足以使血压调节到正常水平。动脉血压的长期调节主要是通过肾调节细胞外液量来实现的,构成肾 - 体液控制系统,当体内细胞外液量增多时,循环血量增多,循环血量和血管系统容量之间的相对关系发生改变,使动脉血压升高,而循环血量增多和动脉血压的升高,又能直接导致肾排钠和排水增加,将过多的体液排出体外,从而使血压恢复至正常水平,当体内细胞外液量或循环血量减少,血压下降时则发生相反的调节。

四、社会心理因素对心血管活动的影响

现代社会发展过程中引起的社会经济变化导致人类各种心理变化,心理活动有正性作用,促使人类社会向前发展;也有负性作用,导致各种社会问题和疾病。心血管疾病的发生发展与心理社会因素密切相关。

循环功能和机体的其他功能一样时刻受到社会心理因素的影响。许多心身疾病的发生和发展与社会心理因素有密切的关系,如焦虑、抑郁、某种人格特征、社会孤立及慢性的生活应激,可诱发高血压、心肌缺血、心律失常等。例如:负性生活刺激事件与高血压呈正相关。这是因为负性生活刺激事件导致一定心理刺激,引起机体紧张和应激反应。当心理应激达一定程度时,神经内分泌系统处于高唤醒状态,自主神经系统功能明显改变,交感神经活动加剧,血中儿茶酚胺浓

敬大师:
何瑞荣

度增高,心率增快,血压持续升高而不能恢复,最后导致高血压。心理健康状况越差,越易发生高血压;良好的社会支持总伴随着良好的身心状况,故保持良好的心境可使人们免受或少受压力事件的影响,进而减少高血压的发生。

因此,树立心理健康意识,学习心理调节方法、心理保健常识和技能,培养健全的人格,学会应对挫折,始终保持乐观健康的心态,有利于预防心血管疾病的发生。

第四节　器官循环

器官血流量与进出这一器官的动静脉血压差成正比,与该器官对血流的阻力成反比。但是,各器官的结构和功能特点各有不同,器官内部的血管分布又各有特征,因此,其血液供应的具体情况和调节机制也有各自的特征。本节讨论心、肺、脑几个主要器官的血液循环特征。

一、冠脉循环

心的工作量很大,每时每刻都在搏动,又经常处于连续活动状态之中,它所需要的营养物质和氧气完全依靠冠脉循环供给。因此,冠脉循环对心功能极为重要。

(一)冠脉血流的特点

1. 血压高、血流量大　冠状动脉直接开口于主动脉根部,且冠脉循环的途径短,故血压高,血流快,循环周期只需几秒钟即可完成。在静息状态下,人冠脉血流量为每百克心肌 60~80 ml/min,总的冠脉血流量约为 225 ml/min,占心输出量的 4%~5%。当心肌活动加强,冠脉达到最大舒张状态时,冠脉血流量可增加到静息时的 5 倍。

2. 心肌摄氧能力强　心肌摄氧率比骨骼肌摄氧率高约一倍。动脉血流经心脏后,其中 65%~70% 的氧被心肌摄取。100 ml 动脉血氧含量为 20 ml,其流经心脏后被摄取和利用的氧近 13 ml,静脉血中氧含量仅剩下 7 ml 左右。心肌靠提高从单位血液中摄取氧的潜力较小,故心肌需要更多的氧气时主要依赖增加血流量,冠脉循环供血不足时,极易出现心肌缺氧现象。

3. 血流量受心肌舒缩的影响,心脏舒张期供血为主　心脏血管的大部分分支深埋于心肌内,心脏在每次收缩时对埋于其内的血管产生压迫,从而影响冠脉血流。在心室收缩期,由于心肌收缩强烈压迫冠脉小血管,血流阻力大,冠状动脉血流减少。心室舒张时,对冠脉血管的压迫解除,故冠脉血流的阻力显著减小,血流量增加。静息时左心室收缩期的冠脉血流量仅占舒张期血流量的 20%~30%。可见,动脉舒张压的高低和心脏舒张期的长短是影响冠脉血流量的重要因素。体循环外周阻力增大时,动脉舒张压升高,冠脉血流量增多。心率加快时,由于心动周期的缩短主要是心脏舒张期缩短,故冠脉血流量也减少。右心室肌肉比较薄弱,收缩时对血流的影响不如左心室明显。在静息情况下,右心室收缩期的血流量和舒张期的血流量相差不多,甚至多于后者。

(二)冠脉血流量的调节

1. 心肌代谢水平的影响　冠脉血流量和心肌代谢水平呈正变关系。当心肌代谢增强时,腺苷、H^+、CO_2、乳酸等代谢产物可使冠状血管舒张,冠脉血流量增多。心肌本身的代谢水平是调节冠脉血流量最重要的因素。在各种代谢产物中,腺苷起主要作用,它可使小动脉强烈舒张。

2. 神经调节　冠状血管受交感神经和迷走神经支配。交感神经对冠状血管的直接作用是激活冠脉平滑肌的 α 肾上腺素受体,使其收缩,但交感神经兴奋又同时激活心肌的 β 肾上腺素受体,使心率加快,心肌收缩加强,耗氧量增加,从而使冠脉舒张。故交感神经兴奋时,冠状血管表现为先收缩后舒张。迷走神经对冠状血管的直接作用是使其舒张,但实际上表现不明显。因为迷走神经兴奋使心率减慢,心肌代谢率降低,这些因素可抵消迷走神经对冠状动脉的直接舒张作用。一些药物如异丙基肾上腺素对冠脉 β 肾上腺素受体作用明显。

3. 体液调节　肾上腺素和去甲肾上腺素可通过增强心肌的代谢活动和耗氧量使冠脉血流量增加;同时也可直接作用于冠脉血管 α 或 β 肾上腺素受体,引起冠脉血管收缩或舒张。甲状腺激素增多时,心肌代谢加强,耗氧量增加,可使冠脉舒张,血流量增大。血管紧张素 II 和大剂量血管升压素可使冠状血管收缩,血流量减少。

知识拓展

冠状动脉性心脏病

冠状动脉性心脏病简称冠心病,指由于脂质代谢异常,血液中的脂质沉着在原本光滑的动脉内膜上,堆积成白色斑块,类似粥样,称为动脉粥样硬化。这些斑块渐渐增多造成动脉管腔狭窄,使血流受阻,导致心脏缺血,发生心绞痛。

临床将冠心病分为隐匿型、心绞痛型、心肌梗死型、心力衰竭型(缺血性心肌病)、猝死型五个类型。其中最常见的是心绞痛型,最严重的是心肌梗死型和猝死型两种类型。

典型的冠心病心绞痛表现为阵发性胸骨后不适,多呈挤压或紧缩感,常放射至左肩、左臂、左手甚至颈部和喉部等,在激烈劳动或情绪激动、饱餐、受寒等时诱发。历时短暂,持续几秒到十几分钟,一般不超过 20 min,休息或舌下含服硝酸甘油片,即可缓解。但是如果这些症状的发作频率比平时高、严重,或者症状经过休息和服用药物,15 min 还未缓解,应该及时送医院救治。

二、肺循环

(一) 肺循环的特点

肺循环与呼吸功能配合实现肺泡和血液之间的气体交换。左右心室的每分输出量基本相同。但肺动脉及其分支较粗,管壁较薄,且肺循环的全部血管都在胸腔内,而胸腔内的压力低于大气压。这些因素使肺循环具有与体循环不同的一些特点。

1. 血流阻力小、血压低　肺动脉管壁薄,厚度仅为主动脉的 1/3。其分支短而管径较粗,具有较大的可扩张性,总横截面积大,且肺血管全部被胸内负压所包绕,故肺循环的血流阻力很小,使肺动脉压远比主动脉压低。右心室的收缩力比左心室的收缩力小,肺动脉压为主动脉压的 1/6~1/5,平均肺动脉压约为 3 mmHg。

2. 血容量变化大 肺循环的血容量约为 450 ml,占全身血量的 9%。由于肺组织和肺血管的可扩张性大,肺部血容量的变化范围也较大。用力呼气时,肺部血容量减少到约 200 ml;而深吸气时可增加到约 1 000 ml。故肺循环血管起着贮血库的作用。当机体失血时,肺循环可将一部分血液转移至体循环而起代偿作用。在每一个呼吸周期中,肺循环的血容量也发生周期性变化。吸气时血容量增多,呼气时血容量减少。因此,吸气初心输出量减少,动脉血压下降,并在吸气末降到最低点;呼气初心输出量增多,动脉血压回升,并在呼气末升至最高点。这种血压波动出现在呼吸周期中,称为动脉血压的呼吸波。

3. 无组织液存在 肺循环毛细血管平均压力约为 7 mmHg,而血浆胶体渗透压平均为 25 mmHg,故将组织中的液体吸收入毛细血管的力量较大。现在一般认为肺部组织液的压力为负压,这一负压使肺泡膜和毛细血管管壁互相紧密相贴,有利于肺泡和血液之间的气体交换。组织液负压还有利于吸收肺泡内的液体,使肺泡内没有液体积聚。在某些病理情况下,如左心衰竭时,肺静脉压力升高,肺循环毛细血管压力也随着升高,可使液体积聚在肺泡或肺的组织间隙中而产生肺水肿。

(二)肺循环血流量的调节

1. 肺泡气低氧的作用 急性或慢性的肺泡气低氧都能使肺部血管收缩,血流阻力增大。在肺泡气的 CO_2 分压升高时,低氧引起的肺部血管收缩更加显著。肺部血管收缩,肺血流减少,从而使较多的血液流经通气充足,肺泡气氧分压高的肺泡。在高海拔地区长期居住的人,因空气中氧气稀薄(氧分压过低),可引起肺循环微动脉广泛收缩,血流阻力增大,出现肺动脉高压,使右心室负荷长期加重而导致右心室肥厚。

2. 神经调节 肺循环血管受交感神经和迷走神经支配。刺激交感神经直接引起肺血管收缩和血流阻力增大;但在整体情况下,因体循环的血管收缩,将一部分血液挤入肺循环,肺循环血容量增加。刺激迷走神经可使肺血管轻度舒张,肺血流阻力稍下降。

3. 体液调节 在体液因素中,肾上腺素、去甲肾上腺素、血管紧张素 II、血栓素 A_2、前列腺素 $F_{2\alpha}$ 等能使肺循环的微动脉收缩;而前列环素、乙酰胆碱等可引起肺循环的微动脉舒张;组胺、5-羟色胺能使肺循环的微静脉收缩,但均在流经肺循环后分解失活。

三、脑循环

(一)脑循环的特点

1. 血流量大、耗氧量大 脑组织的代谢水平高,血流量较多。在静息情况下,每百克脑的血流量为 50~60 ml/min,整个脑的血流量约为 750 ml/min,占心输出量的 15%。脑组织的耗氧量也较大,在静息状态下,整个脑的耗氧量约占全身耗氧量的 20%。

2. 血流量变化小 脑位于骨性的颅腔内,其容积是固定的。颅腔被脑、脑血管和脑脊液所充满,三者容积的总和也是固定的。由于脑组织和脑脊液都是不可压缩的,故脑血管舒缩程度受到很大限制,血流量变化小。

3. 存在血-脑脊液屏障和血-脑屏障 无孔毛细血管壁和脉络丛细胞中运输各种物质的特殊载体系统是血-脑脊液屏障的基础。脑循环的毛细血管壁内皮细胞相互紧密接触,并有一定的重叠,管壁上没有小孔。同时,毛细血管和神经元之间并不直接接触,而是被神经胶质细胞隔开,这一结构特征对于物质在血液和脑组织之间的扩散起着屏障作用,称为血 – 脑屏障(blood–brain barrier)。

(二)脑血流量的调节

1. 自身调节　脑血流量取决于脑的动静脉之间的压力差和脑血管的血流阻力。在正常情况下,颈内静脉压接近于右心房压,且变化不大,故影响血流量的主要因素是颈动脉压。脑循环的正常灌注压为 80~100 mmHg。当平均动脉压在 60~140 mmHg 范围内变化时,脑血管可通过自身调节的机制使脑血流量保持恒定。平均动脉压降低到 60 mmHg 以下时,脑血流量就会显著减少,引起脑的功能障碍。反之,当平均动脉压超过 140 mmHg 时,脑血流量显著增加。

2. CO_2 和 O_2 分压对脑血流量的影响　血液 CO_2 分压升高时,使细胞外液 H^+ 浓度升高而引起脑血管扩张,血流量增加。过度通气时,CO_2 呼出过多,动脉血 CO_2 分压过低,脑血流量减少,可引起头晕等症状。脑血管对 O_2 分压很敏感,低氧能使脑血管舒张;而 O_2 分压升高可引起脑血管收缩。

3. 脑的代谢对脑血流的影响　在同一时间内,脑不同部位的血流量不尽相同。各部分的血流量与该部分组织的代谢活动成正比。脑某一部位活动加强时,该部分的血流量就增多。这可能是通过代谢产物如 H^+、K^+、腺苷的聚积及 O_2 分压降低等,引起脑血管舒张。

4. 神经调节　脑血管有交感肾上腺素能纤维和副交感胆碱能纤维分布。二者对脑血管活动的调节作用不很明显。在多种心血管反射中,脑血流量变化一般都很小。

(三)脑脊液的生成与吸收

脑脊液存在于脑室系统、脑周围的脑池和蛛网膜下腔内,相当于脑和脊髓的组织液和淋巴。成年人脑脊液总量约 150 ml,主要由脑室脉络丛上皮细胞和室管膜细胞分泌,亦有少量来自软脑膜血管和脑毛细血管滤出的液体。脑脊液主要通过蛛网膜绒毛进入硬膜静脉窦的血液。每天生成与吸收的脑脊液量为 800 ml。正常人取卧位时,脑脊液压平均为 10 mmHg。当脑脊液吸收发生障碍时,脑脊液压升高,可影响脑血流和脑的功能。

脑脊液的功能有:① 保护作用,当脑受到外力冲击时,可因脑脊液的缓冲而大大减少脑的震荡;② 作为脑和血液之间进行物质交换的媒介;③ 浸泡着脑,因浮力作用而使脑的重量减轻到 50 g 左右,减轻了脑对颅底部神经及血管的压迫;④ 回收蛋白质。

(四)血 – 脑脊液屏障和血 – 脑屏障

脑脊液与血浆的成分不同。脑脊液中含蛋白质极少,葡萄糖含量为血浆的 60%,K^+、HCO_3^- 和 Ca^{2+} 的浓度比血浆中的低,但 Na^+ 和 Mg^{2+} 的浓度较血浆中的高。这提示脑脊液是通过主动转运过程形成的,而且血中的一些大分子物质难以进入脑脊液。可见,在血液与脑脊液之间存在一道血 – 脑脊液屏障。这一屏障的结构基础由无孔的毛细血管壁和脉络丛中的特殊载体系统组成。

血液与脑组织之间也有一道屏障,可限制物质在血液和脑组织之间的自由交换,称为血 – 脑屏障。脂溶性物质如 CO_2、O_2、某些麻醉药和乙醇等,很容易通过血 – 脑屏障;而不同的水溶性物质其通透性则不同。葡萄糖和氨基酸的通透性较高,而甘露醇、蔗糖及许多离子的通透性则很低,甚至不能通透。可见,血 – 脑之间的物质交换也是主动转运过程。

血－脑脊液屏障和血－脑屏障可防止血中有毒物质侵入脑组织,对于保持脑组织周围环境的稳定有重要意义。脑损伤、脑肿瘤等可导致毛细血管的通透性增高,引起脑脊液的理化性质、血清学和细胞学特性的改变。临床用药时,应考虑这些屏障的存在,如不易通过血－脑屏障的药物可直接注入脑脊液,使之能较快地进入脑组织。

(李淑贞　冯润荷)

【应用案例1】

> 患者,女,60 岁,因突发晕厥约 15 min 入院。体格检查:体温 36℃,血压 110/65 mmHg,心率 36 次 / 分,脉搏 36 次 / 分,各瓣膜听诊区无病理性杂音。心电图提示:完全性房室传导阻滞。
>
> 思考:
>
> 1. 心脏正常起搏点的部位是哪里?
>
> 2. 心内兴奋的传导途径是什么?
>
> 3. 心内兴奋传导速度最慢的部位是哪里?
>
> 4. 什么是房室传导阻滞? 房室传导阻滞的心电图有哪些特征?

【应用案例2】

> 患者,女,54 岁,工人。因活动后心悸、气急 5 个月,加重 10 天就诊。病史:患者风湿性心脏病、二尖瓣狭窄并关闭不全 20 年。5 个月前,病情加重,吐白色泡沫痰,夜间不能平卧入睡。查体:肝大,双下肢水肿。最后诊断:心功能Ⅲ级。
>
> 思考:
>
> 1. 患者为什么夜间不能平卧入睡?
>
> 2. 患者为什么出现肝大和双下肢水肿?
>
> 3. 影响静脉回流的因素有哪些?

本章要点

＊心血管系统由心脏和血管组成。血液循环的主要功能是通过血液的流动完成体内的物质运输。

＊心脏是推动血液流动的动力器官,依靠规律性收缩、舒张交替活动完成其泵血功能。但心房、心室之所以能不停地进行有顺序的、协调的收缩与舒张相交替的活动,归根结底都是由心肌细胞动作电位的规律性发生与扩布而引起的。

＊心脏不会发生强直收缩,心肌细胞的生物电和生理特性及心脏的泵血之间是紧密联系的。影响心输出量的因素包括心脏的前负荷、后负荷、心率和心肌收缩能力。

＊动脉血压是心血管功能活动的重要指标,正常的血压才能保证各组织器官血液供应。循环系统中有足够的血液充盈是形成血压的前提条件;心室收缩和外周阻力是形成动脉血压的两大要素;大动脉弹性起到使血液连续流动和缓冲动脉血压的作用。每搏输出量、心率、外周阻力、血管容量和循环血量、大动脉的弹性作用影响动脉血压。

＊中心静脉压决定于心室收缩射血能力和静脉回心血量。微动脉与微静脉之间微血管中的血液循环组成微循环,基本功能是进行血液和组织之间的物质交换,使得组织液不断更新,内环

境保持稳态,组织细胞的新陈代谢才能正常进行。

＊神经调节通过颈动脉窦和主动脉弓压力反射维持正常动脉血压的相对稳定。肾上腺素、去甲肾上腺素、肾素 – 血管紧张素系统、血管升压素、心房钠尿肽等是重要的体液调节因素。

＊心、肺、脑器官的结构和功能特点各有不同,器官内部的血管分布又各有特征,因此其血液供应的具体情况和调节机制也有各自的特征。

随堂测

本章要点

第五章 呼吸

思维导图

【学习目标】

（一）知识目标

1. 掌握：呼吸基本过程；肺通气的动力，肺内压周期性变化，胸膜腔内压的意义；肺的弹性阻力及肺泡表面活性物质的作用及意义；肺活量、用力肺活量和肺泡通气量的概念；通气/血流比值；O_2 运输的形式及特点，氧离曲线及其影响因素，CO_2 的运输形式；血液 PCO_2、H^+ 浓度、PO_2 变化对呼吸的影响。

2. 熟悉：呼吸运动的类型；人工呼吸的原理；肺通气的非弹性阻力；补呼气量、余气量、深吸气量、功能余气量、每分通气量、最大通气量、无效腔；气体交换的原理、过程及其影响因素；肺牵张反射。

3. 了解：胸膜腔负压形成原理；呼吸中枢与呼吸节律的形成，呼吸肌本体感受性反射及防御性呼吸反射；特殊环境对呼吸的影响。

（二）技能目标

1. 运用呼吸运动过程及原理分析临床呼吸困难的病因。

2. 运用呼吸运动的调节因素来阐述不同条件下呼吸运动变化的原因，为今后临床呼吸系统疾病学习奠定基础。

（三）素质目标

1. 树立辩证唯物主义的生命观和整体观。

2. 培养健康的体魄、心理和健全的人格，养成良好的健身习惯，以及良好的行为习惯。

呼吸（respiration）指机体与外界环境之间的气体交换过程。在生物氧化过程中，机体不断消耗 O_2 并产生 CO_2。为维持内环境的稳态，机体通过呼吸从外界环境中摄取新陈代谢所需要的 O_2，并排出代谢产生的 CO_2。呼吸是维持机体生命活动所必需的基本功能之一，一旦呼吸停止，即意味着生命终结。在高等动物和人，呼吸过程是由三个相互衔接并同时进行的环节来完成（图 5-1），包

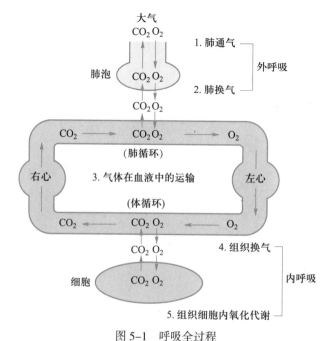

图 5-1 呼吸全过程

括：① 外呼吸，包括肺通气和肺换气。肺通气是指肺与外界的气体交换过程，肺换气是肺泡与肺毛细血管之间的气体交换过程。② 气体在血液中的运输。③ 内呼吸，又称为组织换气，即组织毛细血管与组织细胞之间的气体交换过程。

第一节　肺通气

肺通气（pulmonary ventilation）是指肺与外界环境之间的气体交换过程。实现肺通气的结构包括呼吸道、肺泡、胸膜腔、膈和胸廓等。呼吸道是气体进出肺的通道，由鼻、咽、喉、气管、支气管组成。随着呼吸道的不断分支，从气管到肺泡囊共分支 23 级，整个呼吸道好像一棵倒置的树，称为气管 - 支气管树。呼吸系统的主要功能是：① 呼吸道是气体流通之道，具有加温、加湿、过滤、清洁气体及引起防御反射等保护功能；② 肺泡是肺换气的主要场所，正常成年人两肺肺泡总数约 7 亿个；③ 胸膜腔是连接肺泡和胸廓的重要结构，胸膜腔负压使肺在呼吸过程中能随胸廓的张缩而张缩；④ 膈和呼吸肌则是产生呼吸运动的动力组织。

一、肺通气的动力

气体进出肺取决于肺通气动力和肺通气阻力的相互作用。气体总是从压力高处流向压力低处。推动气体进出肺的动力来自大气压和肺内压之间的压力差。在一定的海拔高度，大气压相对恒定，压力差主要取决于肺内压的变化。在自然呼吸时，肺内压的变化主要由肺的扩大和缩小引起。肺本身并不能主动舒缩而改变容积，其容积大小依赖于胸廓的扩大和缩小。而胸廓的扩大与缩小是由呼吸肌的收缩和舒张实现的。可见，大气与肺泡气之间的压力差是肺通气的直接动力，而呼吸肌舒缩产生的呼吸运动则是肺通气的原动力。

（一）呼吸运动

呼吸运动（respiratory movement）是指呼吸肌的收缩和舒张引起胸廓节律地扩大与缩小。呼吸运动包括吸气运动和呼气运动。参与呼吸运动的肌肉称呼吸肌。吸气肌主要有膈肌和肋间外肌，呼气肌主要有肋间内肌和腹肌。此外，还有一些辅助呼吸肌，如斜角肌、胸锁乳突肌等。

1. 呼吸运动的过程　平静呼吸时，吸气运动主要由膈肌和肋间外肌收缩引起。膈肌呈穹隆状，位于胸腔与腹腔之间，构成胸腔底部，静止时向上隆起。当膈肌收缩时，穹顶下降，胸腔上下径增大。成年人膈肌每下降 1 cm，胸腔容积增大约 250 ml。肋间外肌起自上位肋骨的下缘，斜向前下方行走，止于下位肋骨的上缘，当肋间外肌收缩时，肋骨上提并外展，胸腔前后径和左右径均增大。当膈肌和肋间外肌收缩时，使胸腔上下径、前后径、左右径增大，胸腔容积增大，肺容积随之增大，肺内压下降，当肺内压低于大气压时，气体进入肺泡，形成吸气运动。

平静呼吸时，呼气运动的产生是由膈肌和肋间外肌舒张所引起的。膈肌舒张时，使膈肌上移，胸腔上下径减小；肋间外肌舒张，肋骨和胸骨下降回位，胸腔前后径和左右径均减小。肺回缩使肺容积减小，引起肺内压升高，当肺内压超过大气压时，气体排出肺，形成呼气运动。

2. 呼吸运动的类型　根据参与呼吸运动的呼吸肌的用力程度、主次、多少，可将呼吸运动分为不同的类型。

（1）平静呼吸和用力呼吸：平静呼吸（eupnea）是指正常人在静息状态下的呼吸运动，其特点是呼吸平稳、均匀，频率为 12~18 次 / 分，随年龄、性别、肌肉活动和情绪等改变而变化。平静呼吸时，吸气运动是由于膈肌和肋间外肌的收缩，肌肉对外做功，是主动过程；而呼气运动是由膈肌和肋间外肌舒张引起的胸廓和肺弹性回位，是被动过程。用力呼吸（labored breathing）或深呼吸（deep breathing）是指当机体运动时，或者吸入气中 O_2 含量减少或 CO_2 含量增加时，呼吸运动加深加快。用力吸气时，除膈肌与肋间外肌加强收缩外，辅助呼吸肌（胸锁乳突肌、斜角肌等）也参与收缩，使胸腔容积进一步扩大，肺内压比平静吸气时更低，与大气压之间差值进一步增大，从而吸入更多气体。用力呼气时，除吸气肌舒张外，呼气肌（肋间内肌和腹肌等）也参与收缩。肋间内肌的走行方向与肌间外肌相反，收缩时下拉胸骨和肋骨，从而使胸腔的前后径和左右径进一步减小；腹肌收缩时，腹腔内压增大，使膈顶向上，从而使胸腔的上下径增大。可见由于呼气肌的参与，使胸腔容积和肺容积进一步缩小，呼出更多气体。因此，用力呼吸时，吸气和呼气均是主动过程。机体在缺氧、CO_2 增多或通气阻力增大等病理情况下，可出现呼吸困难（dyspnea），表现为呼吸显著加深，鼻翼扇动等现象，同时主观上有喘不过气的感觉（图 5-2）。

（2）腹式呼吸和胸式呼吸：腹式呼吸（abdominal breathing）是以膈肌舒缩为主的呼吸运动，由于膈肌舒缩引起腹腔内的器官位移，造成腹部的起伏。胸式呼吸（thoracic breathing）是以肋间外肌舒缩为主的呼吸运动，主要表现为胸部的起伏。正常成年人大多是腹式呼吸和胸式呼吸同时存在，为混合式呼吸。婴幼儿因肋骨的排列与脊柱基本垂直，不易扩大胸腔容积，以腹式呼吸为主。胸廓病变如胸膜炎、肋骨骨折等，由于胸廓运动受限，也呈腹式呼吸。妊娠后期、腹膜炎症或严重腹水时，因膈肌运动受限，常以胸式呼吸为主。

（二）呼吸时肺内压变化

肺内压（intrapulmonary pressure）是指肺泡内的压力。在呼吸过程中，肺内压发生周期性的变化。吸气时，肺容积增大，肺内压降低，当肺内压低于大气压时，气体进入肺，随着肺内气体增多，肺内压逐渐升高，当肺内压增至等于大气压时，气流停止即吸气暂停；呼气时，肺容积缩小，肺内压升高，当肺内压高于大气压，气体由肺泡内流出，随着肺内气体逐渐减少，肺内压逐渐降低，当肺内压降至与大气压又相等，气流停止即呼气暂停。在呼吸暂停、声带开放、呼吸道通畅的情况下，肺内压与大气压相等。呼吸过程中，肺内压变化的幅度与呼吸运动的深浅、缓急和呼吸道通畅程度等有关。平静呼吸时，肺内压变化幅度较小，吸气时低于大气压 1~2 mmHg，呼气时高于大气压 1~2 mmHg（图 5-3）。用力呼吸时，肺内压的变化幅度有所增加，用力吸气时，肺容积明显增大，肺内压显著下降，可比大气压低 30~100 mmHg。用力呼气时，肺容积明显减小，肺内压显著增大，可比大气压高 60~140 mmHg。

肺内压与大气压之间的压力差促使气体进出肺，而肺内压的周期性变化是肺通气的直接动力。这一点具有重要的临床意义。自主呼吸停止时，用人为的方法建立肺内压与大气压之间的压力差，即可维持肺通气，这就是人工呼吸（artificial respiration）。

知识拓展

人 工 呼 吸

由于肺内压和大气压之间的压力差是推动气体流动的直接动力，可采用人为的方法建立肺内压与大气压的压力差,来维持肺通气。常用的人工呼吸方法有两类:一是负压法,人为使胸廓节律性扩大和缩小,从而实现肺通气,如压背法、提臂压胸法;其二是正压法,即利用高压向肺内送入气体,使肺扩张,然后停止输送气体,肺自然回缩,如口对口人工呼吸。在实施人工呼吸时,首先要保证呼吸道的通畅,否则抢救是无效的。

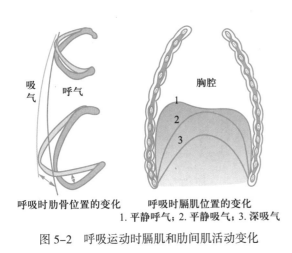

呼吸时肋骨位置的变化　　呼吸时膈肌位置的变化
1. 平静呼气;2. 平静吸气;3. 深吸气

图 5-2　呼吸运动时膈肌和肋间肌活动变化

图 5-3　呼吸过程中肺内压、胸膜腔
内压和呼吸气肺容积的变化

话重点:
胸膜腔内压

(三) 胸膜腔内压

在呼吸过程中,肺容积随胸廓容积的变化而改变。肺之所以会随胸廓的运动而舒缩,取决于胸膜腔的存在和胸膜腔内压。

1. 胸膜腔的结构　　胸膜腔由紧贴于肺表面的脏层胸膜和紧贴于胸廓内壁的壁层胸膜组成,是一个密闭的潜在腔隙。胸膜腔内没有气体,只有少量浆液。一方面浆液具有润滑作用,减少呼吸时两层胸膜间的摩擦;另一方面浆液分子间的内聚力使脏层胸膜与壁层胸膜紧紧相贴而不易分开,使无自主舒缩能力的肺能够随胸廓运动而扩大和缩小。

2. 胸膜腔内压的测定　　胸膜腔内压(intrapleural pressure)是指胸膜腔内的压力。胸膜腔内压可用直接法和间接法来测定。直接法是将连接检压计的针头刺入胸膜腔内,从检压计直接读取。由于直接法有刺破胸膜脏层和肺的危险,对机体有创伤,一般用于动物实验。间接法是让受试者吞下带有气囊的导管至下胸段食管,由于食管壁薄而柔软,通过测定食管内压来间接反映胸膜腔内压力的变化。

测量表明,胸膜腔内压在呼吸过程中发生周期性变化。平静吸气末,比大气压低 5~10 mmHg;平静呼气末,比大气压低 3~5 mmHg(图 5-3)。胸膜腔内压是相对于大气压而言,假设大气压为0,胸膜腔内为负压,又称为胸膜腔负压或胸内负压。肺通气阻力增大时,胸膜腔内压波动幅度会明显增大。在关闭声门,用力吸气时,胸膜腔内压可降至 -90 mmHg;用力呼气时,胸膜腔内压可升高至 110 mmHg。

3. 胸膜腔负压形成机制　　由于胸膜腔内没有气体,少量浆液产生的压力可以忽略不计。因此,胸膜腔内压是由作用于胸膜脏层上的力所形成的,与肺和胸廓的自然容积不同有关。在人体生长发育的过程中,胸廓的生长速度快于肺,使胸廓的自然容积大于肺的自然容积。由于两层胸膜紧贴在一起,因此肺被胸廓牵拉而始终处于扩张状态,只是在呼气时被扩张的程度较吸气时小些。而被扩张的肺产生向内的回位力牵拉胸廓,使其容积趋于缩小。当胸廓的容积小于自然容积时,胸廓产生向外的回位力。在肺的内向回位力和胸廓的外向回位力的作用下,形成了胸膜腔负压(图5-4)。随着个体的生长发育,肺和胸膜的容积差增大,胸膜腔负压也逐渐增大。

胸膜腔实际上通过脏层胸膜受到两种力的作用,即促使肺泡扩张的肺内压与促使肺泡缩小的肺回缩压。这两种力方向相反,胸膜腔内压等于肺内压与肺回缩力的代数和(胸膜腔内压 = 肺内压 – 肺回缩力);在吸气末或呼气末,气流停止,肺内压等于大气压,若将大气压视为零(胸膜腔内压 = – 肺回缩力)。由此可见,胸膜腔负压实际上是由肺回缩力所决定的。吸气时,肺扩张,肺的回缩力增大,胸膜腔负压增大。呼气时,肺缩小,肺的回缩力减小,胸膜腔负压也减小。

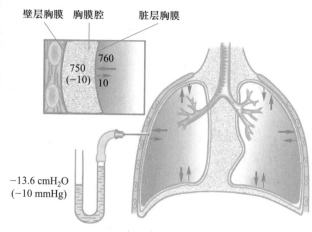

图 5-4　胸膜腔负压产生

正常情况下,由于肺处于扩张状态,总是表现出回缩的倾向,所以胸膜腔内压为负值,并且随呼吸过程的变化而发生改变。

4. 胸膜腔负压的生理意义　① 维持肺处于扩张状态而不萎陷,使肺能随胸廓的运动而扩大或缩小,保证肺通气和肺换气。② 作用于胸腔内一些管壁薄、可扩张性大的管道(如腔静脉、胸导管等)使其扩张,降低管内压,有利于静脉血和淋巴液的回流。

胸膜腔保持密闭是胸膜腔负压形成的重要前提。因此,当胸膜腔的密闭性遭到破坏,如胸膜破裂(如胸壁贯通伤或肺损伤累及胸膜脏层时),气体进入胸膜腔内造成气胸(pneumothorax)。此时,由于大量的气体进入使胸膜腔负压减小,甚至消失,肺将因其本身的回缩力而塌陷,形成肺不张,从而降低肺通气功能;同时胸膜腔内压升高,使静脉和淋巴回流受阻,使静脉回心血量减小。严重的气胸不仅影响呼吸功能,也影响循环功能,甚至危及生命。

综上所述,呼吸肌的舒缩是肺通气的原动力,由于胸膜腔的结构和胸膜腔负压的存在,使肺处于扩张状态并随胸廓的运动而扩大或缩小。由于肺容积的周期性变化,进而产生了肺内压与外界大气之间的压力差,为肺通气提供了直接动力。

二、肺通气的阻力

肺通气过程中,动力必须克服阻力才能实现肺通气。气体在进出肺的过程中遇到的阻力,称为肺通气阻力。肺通气阻力分为两种:一是弹性阻力,包括肺的弹性阻力和胸廓的弹性阻力;二是非弹性阻力,包括气道阻力、惯性阻力和组织的黏滞阻力,其中以气道阻力为主。平静呼吸时,弹性阻力约占总阻力的70%,非弹性阻力约占总阻力的30%。肺通气的阻力增大是临床上肺通气障碍最常见的原因。

(一)弹性阻力和顺应性

弹性阻力(elastic resistance)是指弹性体受外力作用下变形时,产生的对抗变形的力。胸廓和肺都是弹性体,当呼吸运动改变其容积时都会产生弹性阻力。弹性体的弹性阻力不易测量,可用顺应性来反映。顺应性(compliance,C)是指弹性体在外力作用下发生变形的难易程度。顺应性与弹性阻力呈反变关系,若弹性体顺应性大,易发生变形,表明其弹性阻力小;若弹性体顺应性小,不易变形,表明其弹性阻力大。在空腔器官,顺应性的大小可用单位跨壁压变化(ΔP)所引起的容积变化(ΔV)来表示,单位为 L/cmH_2O,即:

$$顺应性(C) = 容积变化(\Delta V) / 压力变化(\Delta P)$$

1. 肺顺应性　肺在被扩张时产生弹性回缩力,弹性回缩力可对抗外力引起的肺扩张。肺弹性阻力用肺顺应性(lung compliance,C_l)来表示,即:

$$肺顺应性(C_l) = 肺容积的变化(\Delta V) / 跨肺压的变化(\Delta P)$$
$$跨肺压 = 肺内压 - 胸膜腔内压$$

肺顺应性的测定:测定肺顺应性时,采用分步吸气(或向肺内充气)或分步呼气(或从肺内抽气)的方法,每步吸气或呼气后,在测试者屏气并保持气道通畅的情形下测定肺容积和胸膜腔内压。根据每次测得的数据绘制的压力 – 容积曲线(pressure-volume curve),即肺的顺应性曲线。因为是在呼吸道无气流时测得的,也称肺的静态顺应性(static compliance)。曲线的斜率反映肺的顺应性或肺弹性阻力的大小。曲线斜率小,表示肺顺应性小,肺弹性阻力大;曲线斜率大,表示肺顺应性大,肺弹性阻力小。生理条件下,成年人在平静呼吸时,肺的顺应性约为 0.2 L/cmH_2O。

不同个体的肺总量不同,肺总量影响肺顺应性。吸入相同容积的气体后,肺总量大者与肺总量小者肺扩张的百分比不同。肺总量小的肺扩张比例大,弹性回缩力大,顺应性小;而肺总量大的肺扩张比例小,弹性回缩力小,顺应增大。为了排除肺总量的影响,可测定单位肺容量的顺应性,即比顺应性,可以用来比较不同个体的肺弹性阻力。由于平静吸气是从功能余气量开始的,肺的比顺应性可用下式计算:

$$比顺应性 = 平静呼吸时测得的肺顺应性(L/cmH_2O) / 功能余气量(L)$$

2. 肺弹性阻力　包括肺泡表面液体层所形成的表面张力和肺弹性纤维的弹性回缩力。其中前者约占肺弹性阻力的 2/3,后者约占 1/3。

(1) 肺泡表面张力:肺泡内表面覆盖着薄层液体,与肺泡内气体形成液 – 气界面。在液 – 气界面上,液体分子间的吸引力远大于液体分子与气体分子之间的吸引力,液体分子间的吸引力有使液体表面尽量缩小的倾向。这种存在于液 – 气界面的能使液体表面缩小的力称表面张力(surface tension)。由于肺泡是半球状囊泡,肺泡表面液体层形成的表面张力的合力方向指向肺泡中央,是使肺泡趋于缩小的力。

肺泡表面张力较大,它的存在会对呼吸带来以下影响。① 有利于肺泡的回缩,阻碍肺泡的扩张,使吸气的阻力增大。② 使相通的大小肺泡内压不稳定。肺由大约 3 亿个大小不等的肺泡构成,不同大小的肺泡彼此连通(图 5-5)。根据拉普拉斯(Laplace)定律,$P=2T/r$,公式中 P 是肺泡液 – 气界面的压强(单位是 N/m^2),使肺泡回缩;T 是肺泡液 – 气界面的表面张力系数;r 是肺泡的半径。若张力系数不变,肺泡的回缩力与其半径成反比关系。也就是小肺泡的回缩力大,大肺泡的回缩力小。由于小肺泡的回缩压大于大肺泡,气体将从小肺泡流入大肺泡,最终使大肺泡膨胀,甚至破裂,而小肺泡则萎缩,肺泡失去稳定性。③ 促进肺泡内液体积聚。肺泡表面张力合力是指向肺泡中央的,对肺毛细血管和肺组织间液间质产生"抽吸"作用,使肺泡组织液生成增加,可能会导致肺水肿。但由于肺内存在肺泡表面活性物质(alveolar surfactant),以上这些情况正常时并不会发生。

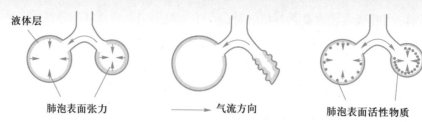

图 5-5 大小不同的肺泡内压及气流方向

（液体层、肺泡表面张力、气流方向、肺泡表面活性物质）

肺泡表面活性物质是由肺泡Ⅱ型细胞合成并分泌的含脂质和蛋白质的混合物,其主要成分是二棕榈酰磷脂酰胆碱(dipalmitoyl phosphatidyl choline, DPPC)。DPPC分子一端是非极性疏水的脂肪酸,另一端是亲水的极性胆碱基团。因此,肺泡表面活性物质以单分子层的形式垂直排列在肺泡液-气界面,亲水端插入液体层中,疏水端朝向肺泡腔,从而减少液体分子之间的相互吸引。并且肺泡表面活性物质的分布密度随肺泡的扩张或缩小而改变。肺泡表面活性物质的主要作用是降低表面张力,减少肺泡的回缩力,可使肺泡表面张力下降至原来的1/10~1/5。肺泡表面活性物质具有下列重要生理意义:① 大大降低表面张力,减小肺回缩力,减小吸气阻力,有利于肺的扩张,减小吸气做功。② 调节大小肺泡内压,有利于维持肺泡稳定。因为表面活性物质的密度随肺泡半径的不同而改变,肺泡半径减小密度增大,反之半径增大而密度减小。故在小肺泡或呼气时,表面活性物质分子密度较大,降低肺泡表面张力的作用较强,肺泡表面张力变小,从而防止肺泡塌陷;而大肺泡或吸气时,表面活性物质密度较小,降低肺泡表面张力的作用较弱,肺泡表面张力增加,防止肺泡过度膨胀,这样就使大小肺泡的稳定性得以维持。③ 防止肺水肿。表面活性物质可减小表面张力对肺泡间质液体的抽吸作用,防止肺泡内液体积聚,同时有利于肺泡处气体交换。

知识拓展

新生儿呼吸窘迫综合征

胚胎发育过程中,在妊娠25~30周时,肺泡Ⅱ型细胞开始合成和分泌表面活性物质,以后分泌逐渐增多,至分娩时达到高峰。早产儿易缺乏肺泡表面活性物质,易出现肺不张和形成肺泡内表面透明质膜,发生新生儿呼吸窘迫综合征(neonatal respiratory distress syndrome, NRDS),导致死亡。由于肺泡液与羊水相通,可通过检测羊水中肺泡表面活性物质的含量,了解肺发育的成熟状态,以便采取措施预防NRDS的发生。若发现肺泡表面活性物质缺乏,可适当延长妊娠时间、用药物(糖皮质激素)促进其合成,出生后即刻给予外源性肺泡表面活性物质进行替代治疗,预防新生儿呼吸窘迫综合征的发生。成年人患肺炎或肺栓塞时,也可因肺泡表面活性物质的减少而出现肺不张。

(2) 肺弹性回缩力:来自肺组织内的弹性纤维和胶原纤维等。肺被动扩张时,这些弹性成分被牵拉趋于回缩。在一定范围内,肺被扩张得越大,肺弹性回缩力也越大,即弹性阻力越大,反之亦然。

综上,肺弹性阻力对吸气起阻力作用,而对呼气来说有动力作用。当肺泡表面活性物质缺乏或肺组织纤维化时,吸气阻力增大,肺顺应性降低,但呼气阻力减小,因此不利于吸气而有利于呼气。肺弹性纤维破坏,如肺气肿时,肺回缩力减小,顺应性增大,而呼气阻力增大,因此利于吸气而不利于呼气。这些情况均可使肺通气功能下降。

3. 胸廓弹性阻力和顺应性　胸廓的弹性阻力来自胸廓的弹性成分。胸廓弹性阻力的方向与胸廓扩张程度有关。当胸廓处于自然位置(平静吸气末,肺容量约为肺总量的67%)时,胸廓不变形,不表现出弹性阻力;当胸廓小于自然位置(平静呼气末,肺容量小于肺总量的67%)时,胸廓的弹性阻力向外,是吸气的动力,呼气的阻力;当胸廓大于自然位置(深吸气状态,肺容量大于肺总量的67%)时,其弹性阻力向内,与肺回缩力方向相同,构成吸气的阻力,呼气的动力。所以胸廓的弹性阻力既可能是吸气或呼气的阻力,也可能是吸气或呼气的动力,这根据胸廓的位置而定。与胸廓的弹性阻力不同的是,肺的弹性阻力永远是吸气的阻力,是呼气的动力(图5-6)。胸廓的弹性阻力用其顺应性表示:

$$\text{胸廓顺应性}(C_{chw}) = \text{胸廓容积的变化}(\Delta V) / \text{跨胸壁压的变化}(\Delta P)$$

式中跨胸壁压为胸膜腔内压与胸壁外大气压之差。正常人的胸廓顺应性为0.2 L/cmH₂O,可因肥胖、胸廓畸形、胸膜增厚和腹内占位病变等而降低,但在临床上因胸廓弹性阻力增大而发生肺通气障碍的情况较少见,所以临床意义相对较小。

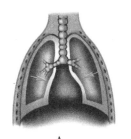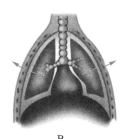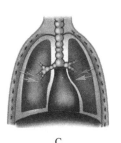

A. 平静吸气末;　B. 平静呼气末;　C. 深吸气时

图5-6　不同状态下肺与胸廓弹性阻力的关系

(二) 非弹性阻力

非弹性阻力(inelastic resistance)包括惯性阻力、黏滞阻力和气道阻力。惯性阻力(inertial resistance)是指气流在发动、变速、换向时因气流和组织惯性所产生的阻止肺通气的力。黏滞阻力(viscous resistance)是指呼吸时组织相对位移发生的摩擦。平静呼吸时,呼吸频率低,气流速度慢,惯性阻力和黏滞阻力较小。气道阻力(airway resistance)是指气体通过呼吸道,气体分子间及气体分子与气道管壁之间的摩擦力,是非弹性阻力的主要部分,占80%~90%。气道阻力虽然仅占呼吸总阻力的1/3左右,但是气道阻力增加却是临床上通气障碍最常见的病因。气道阻力可用维持单位时间内气体流量所需要的压力差来表示:

$$\text{气道阻力} = \text{大气压与肺内压之差}(cmH_2O) / \text{单位时间内气体流量}(L/s)$$

气道阻力受气道口径、气流速度和气流形式等因素的影响,其中气道口径是影响气道阻力的主要因素。气道阻力与气道半径的4次方成反比,当气道口径减小时,气道阻力显著增大。气道阻力与气体流速呈正变关系,气流速度快,气道阻力大;气流速度慢,则阻力小。气流形式有层流和涡流。层流阻力小,涡流阻力大。气流太快或气道管腔不规则时易发生涡流,气道阻力增大。如气管内有异物、黏液时,应及时清除异物、排出痰液等以减少涡流,降低气道阻力。

正常成年人平静呼吸时,总气道阻力为1~3 cmH₂O/(L·s),主要发生于上呼吸道。大气道(气道口径>2 mm)特别是主支气管以上的气道(鼻、咽、喉、气管),因总横截面积小,气流速度快,且管道弯曲,容易形成涡流,故是产生气道阻力的主要部位,占总气道阻力的80%~90%。因此对某

讲科普:
关注哮喘

第一节　肺通气

些严重通气不良患者做气管切开术,可大大减小气道阻力,从而有效地改善肺通气。小气道(气道口径<2 mm)的总横截面积约为大气道的30倍,气流速度慢,且以层流为主,形成的阻力小,约占总气道阻力的10%。当小气道平滑肌收缩时,小气道阻力则成为气道阻力的重要成分。

影响气道口径的主要因素有:① 跨肺压,即呼吸道内外的压力差。吸气时,胸膜腔内压负值增大,跨肺压增大,管径被动扩张,气道减小;反之,呼气时气道阻力增大。② 肺实质对气道壁的牵引,小气道的弹性纤维和胶原纤维与肺的纤维彼此穿插,起到了牵引气道壁的作用。吸气时气道外组织牵引气道壁,使气道口径增大,气道阻力减小;呼气时,牵引作用减小,气道口径减小,气道阻力增大。③ 自主神经,气道管壁平滑肌接受迷走神经和交感神经双重支配。迷走神经兴奋时气道平滑肌收缩,管径缩小,气道阻力增大;交感神经兴奋则气道平滑肌舒张,管径增大,气道阻力减小。故临床上常用拟肾上腺素能药物解除支气管痉挛,缓解呼吸困难。④ 化学因素,儿茶酚胺和前列腺素 E_2 可使气道平滑肌舒张,气道阻力减小;前列腺素 $F_{2\alpha}$、组胺、5- 羟色胺等,则可引起气道平滑肌强烈收缩,使气道阻力增加。

三、肺通气功能的评价

肺通气是呼吸过程的重要环节之一。肺通气过程受呼吸肌的收缩活动、肺和胸廓的弹性特征及气道阻力等多种因素的影响。呼吸肌麻痹、肺和胸廓的弹性改变及气胸引起肺扩张受限,发生限制性通气不足;支气管平滑肌痉挛、气道内异物、气管和支气管黏膜腺体分泌过多,以及气道外肿瘤压迫引起气道半径减小或气道阻塞时,发生阻塞性通气不足。对患者肺通气功能的测定,不仅可以明确是否存在通气功能障碍,还可以鉴定肺通气功能障碍的类型。

(一)肺容积和肺容量

肺容积和肺容量是评价肺通气功能的基础。

1. 肺容积(pulmonary volume) 指不同状态下,肺所能容纳的气体量,分为潮气量、补吸气量、补呼气量和余气量四种互不重叠的基本肺容积,相加之和等于肺总量(图5-7)。

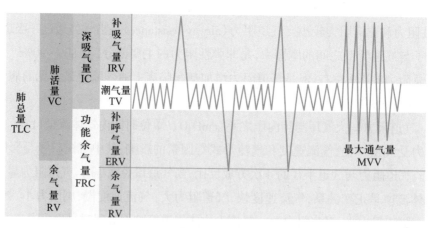

图 5-7 肺容积

(1) 潮气量(tidal volume,TV):平静呼吸时,每次吸入或呼出的气量为潮气量。正常成年人为0.4~0.6 L,平均约0.5 L。运动时,潮气量增大。潮气量的大小取决于呼吸肌收缩的强度、肺和胸廓的特性及机体的代谢水平。

（2）补吸气量（inspiratory reserve volume，IRV）：平静吸气末，再尽力吸气所能吸入的气量，称补吸气量。正常成年人为 1.5~2.0 L。补吸气量反映吸气储备能力。

（3）补呼气量（expiratory reserve volume，ERV）：平静呼气末，再尽力呼气所能呼出的气量，称补呼气量。正常成年人为 0.9~1.2 L。补呼气量反映呼气储备能力。

（4）余气量（residual volume，RV）：最大呼气后，存留于肺内不能呼出的气量，称余气量。正常成年人为 1.0~1.5 L。支气管哮喘和肺气肿患者因呼气困难而使余气量增加。

2. 肺容量　肺容积中两项或两项以上的联合气量，称为肺容量（pulmonary capacity），包括深吸气量、功能余气量、肺活量和肺总量（图 5–7）。

（1）深吸气量（inspiratory capacity，IC）：平静呼气末，最大吸气所能吸入的气体量，称为深吸气量。它是潮气量和补吸气量之和，是衡量肺通气潜力的一个重要指标。胸廓、胸膜、肺组织和呼吸肌等发生病变，深吸气量减少。

（2）功能余气量（functional residual capacity，FRC）：平静呼气末，存留在肺内的气体量为功能余气量。它是补呼气量与余气量之和。正常成年人约为 2.5 L。由于功能余气量的稀释作用，使吸气时进入肺泡内空气氧分压（PO_2）不致太高，二氧化碳分压（PCO_2）不致太低；呼气时，肺内 PO_2 不会降得太低，PCO_2 不会升得太高，以保证肺换气的进行。功能余气量的生理意义是缓冲吸气过程中肺泡气 PO_2 和 PCO_2 的变化幅度，有利于肺换气。

（3）肺活量和用力呼气量：最大吸气之后，尽力呼气所能呼出的最大气量称为肺活量（vital capacity，VC）。它是潮气量、补吸气量与补呼气量三者之和。肺活量与身材、性别、年龄、体位、呼吸肌强弱等因素有关。正常成年男性平均为 3.5 L，女性约为 2.5 L。肺活量反映了一次呼吸的最大通气能力，通常肺活量越大，肺的通气功能越好。因其测定方法简便，可重复性好，是肺功能测定的常用指标。

由于肺活量测定时，对呼气时间没有限制，一些通气功能障碍，如肺组织弹性降低或气道狭窄的患者，如果延长呼气时间，所测得肺活量仍可能在正常范围内。因此，肺活量难以充分反映肺组织的弹性状态和气道通畅程度，即不能充分反映通气功能，为此提出了用力肺活量和用力呼气量的概念。用力肺活量（forced vital capacity，FVC）指最大吸气后，以最快速度用力呼气所呼出的最大气体量。正常情况下，用力肺活量略小于肺活量。用力呼气量（forced expiratory volume，FEV）指一次最大吸气后，以最快速度用力呼气，在一定时间内呼出的气体量，并计算其所占用力肺活量的百分数来表示。通常测量第 1、2、3 秒末用力呼气体量占用力肺活量的百分比，分别为 83%、96%、99%，其中 FEV_1 是临床反映肺通气功能最常用的指标。肺弹性降低或阻塞性肺疾患，FEV_1 可明显降低，因此 FEV_1/FVC 减小；而在肺纤维化等限制性肺疾患，FEV_1 和 FVC 均下降，FEV_1/FVC 仍基本正常。时间肺活量反映肺的动态呼吸功能（图 5–8）。

（4）肺总量：肺所能容纳的最大气体量为肺总量

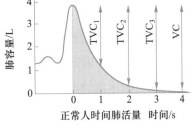

正常人时间肺活量　时间/s

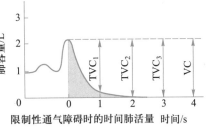

限制性通气障碍时的时间肺活量　时间/s

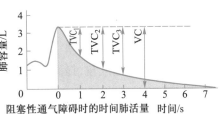

阻塞性通气障碍时的时间肺活量　时间/s

图 5–8　限制性通气障碍时间肺活量

(total lung capacity, TLC)。它是潮气量、补吸气量、补呼气量和余气量之和,也等于肺活量和余气量之和。肺总量可因性别、年龄、身材、运动锻炼情况和体质改变而异,成年男性平均为5 L,女性约3.5 L。

(二)肺通气量和肺泡通气量

1. 每分通气量　每分钟吸入或呼出肺的气体量称为每分通气量(minute ventilation volume),等于潮气量乘以呼吸频率,也称为肺通气量(pulmonary ventilation)。平静呼吸时,正常成年人呼吸频率为12~18次/分,潮气量为0.5 L,则每分通气量为6.0~9.0 L。每分通气量随性别、年龄、身材和活动量的不同而有所差异。剧烈运动和重体力劳动时,每分通气量增大。最大限度地进行深而快呼吸时,每分钟所能吸入或呼出的最大气量为最大随意通气量(maximal voluntary ventilation, MVV)。它反映单位时间内充分发挥全部通气能力所能达到的通气量,是评价个体能进行多大运动量的一项重要生理指标。测定时,一般只测量15 s,将所测得的值乘4即得每分钟最大随意通气量。健康成年人一般可达70~120 L。将平静呼吸时的每分通气量与最大随意通气量进行比较,可反映通气功能的储备能力,通常用通气储量百分比表示:

$$通气储量百分比 = \frac{最大随意通气量 - 每分平静通气量}{最大随意通气量} \times 100\%$$

正常成年人的通气储量百分比应等于或大于93%。若小于70%,表示通气储备功能不良。

2. 无效腔　在呼吸过程中,每次吸入的气体并非完全到达肺泡内。每次吸入的气体中,一部分停留在鼻或口至终末细支气管的呼吸道内,这部分气体不参与肺泡与血液之间的气体交换,将这部分气道容积称之为解剖无效腔(anatomical dead space),约为0.15 L。进入肺泡的气体,也可因血流在肺内分布不均而未能与血液进行气体交换,这一部分未发生交换的肺泡容积称肺泡无效腔(alveolar dead space)。解剖无效腔和肺泡无效腔合称为生理无效腔(physiological dead space)。健康成年人平卧时,生理无效腔接近于解剖无效腔。

由于无效腔的存在,每次吸气时,先吸入的是上次呼气末存留在无效腔中已进行气体交换的气体;每次呼气时,先呼出前次吸入的最后一部分新鲜空气。故肺通气量中并非全部新鲜气体都能进行气体交换,因此肺通气量不能全面反映气体交换的状况。

3. 肺泡通气量(alveolar ventilation volume)　是指每分钟吸入肺泡的新鲜气体量,这部分气体一般情况下能与血液进行气体交换。

肺泡通气量 =(潮气量 - 无效腔气量)× 呼吸频率

平静呼吸时,潮气量为0.5 L,无效腔为0.15 L,则每次吸入肺泡的新鲜气体量约为0.35 L。若功能余气量为2.5 L,则每次呼吸仅使肺泡气更新1/7左右。正常成年人静息时肺泡通气量约为4.2 L/min。肺泡通气量是反映肺通气效率的指标,肺泡通气量受潮气量和呼吸频率的影响,且潮气量和呼吸频率对肺泡通气量和肺通气量的影响是不同的(表5-1)。如表所示,潮气量减半,呼吸频率加倍,肺通气量不变,肺泡通气量则明显减少;反过来,如果潮气量加倍,呼吸频率减半,肺通气量仍不变,肺泡通气量则明显增加。由此可见,适当的深而慢的呼吸相对于浅而快的呼吸,可增大肺泡通气量,提高肺通气效能。出现这种结果的原因是解剖无效腔的存在,因此当解剖无效腔增大(如支气管扩张症)时,肺通气效能降低。

表 5-1　不同呼吸形式时的每分通气量和肺泡通气量

	潮气量 /ml	呼吸频率 /(次·min^{-1})	每分通气量 /(ml·min^{-1})	肺泡通气量 /(ml·min^{-1})
平静呼吸	500	12	6 000	4 200
浅快呼吸	250	24	6 000	2 400
深慢呼吸	1 000	6	6 000	5 100

学知识：
呼吸气体交
换与运输

第二节　呼吸气体的交换

呼吸气体的交换包括肺换气和组织换气两个过程。肺泡气与肺毛细血管血液之间的交换过程称为肺换气。组织毛细血管血液与组织细胞之间的交换过程称为组织换气。肺换气与组织换气是通过呼吸气体以单纯扩散的方式跨越呼吸膜和毛细血管壁转运而实现的。

一、气体交换的原理

气体分子总是不停地进行着非定向的运动，在气体分子分布不均匀的情况下，结果是气体分子总是从分压高处向分压低处移动，直至两处压力相等，这一过程称为气体扩散（diffusion）。单位时间内气体的扩散容积称为扩散速率（diffusion rate, D）。影响气体扩散速率的因素如下。

（一）气体分压差

气体的分压（partial pressure, P）是指在混合气体中，每种气体分子运动所产生的压力。气体的分压等于通过混合气体的总压力与该气体在混合气体中所占的容积百分比的乘积。例如，空气为混合气体，总压力为 760 mmHg，其中 O_2 的容积百分比约为 21%。则 O_2 的分压（PO_2）为 760×21%=159 mmHg，CO_2 的容积百分比约为 0.04%，则 CO_2 分压（PCO_2）为 760×0.04%=0.3 mmHg。海平面空气、肺泡气、血液、组织内的 PO_2 和 PCO_2 各不相同，彼此间存在着分压差（表 5-2）。两个区域之间的某一气体的分压差是该气体扩散的动力。气体的扩散速率与气体的压力差成正比，压力差越大，扩散速率越大。分压差是气体交换的动力，决定了气体扩散的方向和气体扩散的速度。

表 5-2　肺泡气、血液和组织中的气体分压　　　　　　　　　　　　单位：mmHg

	肺泡气	静脉血	动脉血	组织
PO_2	104	40	100	30
PCO_2	40	46	40	50
PN_2	569	573	573	573
PH_2O	47	47	47	47

（二）气体的分子量与溶解度

气体扩散的速率除受分压差等影响外，还与该气体的分子量（MW）和溶解度（S）相关。气

117

第二节　呼吸气体的交换

体扩散速率与分子量的平方根成反比，与溶解度成正比。CO_2 的分子量为 44，而 O_2 的分子量为 32，CO_2 与 O_2 分子量的平方根之比为 1.17∶1，因此按分子量计算 O_2 的扩散速率比 CO_2 大。溶解度是单位分压下可溶解于单位容积溶液中的气体量，一般以 1 个标准大气压，38℃时，100 ml 液体中溶解的气体毫升数来表示。不同的气体在相同的压力下，在同一溶液中的溶解度不同，如溶解度大，扩散速率也大。O_2 和 CO_2 在血浆中的溶解度分别为 21.1 ml/L 和 515.0 ml/L。CO_2 的溶解度比 O_2 的溶解度大 24 倍。溶解度与分子量平方根之比（$S/\sqrt{MW}$）称为扩散系数（diffusion coefficient），它取决于气体分子本身的特性。CO_2 的扩散系数是 O_2 的 20 倍。

（三）扩散的面积、扩散距离和温度

气体扩散的速率与扩散面积（A）成正比，与扩散距离（d）成反比。气体扩散速率与温度（T）成正比。由于人体体温相对恒定，温度因素可忽略不计。气体扩散速率受上述多种因素的影响，可以用公式表示：

$$D \propto \frac{\Delta P \cdot T \cdot A \cdot S}{d \cdot \sqrt{MW}}$$

话重点：
肺换气

二、气体交换过程

（一）肺换气过程

混合静脉血流经肺毛细血管时，血液的 PO_2 40 mmHg，比肺泡气的 PO_2 102 mmHg 要低，而血液的 PCO_2 46 mmHg 则比肺泡气的 PCO_2 40 mmHg 高。在分压差的作用中 O_2 由肺泡扩散入血液，而 CO_2 则由血液向肺泡扩散，形成了肺换气（图 5-9）。O_2 和 CO_2 的扩散都极为迅速，仅需约 0.3 s 即可达到平衡。此过程只需要 0.25 s 即可完成。而血液流经肺毛细血管的时间约 0.7 s，所以当血液流经肺毛细血管全长约 1/3 时，肺换气过程已经基本完成，可见肺换气有很大的储备功效。

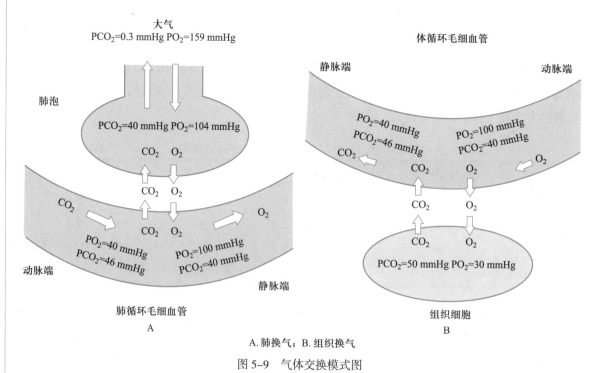

A. 肺换气；B. 组织换气

图 5-9　气体交换模式图

(二)影响肺换气的因素

气体扩散速率受气体分压差、分子量、气体溶解度、扩散面积、扩散距离和温度的影响。这里将对呼吸膜的厚度、面积及通气/血流比值对肺换气的影响进行分析。

1. **呼吸膜的厚度**　肺泡要通过呼吸膜与肺毛细血管内的血液进行交换。气体扩散速率与扩散距离成反比,呼吸膜越厚,扩散速率就越低。正常呼吸膜由6层结构组成,自肺泡腔向血液依次为:含肺表面活性物质的液体分子层、肺泡上皮细胞层、上皮基底膜层、肺泡上皮与毛细血管之间的间质层、毛细血管基底膜和毛细血管内皮细胞(图5-10)。呼吸膜虽然有6层,但总厚度不到1 μm,有的部位只有0.2 μm,有利于气体分子快速扩散通过。而分布于肺毛细血管的总血量不多,只有60~140 ml,因此血液层很薄,有利于气体交换。红细胞要挤过直径为5 μm的肺毛细血管时通常能接触到毛细血管壁。这样O_2与CO_2不必经过大量的血浆层即可进入红细胞或肺泡,气体交换加速。任何使呼吸膜增厚或扩散距离增加的疾病,都会降低扩散速率,减少扩散量。如肺纤维化、肺水肿等,特别是运动时,由于血流加速,缩短了气体在肺部的交换时间,这时呼吸膜的厚度或扩散距离的改变对肺换气影响显得更加突出。

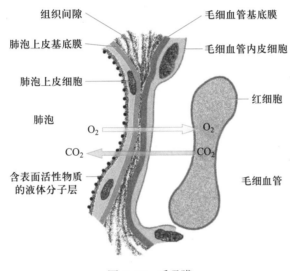

图5-10　呼吸膜

2. **呼吸膜的面积**　气体扩散速率与扩散面积成正比。正常人的肺约有3亿个肺泡,全肺呼吸膜扩散面积约70 m²。静息时,扩散面积约40 m²,故有相当大的储备面积。运动时,因肺毛细血管开放数量和开放程度增加,扩散面积也大大增大,可达60~70 m²。肺不张、肺实变、肺气肿或肺毛细血管阻塞均可使呼吸面积减少,气体扩散量减少。

3. **通气/血流比值**(ventilation/perfusion ratio,V_A/Q)　指每分钟肺泡通气量(V_A)与每分钟肺血流量(Q)的比值。该比值反映肺泡通气量与肺毛细血管血液量之间的匹配程度。正常成年人静息时,每分钟肺泡通气量为4.2 L/min,每分钟肺血流量为5 L/min,V_A/Q比值为0.84,意味着肺泡通气量与肺血流量最相匹配,气体交换的效率最高。若V_A/Q比值增大,可能是由于通气过度或肺血流量减少,例如肺动脉部分梗阻,使肺部分血流减少,以致部分肺泡气体不能与血液进行气体交换,造成肺泡无效腔增大。如果V_A/Q比值减小,可能是由于肺通气不良,例如哮喘发作,部分血液流经通气不良的肺泡,混合静脉血中的气体未得到充分更新,犹如发生了功能性动静脉短路。由此可见,V_A/Q增大或减小,均可导致肺换气效率降低(图5-11)。因此,V_A/Q是反映肺换气效率的重要指标。

(三) 组织换气

当动脉血流经组织毛细血管时,动脉血中PO_2为100 mmHg,PCO_2为40 mmHg。在组织中,由于细胞代谢不断消耗O_2同时产生CO_2,使组织中的PO_2低至30 mmHg,而PCO_2高达50 mmHg。所以动脉血中的O_2在分压差的作用下不断向组织扩散,组织中的CO_2不断向动脉血扩散,完成组织换气。结果使动脉血变成了静脉血(图5-9B)。

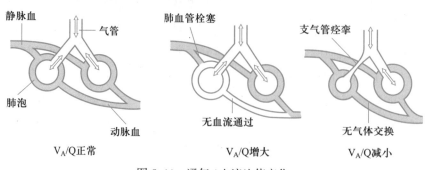

图 5-11 通气/血流比值变化

影响组织换气的因素主要有毛细血管血流量、组织代谢水平、毛细血管通透性及其开放数量和气体扩散距离等。这些因素可直接改变换气动力又彼此间相互作用,影响换气过程。例如,组织细胞代谢增强时,血液与细胞内液之间的PO_2差和PCO_2差加大,促进气体交换。组织水肿时,毛细血管与组织细胞之间距离加大,气体扩散距离加大,同时毛细血管受压,血流量减少,均可妨碍气体交换。

第三节 气体在血液中的运输

经肺换气摄取的O_2经血液循环运输到全身的组织供细胞利用;细胞代谢产生的CO_2也经血液循环运输到肺部排出体外。O_2和CO_2在血液中的运输方式有两种,即物理溶解和化学结合。物理溶解的气体量虽少,但却是化学结合运输所必需的环节,气体先溶解在血液中,进而才能发生化学结合。在肺换气或组织换气时,进入血液的O_2、CO_2先溶解在血浆中,提高各自的分压,再进行化学结合。而O_2、CO_2从血液中释放,也须溶解状态的先逸出血液,分压下降,结合状态的再分离出来,补充血液中失去的溶解的气体。在生理范围内,物理溶解和化学结合两者处于动态平衡。O_2和CO_2在血液中主要是以化学结合的形式运输。

一、氧的运输

(一) 物理溶解

气体在溶液中溶解的量与该气体的溶解度、分压大小及温度有关。分压高,溶解度高,温度低,溶解的气体量多;分压低,溶解度低,温度高,溶解的气体量少。氧在血液中的溶解度较低,动脉血PO_2 100 mmHg 时,每100 ml 血液中仅溶解 0.3 ml O_2,约占血液运输O_2总量的1.5%。

(二) 化学结合

O_2与红细胞内血红蛋白(Hb)的结合形成氧合血红蛋白(HbO_2),称为化学结合。正常成年人每 100 ml 动脉血 Hb 结合的 O_2 约为 19.5 ml，约占运输总量的 98.5%。

1. Hb 与 O_2 的可逆结合　Hb 与 O_2 的结合迅速，不到 0.01 s，解离也快。结合和解离不需要酶的催化，但受 PO_2 的影响。当血液流经 PO_2 高的肺部，Hb 与 O_2 结合，形成 HbO_2；当血液流经 PO_2 低的组织时，HbO_2 解离，释放 O_2。

一个 Hb 分子由一个珠蛋白和四个血红素构成。珠蛋白由四条多肽链组成，每条肽链与一个血红素形成一个亚单位。每个血红素含一个 Fe^{2+}。Fe^{2+} 能与进入红细胞内的 O_2 进行可逆性结合形成 HbO_2。它们结合时，其中的铁离子没有电子转移，仍保持二价铁形式，故不属于氧化，生理学上称为氧合（oxygenation）。结合 O_2 的 Hb 称为氧合血红蛋白；未结合 O_2 的 Hb 称为去氧血红蛋白。

一分子 Hb 可结合四分子 O_2。血液能结合 O_2 的量是有一定限度的，表现为饱和性。Hb 的相对分子量为 64 000~67 000，1 g Hb 可结合 O_2 的最大量为 1.39 ml，由于正常红细胞内含有少量不能结合 O_2 的高铁 Hb，1 gHb 实际结合 O_2 量低于 1.39 ml，通常按 1.34 ml 计算。每升血液中 Hb 所能结合的最大 O_2 量称为 Hb 的氧容量（oxygen capacity）。每升血液中 Hb 实际结合的 O_2 量称为 Hb 的氧含量（oxygen content）。Hb 氧含量与氧容量的百分比称为 Hb 氧饱和度（oxygen saturation）。例如，健康成年人每升血液中 Hb 的量为 150 g，Hb 的氧容量为 $1.34 \times 150 = 201$ ml/L 血液。正常情况下动脉血氧分压较高，氧含量约为 194 ml/L 血液，动脉血 Hb 氧饱和度约为 98%；静脉血氧分压较低，氧含量只有 144 ml/L 血液，静脉血 Hb 氧饱和度约为 75%。由于血浆中溶解的 O_2 通常极少，可忽略不计。因此，通常把 Hb 氧容量、Hb 氧含量、Hb 氧饱和度视为血氧容量、血氧含量和血氧饱和度。

HbO_2 呈鲜红色，脱氧 Hb 呈暗红色。当体表毛细血管床血液去氧 Hb 达 50 g/L 以上时，皮肤、甲床或黏膜呈暗紫色，称为发绀（cyanosis）。发绀一般是去氧 Hb 增加造成的，是缺氧的标志之一。但也有例外，严重贫血患者，毛细血管床血液中去氧 Hb 达不到 50 g/L，患者虽有缺氧，并不出现发绀；反之，某些红细胞增多的人（如高原性红细胞增多症），因为 Hb 总量很多，毛细血管床血液中去氧 Hb 可达 50 g/L 以上，虽不缺氧，也可出现发绀。需要指出，在 CO 中毒时，由于 CO 与 Hb 的亲和力是 O_2 的 250 倍，CO 与 Hb 结合生成大量一氧化碳血红蛋白（HbCO），血液呈樱桃红色。由于 HbO_2 妨碍 Hb 与 O_2 的结合，同时也影响 Hb 与 O_2 的解离，也可造成年人体缺氧。此时脱氧 Hb 并未增多，因此不出现发绀。

2. 氧解离曲线及其影响因素

（1）氧解离曲线：反映 Hb 氧饱和度与血液 PO_2 关系的曲线，称氧解离曲线（oxygen dissociation curve）（图 5-12）。该曲线反映了在不同 PO_2 下 O_2 与 Hb 的结合和解离情况。在一定范围内，血氧饱和度与 PO_2 呈正相关，即 PO_2 高，血氧饱和度也高；PO_2 低，血氧饱和度也低。但并非完全线性关系，而是呈近似 S 形曲线。

氧解离曲线的特点及意义：① 上段，相当于 PO_2 在 60~100 mmHg 之间的血氧饱和度，该段曲线比较平坦，表明 PO_2 在这个范围变化时，血氧饱和度变化很小，是反映 Hb 和 O_2 结合的部分。如 PO_2 在 100 mmHg 时，血氧饱和度约为 98%；当 PO_2 降

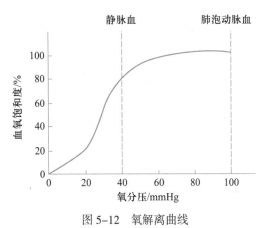

图 5-12　氧解离曲线

至 80 mmHg 时，血氧饱和度下降很少，为 96%；PO_2 降至 60 mmHg 时，血氧饱和度仍可高达 90%。因此，如在高原、高空或患某些呼吸系统疾病时，只要 PO_2 不低于 60 mmHg，Hb 氧饱和度仍能保持 90% 以上，血液仍可携带足够的 O_2，不致引起明显的低氧血症。氧解离曲线上段的变化小，提示 Hb 对血液氧含量具有缓冲作用，能为机体摄取足够的 O_2 提供较大的安全系数。② 中段，相当于 PO_2 在 40~60 mmHg 之间时的 Hb 氧饱和度，该段曲线比较陡直，表示 PO_2 的轻度下降即可引起 Hb 氧饱和度的较大下降，从 HbO_2 释放较多的 O_2，是反映 Hb 释放 O_2 的部分。当血液流经组织后，PO_2 由 100 mmHg 下降至 40 mmHg，血氧饱和度由 98% 下降到 75%，血氧含量由 194 ml/L 降至 144 ml/L，意味着每升血液可释放 50 ml 的 O_2。该段曲线反映了静息状态下血液流经组织时可释放适量的 O_2，保证组织代谢的需要。③ 下段，相当于 PO_2 在 15~40 mmHg 之间时的血氧饱和度，该段曲线最陡，表明 PO_2 稍有下降，HbO_2 就释放大量的 O_2。当组织活动加强时，耗氧增加，PO_2 进一步下降至 15 mmHg，可促使 HbO_2 进一步大量解离，血氧饱和度降至 22% 左右，血氧含量只有 44 ml/L，说明每升血液能供给组织约 150 ml O_2，是静息时的 3 倍。因此，这段曲线反映了血液有很大的释 O_2 储备，能满足组织活动增强时的需氧量。

（2）影响氧解离曲线的因素：多种因素影响 Hb 和 O_2 的结合和解离，使 Hb 和 O_2 的亲和力发生变化，氧解离曲线的位置发生偏移（图 5-13）。用 P_{50} 表示 Hb 和 O_2 的亲和力。P_{50} 是使 Hb 氧饱和度达 50% 时的 PO_2，正常值为 26.5 mmHg。P_{50} 增大，则氧解离曲线右移，表明 Hb 对 O_2 的亲和力降低，有利于释放 O_2；反之，P_{50} 减小，则氧解离曲线左移，表明 Hb 对 O_2 的亲和力增加，有利于结合 O_2。影响氧解离曲线的因素如下。

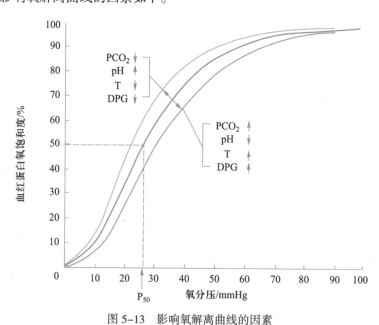

图 5-13　影响氧解离曲线的因素

PCO_2 和 pH：pH 降低或 PCO_2 升高时，Hb 对 O_2 的亲和力降低，P_{50} 增大，曲线右移；pH 升高或 PCO_2 降低时，Hb 对 O_2 的亲和力增加，P_{50} 减小，曲线左移。H^+ 或 PCO_2 对 Hb 氧亲和力的影响称为波尔效应。其机制是 H^+ 或 CO_2 增加，使去氧 Hb 的分子构型稳定，从而降低了 Hb 对 O_2 的亲和力。波尔效应的生理意义在于，它既可促进肺毛细血管血液的氧合，又有利于组织毛细血管释放 O_2。当血液流经肺时，CO_2 扩散至肺泡，血液中 PCO_2 下降，使 Hb 对 O_2 的亲和力增大，血液中 O_2 含量增多；当血液流经组织时，CO_2 扩散至血液，血液中 H^+ 或 CO_2 增加，Hb 对 O_2 的亲和力下降，HbO_2 释放出更多 O_2。

温度：温度升高，Hb 与 O_2 的亲和力降低，P_{50} 增大，曲线右移，可解离更多的 O_2 供组织利用。反之，温度下降，曲线左移，则不利于释放 O_2。组织代谢活动加强时（如运动），局部组织温度升高，CO_2 和酸性代谢产物增加，均有利于 HbO_2 解离出更多 O_2，供给组织利用。当组织温度降低至 20℃时，即使 PO_2 为 60 mmHg，Hb 氧饱和度为 90%，组织也可因 HbO_2 释放 O_2 减少而导致组织缺氧。

2,3- 二磷酸甘油酸(2,3-DPG)：是红细胞无氧酵解的产物，2,3-DPG 浓度升高时，Hb 与 O_2 的亲和力降低，曲线右移；2,3-DPG 浓度降低时，Hb 与 O_2 的亲和力增加，曲线左移。其机制为 2,3-DPG 与 Hbβ 链结合，促使 Hb 向 T 型转变，Hb 与 O_2 的亲和力下降。高原地区缺氧时，红细胞内无氧酵解增加，2,3-DPG 生成增多，使氧解离曲线右移，有利于 O_2 的释放，以满足机体的需求。在血库中贮存过久的血液，红细胞无氧酵解停止，2,3-DPG 减少，使氧解离曲线左移，Hb 不易与 O_2 解离。因此，给患者输入大量储存血时，应考虑这种血液在组织释放 O_2 较少的情况。

其他因素：Hb 与 O_2 的结合与 Hb 本身的性质有关。若 Hb 分子中的 Fe^{2+} 氧化成 Fe^{3+}，便会失去携 O_2 的能力。胎儿的 Hb 由两条 α 链和两条 γ 链组成，Hb 与 O_2 的亲和力较高，有助于胎儿血液流经胎盘时从母体摄取 O_2。异常的 Hb（如地中海贫血）运 O_2 能力较低。CO 与 Hb 结合既妨碍 HbO_2 解离出 O_2，也不利于 Hb 与 O_2 的结合。

二、二氧化碳的运输

(一) 物理溶解

经组织换气扩散进入血液的 CO_2，通过物理溶解和化学结合两种方式运输。血液中物理溶解的 CO_2 较少，占 CO_2 运输总量的 5%。

(二) 化学结合

化学结合是 CO_2 的主要运输形式，约占 CO_2 运输总量的 95%。化学结合有碳酸氢盐和氨基甲酰血红蛋白两种形式，碳酸氢盐形式约占 88%，氨基甲酰血红蛋白约占 7%。

1. 碳酸氢盐　从组织扩散入血液的 CO_2，大部分很快扩散到红细胞内，在碳酸酐酶(CA)的作用下，与水结合生成 H_2CO_3，后者解离成 H^+ 和 HCO_3^-（图 5-14）。其中解离出来的 H^+ 和 Hb 结合，生成 HHb，以缓冲酸的增加；HCO_3^- 顺浓度梯度经红细胞膜扩散到血浆中，与 Na^+ 结合而成 $NaHCO_3$，它是血液中重要的碱储备。由于红细胞膜不允许正离子自由通过，而允许小的负离子通过，伴随 HCO_3^- 的移出，血浆中的 Cl^- 经细胞膜上的 HCO_3^--Cl^- 载体转运，移入红细胞，以维持红细胞两侧的电位平衡，即氯转移(chloride shift)。

在肺部，上述反应向相反的方向进行。红细胞内的 HCO_3^- 与 H^+ 生成 H_2CO_3，在碳酸酐酶的作用下 H_2CO_3 分解为 H_2O 和 CO_2，CO_2 从红细胞内扩散入血浆，因为肺泡气中 PCO_2 比静脉血的低，血浆中的 CO_2 扩散入肺泡，最终排出体外。由此可见，碳酸酐酶在 CO_2 的运输中具有非常重要的作用，因此，使用碳酸酐酶的抑制剂（如乙酰唑胺），应注意可能会影响 CO_2 的运输。

2. 氨基甲酰血红蛋白　CO_2 能直接与 Hb 上的自由氨基(—NH_2)结合成氨基甲酰血红蛋白(HbNHCOOH)，反应如下：

$$CO_2 + HbNH_2O_2 \rightleftharpoons HbNHCOOH + O_2$$

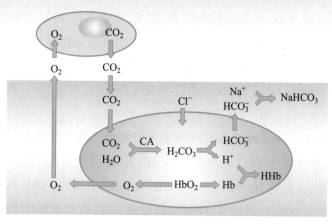

图 5-14 CO₂ 在血液中的运输

上述反应不需酶的催化,而且迅速、可逆。调节这一反应的主要因素是氧合作用。HbO_2 与 CO_2 结合形成氨基甲酰血红蛋白的能力比脱氧血红蛋白与 CO_2 结合的能力小。在肺部,PCO_2 较低,PO_2 较高,HbO_2 生成增多,HbNHCOOH 解离释放 CO_2 和 H^+,反应向左进行;在体循环的毛细血管处,PCO_2 高,PO_2 较低,HbO_2 解离释放出 O_2,O_2 的解离促进了氨基甲酰血红蛋白的形成,反应向右进行。

(三)CO₂ 解离曲线

CO_2 解离曲线(carbon dioxide dissociation curve)表示血液中 CO_2 含量与 PCO_2 关系的曲线。与氧解离曲线不同的是,CO_2 解离曲线近线性且没有饱和点,血液中 CO_2 含量随 PCO_2 升高而增加。

第四节 呼吸运动的调节

呼吸运动是由呼吸肌舒缩引发的一种节律性活动,起源于呼吸中枢。呼吸深度和频率随机体内外环境的改变而变化,以适应机体的代谢需求。例如劳动或运动时,呼吸运动加深加快,肺通气量增大,摄取更多的 O_2,排出更多的 CO_2,与代谢水平相适应,这有赖于神经系统的自主性调节。大脑皮层对呼吸运动起一定的调控作用,如进行说话、吞咽、喷嚏等功能活动时,呼吸运动也受到相应调控,这是有意识的行为性调节。

一、呼吸中枢与呼吸节律的形成

呼吸中枢(respiratory center)是指中枢神经系统中,产生和调节呼吸运动的神经元细胞群。呼吸中枢广泛分布于大脑皮层、间脑、脑桥、延髓和脊髓等各级中枢神经系统水平。但它们在呼吸节律的产生和呼吸运动的调节中发挥的作用有所不同。正常呼吸有赖于各级中枢相互配合实现(图 5-15)。

(一)呼吸中枢

1. **脊髓** 直接支配呼吸肌的运动神经元位于脊髓颈段和胸段前角,发出膈神经和肋间神经分别支配膈肌和肋间肌、腹肌。动物实验证明,若在动物的脊髓和延髓之间离断,呼吸运动立即停止(图 5-15D),并不再恢复。表明脊髓本身并不能产生节律性呼吸,它是联系高位呼吸中枢和呼吸肌的中继站。

2. 低位脑干　低位脑干指脑桥和延髓。动物实验中,在不同水平横切脑干,观察呼吸运动的不同变化。若在中脑和脑桥之间横断,仅保留延髓与脑桥之间的联系,呼吸节律无明显变化(图 5-15A);在延髓和脑桥之间横断,保留延髓的动物呼吸并不停止,但呼吸运动的节律很不规则(图 5-15C)。提示延髓是产生呼吸运动的基本中枢,而正常的呼吸节律还要有更高一级中枢的调节。

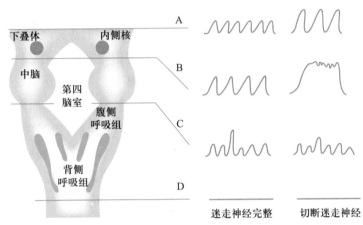

图 5-15　脑干内呼吸核团和在不同平面横断脑干后呼吸的变化

(1) 延髓呼吸中枢:在中枢神经系统内,存在随呼吸周期同步节律性放电的神经元,称为呼吸神经元。其中在吸气相放电的神经元称为吸气神经元(inspiratory neuron),在呼气相放电的神经元称为呼气神经元(expiratory neuron)。呼吸神经元在低位中枢分布相对集中,分布于背内侧和腹外侧两个区域,分别称背侧呼吸组和腹侧呼吸组。① 背侧呼吸组(dorsal respiratory group, DRG):主要含吸气神经元,兴奋时使吸气肌收缩,引起吸气,它接受来自肺、咽喉和外周化学感受器传入纤维的投射,其轴突下行支配对侧脊髓的膈运动神经元,引起膈肌收缩而吸气。② 腹侧呼吸组(ventral respiratory group, VRG):分布有吸气神经元和呼气神经元,主要作用是引起呼气肌收缩,产生主动呼气。平静呼吸时没有明显作用,机体代谢增强时可引起呼气肌收缩,产生主动呼气,此外还可调节咽喉部的辅助呼吸肌的活动。

(2) 脑桥呼吸调整中枢:若在脑桥上、中部之间横断,动物的呼吸将变深变慢(图 5-12B),如再切断双侧迷走神经,吸气时间将大大延长;若再在脑桥和延髓之间横切,则出现一种不规则的呼吸节律,即呈喘息样呼吸(图 5-15C)。说明在此区内存在调整延髓呼吸中枢节律性活动的神经结构,对延髓吸气神经元有抑制作用,可防止吸气过长过深,通常称此区为呼吸调整中枢。

脑桥的呼吸神经元相对集中于臂旁内侧核及其外侧(合称为 PBKF 核群),主要含有呼气神经元,PBKF 与延髓的呼吸神经核团之间存在双向联系,组成调控呼吸运动的神经元网络。呼吸调整中枢的作用是限制吸气,使吸气向呼气转换。正常呼吸节律的产生,有赖于延髓和脑桥这两个呼吸中枢的共同作用。

3. 高位中枢　呼吸运动还受到下丘脑、边缘系统、大脑皮层等高位中枢的调控。大脑皮层经皮层脊髓束和皮层脑干束对呼吸运动神经元的活动随意性调节,保证其他与呼吸有关的重要活动的完成,如在一定限度内,可以随意进行屏气或加深加快呼吸,或者唱歌或吹奏乐器时,有意识地改变呼吸运动的深度和频率，唱出动听的旋律。因此，大脑皮层属于随意呼吸调节系统。而低位脑干产生的节律性呼吸属于不随意的自主呼吸调节系统。呼吸运动受到这两个呼吸调节系统的双重调节，临床上可观察到自主呼吸和随意呼吸分离的现象。例如在自主呼吸通路受损时，患者仍可通过随意呼吸来维持肺通气。但一旦患者入睡，随意呼吸停止，必须依靠人工呼吸来维持呼吸。

（二）呼吸节律的形成

关于正常呼吸节律的形成主要有两种学说：一是起步细胞学说，另一是神经元网络学说。起步细胞学说认为，节律性呼吸如窦房结起步细胞的节律性兴奋，从而引起整个心脏产生节律性收缩一样，是由延髓内某些神经元自发性的节律性活动引起的，起步神经元可能位于前包钦格复合体。神经元网络学说认为，呼吸节律的产生依赖于延髓内呼吸神经元复杂的相互联系和相互作用。学者提出了中枢吸气活动发生器和吸气切断机制模型。当吸气活动发生器中的吸气神经元兴奋时，其冲动沿轴突传出至吸气神经元，使其兴奋呈递增性放电，继而兴奋脊髓吸气运动神经元，引起吸气动作脑桥的臂旁内侧核，加强其活动吸气切断机制，使其兴奋。与此同时，吸气活动发生器的兴奋也可通过三条途径兴奋吸气切断机制，即：① 兴奋脑桥呼吸调整中枢的活动；② 吸气时的肺扩张，兴奋肺牵张感受器，进而兴奋吸气切断机制；③ 吸气活动发生器直接兴奋吸气切断机制。吸气切断机制神经元在以上三个途径的作用下，在吸气相后期活动增强达到一定阈值时，使吸气活动终止，转为呼气；在呼气过程中，吸气切断机制因接受的兴奋性刺激减少而活动减弱时，吸气活动再次发生，如此周而复始，形成节律性呼吸运动。

二、呼吸的反射性调节

呼吸的节律性活动受中枢的调控，中枢神经系统还接受各种感受器（位于呼吸器官和血液循环等器官）的传入冲动，实现对呼吸运动调节的过程，称为呼吸的反射性调节，主要包括机械和化学两类感受器的反射性调节。

（一）机械感受性反射

1. 肺牵张反射　肺扩张或缩小而引起吸气抑制或吸气兴奋的反射，称为肺牵张反射（pulmonary stretch reflex），因由 Hering 和 Breuer 发现，也称黑 – 伯反射（Hering-Breuer reflex），包括肺扩张反射和肺萎陷反射。

（1）肺扩张反射：肺扩张反射是指肺扩张时抑制吸气的反射。感受器主要分布在从气管到细支气管的平滑肌中，对牵拉刺激敏感。反射过程是：吸气时，肺扩张，牵拉呼吸道，牵张感受器兴奋，冲动经迷走神经传入延髓呼吸中枢，通过吸气切断机制使吸气神经元抑制，吸气停止，转为呼气。这个反射的生理意义在于避免吸气过长，加速吸气和呼气的转换，加快呼吸频率。在动物实验中，如果切断迷走神经，会出现吸气延长、加深，呼吸频率变慢。肺扩张反射存在明显的种属差异，兔的最强，人的最弱。平静呼吸时，肺扩张反射不参与呼吸调节。肺扩张反射在潮气量超过 1.5 L 时才参与，以防止肺过度膨胀。在肺顺应性降低的病理情况下，肺扩张时对气道的牵张刺激增强，使呼吸变浅变快。

（2）肺萎陷反射：肺萎陷反射是指肺萎陷时增强吸气活动或促使呼气转换为吸气的反射。

求真知：
呼吸调节
的奥秘

感受器也在气道平滑肌内,但其性质尚不清楚。肺萎陷反射通常在较大程度的肺萎陷时才出现,所以在平静呼吸时并不发挥调节作用。

2. 呼吸肌本体感受性反射　　肌梭是骨骼肌的本体感受器。肌梭受到牵拉刺激时,可以反射性引起肌梭所在的骨骼肌的收缩,称为牵张反射。当呼吸道阻力增大时,呼吸肌收缩阻力增加,使肌梭感受器兴奋,反射性地引起吸气肌的收缩增强,使呼吸运动加强。这种由呼吸肌本体感受器传入冲动所引起的反射性呼吸变化,称为呼吸肌本体感受性反射。其生理意义在于随呼吸肌负荷增加,相应地加强呼吸运动。这一反射在平静呼吸时作用不明显,当运动或气道阻力增大(如支气管痉挛)时,反射性地引起呼吸肌收缩加强,有助于克服气道阻力,维持相应的肺通气量。

(二)化学感受器反射

化学因素对呼吸运动的调节是一种经常发挥作用的反射性调节。化学因素是指动脉血、组织液或脑脊液中的 O_2、CO_2 和 H^+。当化学因素发生变化时,反射性地改变呼吸运动的调节称为化学感受器反射,也称化学感受性反射。

1. 化学感受器　　参与呼吸运动调节的化学感受器按其所在部位的不同,分为外周化学感受器(peripheral chemoreceptor)和中枢化学感受器(central chemoreceptor)。

(1)外周化学感受器:位于颈动脉体与主动脉体,可直接感受血中 PCO_2、PO_2 和 H^+ 浓度的变化。虽然颈动脉体和主动脉体均可参与呼吸和循环的调节,但颈动脉体主要调节呼吸,其兴奋作用比主动脉体强 6 倍,而主动脉体在循环调节方面更为重要。外周化学感受器敏感的是动脉血中 PCO_2 升高,H^+ 浓度增高,PO_2 下降兴奋,而对动脉血中的 O_2 含量降低不敏感。这三种刺激因素对感受器有协同效应,两种刺激同时作用的效应比一种刺激单独作用强。

(2)中枢化学感受器:位于延髓腹外侧的浅表部位,左右对称,分头、中、尾三区,头、尾两区具有化学感受性,中间区无化学感受性,是将头、尾两区传入冲动投射到脑干呼吸中枢的中继站。研究结果表明,中枢化学感受器的生理性刺激物是脑脊液和局部脑组织细胞外液的 H^+,而非 CO_2。血液中的 CO_2 可迅速扩散通过血 - 脑屏障,在脑脊液碳酸酐酶的作用下,CO_2 与水生成 H_2CO_3,后者解离出 H^+,从而使脑脊液中的 H^+ 浓度升高,刺激中枢化学感受器,再兴奋呼吸中枢(图 5-16)。由于脑脊液中碳酸酐酶的含量很少,CO_2 与水的反应很慢,所以中枢对 CO_2 的反应有一定的时间延迟。血液中的 H^+ 几乎不能通过血 - 脑屏障,故血液中 H^+ 浓度变化对中枢化学感受器的作用较少。

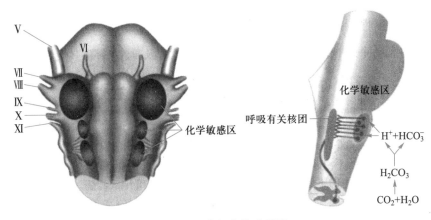

图 5-16　中枢化学感受器

与外周化学感受器不同,中枢化学感受器不能感受低 O_2 刺激,对 H^+ 高度敏感,反应潜伏期长。

2. CO_2、低 O_2 和 H^+ 对呼吸的调节

(1) CO_2 对呼吸的调节: CO_2 是调节呼吸运动最重要的生理性刺激因素,一定水平的 CO_2 对维持呼吸中枢的基本活动是必需的。在麻醉动物或人,动脉血中 PCO_2 下降会发生呼吸暂停。吸入气中适当增加 CO_2 浓度,可使呼吸加深加快,肺通气量增多(图 5-17)。当吸入气中 CO_2 含量由正常的 0.04% 增加到 1% 时,肺通气量明显增加;若吸入气体中 CO_2 增加到 4% 时,肺通气量可增加一倍,通过肺通气的增大可以增加 CO_2 的排出,使血液 PCO_2 恢复至正常水平。但当吸入气中的 CO_2 含量超过 7% 时,肺通气量不能再相应增大,血液中的 PCO_2 明显升高;当吸入气 CO_2 含量过多时可抑制中枢神经系统,出现呼吸困难、头痛、头昏,甚至昏迷或死亡(CO_2 麻醉)。

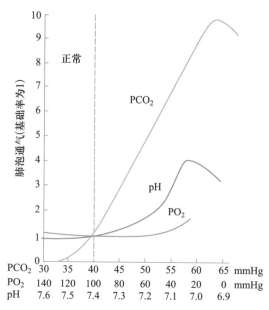

图 5-17　CO_2、O_2 和 H^+ 对呼吸运动的调节

CO_2 刺激呼吸运动是通过两条途径实现的:一是通过刺激中枢化学感受器,二是通过刺激外周化学感受器,进而兴奋呼吸中枢,反射性地使呼吸加深加快,肺通气量增加。中枢化学感受器对 CO_2 升高更为敏感,血液中 PCO_2 只需升高 2 mmHg 即可刺激中枢化学感受器,兴奋呼吸中枢,而通过外周化学感受器则需要动脉血中 PCO_2 升高 10 mmHg。去除外周化学感受器的作用后, CO_2 引起的通气反应仅下降约 20%。可见,中枢化学感受器在 CO_2 通气反应中起主要作用,约占总效应的 80%。中枢化学感受器的反应较慢,所以当动脉血中 PCO_2 突然升高时,外周化学感受器在引起快速呼吸反应中可起重要作用。另外,当中枢化学感受器受到抑制、对 CO_2 的敏感性降低或产生适应后,外周化学感受器的作用就尤为重要。

(2) 低 O_2 对呼吸的调节:吸入气中 PO_2 降低时,肺泡气和动脉血 PO_2 都随之降低,呼吸加深加快,肺通气量增加(图 5-17)。通常当动脉血中 PO_2 降低到 80 mmHg 时才觉察到肺通气的增加。低 O_2 对呼吸的兴奋作用完全是通过外周化学感受器实现的,其中颈动脉体起主要作用。低 O_2 对呼吸中枢的直接作用是抑制。轻度低 O_2 刺激外周化学感受器引起的中枢兴奋效应,大于其对中枢的直接抑制作用,所以表现为呼吸加深加快,通气量增加。其意义在于吸入更多的 O_2,以提高动脉血 PO_2。严重缺 O_2、动脉血 PO_2 降到 40 mmHg 以下时,来自外周化学感受器的兴奋已不足以抵消低 O_2 对中枢的抑制作用,将导致呼吸障碍,甚至呼吸停止。在某些特殊情况下,低 O_2 对呼吸的刺激作用有重要的意义,如慢性呼吸衰竭的患者,患者因肺换气障碍使体内低 O_2 和 CO_2 积聚,中枢化学感受器对长时间的 CO_2 潴留产生适应而不敏感,而外周化学感受器对低 O_2 刺激的适应很慢,这时低 O_2 成为使患者呼吸加强的主要刺激。若此时给患者输入纯 O_2,则使低 O_2 作用消失,引起呼吸停止。故临床上对这类患者只宜输低浓度 O_2(25%~30%),起到既补充 O_2,又维持呼吸中枢的兴奋作用。

(3) H^+ 对呼吸的调节: H^+ 是化学感受器的有效刺激物质,其作用机制与 CO_2 相似(图 5-17)。 H^+ 对呼吸运动的调节也是通过外周化学感受器和中枢化学感受器实现的。中枢化学感受器对 H^+ 的敏感性约为外周化学感受器的 25 倍。血液中的 H^+ 不易透过血 - 脑屏障,其对呼吸的作用

主要是通过刺激外周化学感受器引起的。

上面分别分析了 CO_2、O_2、H^+ 对呼吸的影响时是改变一个因素，而保持其他两个因素不变。实际上，在自然呼吸时，往往不会只有一个因素单独改变，而是三者之间相互影响，相互作用，共同发生变化。例如，当 PCO_2 升高时，血液 H^+ 浓度也增高，两者共同作用使兴奋呼吸的作用大大增强；动脉血 H^+ 浓度增加时，引起呼吸增强，正常肺通气量增大，CO_2 排出增多，动脉血 PCO_2 下降，从而抵消一部分 H^+ 兴奋呼吸的作用；动脉血 PO_2 下降时，也可因肺通气量增加，排出的 CO_2 增多，动脉血 PCO_2 和 H^+ 浓度降低，使低 O_2 对呼吸的兴奋作用大为减弱。研究证实，CO_2 对呼吸的刺激作用最强，H^+ 次之，缺 O_2 作用最弱（图 5-17）。

（三）防御性呼吸反射

呼吸道黏膜受刺激时，可引起对机体有保护作用的呼吸反射，称为防御性呼吸反射，主要有咳嗽反射和喷嚏反射。

1. 咳嗽反射　是一种常见的清除激惹物以避免其进入肺泡的重要防御反射，指机械或化学的刺激作用位于喉、气管和支气管黏膜的感受器，冲动沿迷走神经传入延髓，然后经传出神经到声门、呼吸肌，从而引发的反射。先是短促的深吸气，接着紧闭声门，呼气肌强烈收缩，肺内压和胸膜腔内压急剧上升，然后声门突然打开，气体以极高的速度从肺内冲出，将呼吸道内异物或分泌物排出。故咳嗽反射的生理意义是具有清洁、保护和维持呼吸道畅通的作用。

2. 喷嚏反射　类似于咳嗽反射，不同的是其由鼻黏膜受到刺激而引起，传入冲动沿三叉神经到脑干中枢，效应是悬雍垂下降，舌压向软腭，气体从鼻黏膜猛烈冲出，其生理意义是清除鼻腔中的异物。

三、特殊条件下的呼吸生理

机体处于运动、潜水、高海拔等特殊条件下，呼吸运动将出现一定的变化，但仍遵循呼吸调节的基本原理。

（一）运动对呼吸的影响

运动时，机体代谢活动加强，在神经和体液因素的调节下，呼吸加深、加快，肺通气量增大，以适应代谢增加的需求。运动时肺通气的增加常表现为运动之始通气量骤升，随后升高变缓稳定在某一水平。运动停止时，肺通气量先骤降，随后缓慢下降，最后恢复至运动前的水平。运动开始时肺通气量的骤升与在运动锻炼过程中建立的条件反射有关。在运动时，肌肉、关节的本体感受器受到刺激，也可反射性刺激呼吸。此外，也与化学感受器反射有关。运动停止后，肺通气量并不立即恢复到静息水平，这是因为运动时机体耗氧量增加，而 O_2 的供应相对不足，欠下了氧债（oxygen debt），运动停止后有一个偿还的过程。这时刺激呼吸的因素为乳酸血症引起的 H^+ 浓度升高。

（二）潜水对呼吸的影响

潜水时，机体所处环境的压力增加。潜水深度每增加 10 m，压力就增加 760 mmHg。人在潜入 20 m 深的海水中时，肺内的气体容积将被压缩为海平面的 1/3，同时肺泡内气体分压升高，肺高压对呼吸的影响主要表现为呼吸阻力增大、频率减慢、幅度加深，潮气量和肺活量增大。

(三)高海拔环境对呼吸的影响

随着海拔高度的增加,大气压会逐渐降低。高海拔低气压对机体功能的影响主要是缺O_2。在海拔 3 500 m,人通常可能出现缺O_2反应,表现为乏力、嗜睡、头痛、恶心,有时可有欣快感;海拔到达 5 500 m,可出现抽搐;到海拔 7 000 m 以上,可发生昏迷甚至死亡。高海拔对呼吸系统的影响主要是由于空气稀薄,大气压降低,氧分压降低,刺激外周化学感受器,进而兴奋呼吸中枢,使呼吸加深加快,肺通气量增加,改善机体缺氧。但由于肺通气增加可使CO_2排出增多,所以人体会减弱对缺O_2的反应。

居住在海平面的个体进入高海拔区域,经过较长时间后,机体对低氧环境产生适应性的生理反应,称为低氧习服(acclimatization to hypoxia)。引起机体产生低氧习服的主要途径为通气量显著增大,血液中的红细胞数量和 Hb 含量都有所增加,组织毛细血管形成增多,细胞利用O_2的能力增强等。低氧习服可增强人体在低氧下的工作能力,或使人体能上到更高的海拔高度而不发生缺O_2反应。

(卢　静)

【应用案例】

患者,男,50 岁,厨师,烟龄 30 年。12 年前冬首次出现持续咳嗽、咳痰,近 3 年四季咳嗽、咳痰不断,呈进行性呼吸困难,冬春季加剧。近 5 天因急性上呼吸道感染,咳浓痰,收入院。身体评估:体温 37.9℃,神志恍惚,气急一天。现病史:患者昨日剧烈咳嗽后突然出现右侧胸痛,撕裂样痛,深呼吸时症状加重,昼睡夜醒;气促,不能平卧,痰液黏稠,不易咳出;胸廓呈桶状,呼吸音弱,叩诊过清音;听诊双肺底可闻及散在干、湿啰音,动脉血气分析结果显示:PaO_2 56 mmHg,$PaCO_2$ 76 mmHg,pH 7.30,HCO_3^- 34 mmol/L。

诊断:慢性阻塞性肺疾病,慢性呼吸衰竭,肺性脑病。

思考:

1. 该患者是否存在酸碱失衡问题?

2. 该患者应如何合理用O_2?为什么?

本章要点

＊呼吸是机体与外界环境之间的气体交换过程,包括肺通气、肺换气,气体在血液中的运输和组织换气等环节。

＊呼吸运动是肺通气的原动力。胸膜腔内压的大小由肺回缩压决定。阻力包括肺和胸廓的弹性阻力和非弹性阻力(气道阻力等)。评价肺通气的指标:肺容积(潮气量、补吸气量、补呼气量和余气量)和肺容量,肺通气量和肺泡通气量。

＊肺换气是肺泡与肺毛细血管之间的气体交换过程,影响肺换气的因素有:呼吸膜的厚度和面积、通气血流比值。

＊扩散进入血液的O_2绝大部分(98.5%)在红细胞内与血红蛋白(Hb)结合运输,血红蛋白与O_2的结合取决于血液中的PO_2。CO_2在血液中主要以碳酸氢盐的形式运输。

＊延髓是呼吸节律的基本中枢。呼吸的反射性调节主要包括机械和化学两类感受器反射调节。动脉血中PO_2、PCO_2、H^+浓度等变化刺激化学感受器通过影响呼吸中枢来调节呼吸运动。

第六章　消化与吸收

思维导图

【学习目标】

(一)知识目标

1. 掌握：消化和吸收的概念；胃液、胰液、胆汁的性质、成分和作用；胃和小肠的运动形式；小肠吸收的有利条件、主要营养物质的吸收。交感神经和副交感神经对消化管的主要作用；胃肠道激素的概念和主要作用。

2. 熟悉：胃液分泌的调节；胃排空及其影响因素；排便反射。

3. 了解；食物在口腔、大肠内的消化过程。

(二)技能目标

1. 能运用本章所学的胃液成分和胃酸的生理学作用等知识，分析和解释临床胃炎、胃溃疡的发病机制和治疗方案。

2. 能运用本章所学的胰液成分和生理学作用等知识，分析和解释临床胰腺炎的发病机制。

(三)素质目标

1. 具有健康的饮食意识，养成良好的饮食习惯，不暴饮暴食，不酗酒。

2. 树立辩证唯物主义的生命观和整体观，培养临床思维能力。

第一节 概述

人体进行正常的生命活动，需要从外界环境中摄入营养物质，以供机体新陈代谢需要。人体所需营养物质中的维生素、无机盐和水可直接吸收利用，而糖、脂肪和蛋白质三类物质必须经过消化系统的加工和分解变成小分子物质，才能被机体吸收利用。

消化(digestion)是指食物在消化管内被分解为可吸收的小分子物质的过程。消化的方式有两种：一种是通过消化管的运动，将食物磨碎并使其与消化液充分混合，同时将其向消化管远端推送的过程，称为机械性消化；另一种是通过消化液中各种消化酶的作用，将食物中的大分子物质分解为可吸收的小分子物质的过程，称为化学性消化。两种方式同时进行，相互配合，共同完成对食物的消化过程。

吸收(absorption)是指经过消化后的小分子物质、维生素、无机盐和水通过消化管黏膜进入血液和淋巴的过程。不能被消化和吸收的食物残渣，以粪便的形式排出体外。

一、消化管平滑肌的生理特性

人体的消化系统由消化管和与其相连的多种消化腺组成。消化管包括口腔、咽、食管、胃、小肠、大肠、直肠、肛门等。除口腔、咽、食管上段和肛门外括约肌是骨骼肌外，消化管的其余部分均由平滑肌组成。胃肠道平滑肌的收缩和舒张与食物的机械性消化、化学性消化及吸收过程密切相关。通过消化管平滑肌的舒缩活动，完成对食物的机械性消化，并推动食物前进；消化管运动对于食物的化学性消化和吸收也有促进作用。

（一）消化管平滑肌的一般特性

消化管平滑肌具有肌肉组织的共同特性，同时又具有其自身的特点。

1. **兴奋性较低，舒缩缓慢** 其收缩的潜伏期、收缩期和舒张期所占的时间均比骨骼肌长，消化管平滑肌的一次舒缩过程可达 20 s 以上，且变异较大。

2. **富有伸展性** 消化管平滑肌具有较大的伸展性，这一特点使中空性的器官（尤其是胃）能容纳较多的食物而不发生明显的压力变化。

3. **具有紧张性** 消化管平滑肌经常保持一种微弱的持续收缩状态，称为平滑肌的紧张性。其意义是保持消化管各部分，如胃、肠等一定的形状和位置，消化管各种不同形式的运动也都是在此基础上进行的。

4. **自动节律性** 消化管平滑肌在离体后置于适宜的环境中，仍能进行节律性兴奋和舒缩，但其节律缓慢，远不如心肌那样规则。

5. **对不同性质的刺激敏感性不同** 消化管平滑肌对电刺激不敏感，但对化学、温度、机械牵张刺激敏感。例如，温度升高、微量的乙酰胆碱或牵拉均能引起其明显收缩；而微量的肾上腺素则使其舒张。

（二）消化管平滑肌的电生理特性

消化管平滑肌与其他可兴奋组织一样，也有生物电活动，主要有三种，即静息电位、基本电节律和动作电位（图 6-1）。

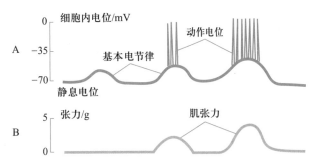

图 6-1 消化管平滑肌的电活动与肌肉收缩的关系

1. **静息电位** 消化管平滑肌的静息电位不稳定，波动较大，为 –60 ~–50 mV。其产生机制主要是由 K^+ 向膜外扩散和生电性钠泵的活动所形成的。

2. **基本电节律（basic electrical rhythm，BER）** 是在静息电位基础上，消化管平滑肌细胞产生的自发性去极化和复极化的节律性电位波动，由于其发生频率较慢又被称为慢波（slow wave）。波幅为 5 ~15 mV，持续时间为数秒至十几秒，频率随不同部位而异，胃为 3 次/分，十二指肠为 11~12 次/分，从十二指肠部开始向下频率逐渐下降，至回肠末端为 8~9 次/分。基本电节律一般起源于消化管的纵行肌和环行肌之间的卡哈尔间质细胞（interstitial Cajal cell，ICC）。它本身并不引起肌肉收缩，但是产生的去极化可使膜电位接近阈电位水平，一旦到达阈电位，就可以触发动作电位。

3. **动作电位** 消化管平滑肌的动作电位是在基本电节律的基础上发生的，其产生机制是大量的 Ca^{2+} 内流和少量的 Na^+ 内流。大量的 Ca^{2+} 内流触发平滑肌收缩，动作电位的频率越高，肌肉收缩的幅度和张力也越大。

基本电节律、动作电位和平滑肌收缩的关系可归纳为：平滑肌在基本电节律的基础上产生动作电位，动作电位发动平滑肌的收缩。平滑肌收缩的张力与动作电位的数目有关，而基本电节律是平滑肌收缩的起步电位，是收缩节律的控制波，决定蠕动的方向、节律和速度。

二、消化腺的分泌功能

消化管的不同部位均有消化腺，如唾液腺、胰腺和肝等。成年人各种消化腺每天分泌的消化液总量为 6~8 L，其主要成分是水、无机盐和多种有机物，其中最重要的是多种消化酶（表 6-1）。消化液的主要功能为：① 分解食物中的各种成分，如唾液中的 α- 淀粉酶将淀粉分解为麦芽糖；② 为多种消化酶提供适宜的 pH 环境；③ 稀释食物，使其渗透压与血浆的渗透压相等，利于消化食物的吸收；④ 保护消化管黏膜免受物理性和化学性的损伤；⑤ 进入体内的某些异物可随消化液排出体外，因而消化液具有排泄功能。

表 6-1　各种消化液的 pH、分泌量和主要消化酶

消化液	pH	分泌量 /(L·d^{-1})	主要消化酶
唾液	6.6~7.1	1.0~1.5	唾液淀粉酶
胃液	0.9~1.5	1.5~2.5	胃蛋白酶
胰液	7.8~8.4	1.0~2.0	胰淀粉酶、胰蛋白酶、糜蛋白酶、胰脂肪酶等
胆汁	6.8~7.4	0.8~1.0	无消化酶
小肠液	7.6~8.0	1.0~3.0	肠激酶
大肠液	8.3~8.4	0.6~0.8	少量二肽酶和淀粉酶

三、消化器官的神经支配及其作用

消化管除口腔、咽、食管上段及肛门外括约肌受躯体运动神经支配外，其余各部位均接受自主神经系统和位于消化管壁内的内在神经系统支配，精细地调节消化管的功能。

（一）外来神经

支配消化管的自主神经又称为外来神经，包括交感神经和副交感神经（图 6-2）。

1. 交感神经　支配消化管的交感神经指内脏大、小神经和腹下神经。交感神经节前纤维从脊髓胸腰段侧角发出，经过自主神经节换神经元后发出节后纤维分布到胃肠各部分。交感神经的节后纤维属肾上腺素能纤维（释放去甲肾上腺素），主要分布于内在神经丛，或直接支配胃肠道平滑肌、血管平滑肌和胃肠道腺细胞。交感神经兴奋时抑制胃肠活动，减少腺体分泌。

2. 副交感神经　来自迷走神经和盆神经。迷走神经的节前纤维支配横结肠以上的消化管。降结肠及其以下部分由盆神经支配。迷走神经和盆神经的节前纤维进入消化管壁后，主要与肌间神经丛和黏膜下神经丛的神经元形成突触，发出节后纤维支配腺细胞、上皮细胞和平滑肌细胞。副交感节后纤维主要为胆碱能纤维，少量为非胆碱能非肾上腺素能纤维。大多数节后纤维释放乙酰胆碱，促进胃肠运动增强，增加腺体分泌。

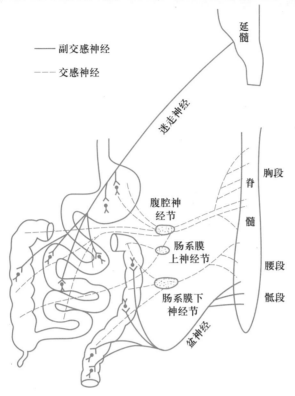

图 6-2　支配消化器官的自主神经分布

（二）内在神经丛

内在神经系统又称为肠神经系统，由分布在从食管至肛门的消化管器官内大量的神经元和各级神经纤维组成的神经网络构成。分为黏膜下神经丛（submucosal plexus）和肌间神经丛（myenteric plexus）两部分，二者合称壁内神经丛（图 6-3）。壁内神经丛中存在感觉神经元、运动神经元和大量的中间神经元，因此可以完成局部反射。黏膜下神经丛主要调节消化管壁上的腺细胞和上皮细胞的功能。肌间神经丛的运动神经元主要支配平滑肌细胞。在整体，内在神经系统的活动受外来神经纤维的支配。

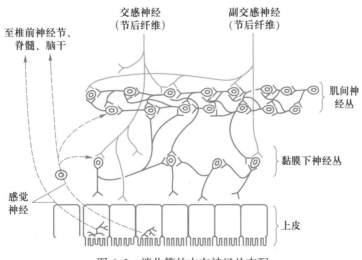

图 6-3　消化管的内在神经丛支配

四、消化管的内分泌功能

（一）APUD 细胞和胃肠激素

从胃到大肠的黏膜内存在 40 余种内分泌细胞,这些细胞都具有摄取胺的前体、进行脱羧而产生肽类或活性胺的能力。通常将这类细胞统称胺前体摄取和脱羧细胞,又称 APUD 细胞。现已知道,神经系统、甲状腺、肾上腺髓质、腺垂体等组织也含有 APUD 细胞。消化管被认为是体内最大也是最复杂的内分泌器官。消化管主要内分泌细胞的名称、分泌物和分布列于表 6-2 中。

表 6-2　主要胃肠内分泌细胞的名称、分泌产物和分布

细胞名称	分泌产物	分布部位
α 细胞	胰高血糖素	胰岛
β 细胞	胰岛素	胰岛
δ 细胞	生长抑素	胰岛、胃、小肠、结肠
G 细胞	促胃液素	胃窦、十二指肠
I 细胞	胆囊收缩素	小肠上部
K 细胞	抑胃肽	小肠上部
M 细胞	胃动素	小肠
N 细胞	神经降压素	回肠
PP 细胞	胰多肽	胰岛、胰腺外分泌部、胃、小肠、大肠
S 细胞	促胰液素	十二指肠、空肠

由于这些内分泌细胞能合成和释放多种生物活性物质,主要在消化管内发挥作用,因此统称为胃肠激素(gastrointestinal hormone)。胃肠激素的生理作用广泛,对消化器官的作用主要体现在三大方面。① 调节消化腺的分泌和消化管的运动。② 某些胃肠激素具有促进消化管组织的代谢和生长作用,即营养作用。③ 调节其他激素的释放。如胆囊收缩素能促进胰岛素等的释放,加强由促胰液素引起降钙素的释放;生长抑素能抑制促胰液素等的释放。主要胃肠激素的分泌和生理作用见表 6-3。

表 6-3　主要胃肠激素的分泌和生理作用

激素名称	分泌部位及细胞	主要生理作用	引起释放的因素
促胃液素	胃窦、十二指肠黏膜 G 细胞	促进胃液分泌(以 HCl 为主)、胃肠运动、黏膜生长,促进胰液和胆汁分泌	迷走神经、蛋白质消化产物
促胰液素	十二指肠、空肠黏膜 S 细胞	促进胰液中水和 HCO_3^- 的分泌,抑制胃液分泌和胃肠运动	盐酸、蛋白质消化产物
胆囊收缩素(促胰酶素)	十二指肠、空肠黏膜 I 细胞	促进胰酶分泌,促进胆囊收缩和胆汁排放,增强小肠的运动,促进胰腺外分泌组织增长	蛋白质及脂肪消化产物、盐酸
抑胃肽	小肠上部黏膜 K 细胞	抑制胃液分泌和胃的运动,促进胰岛素的释放	脂肪、葡萄糖、氨基酸

(二) 脑 – 肠肽

一些产生于消化管的肽,不仅存在于消化管,也存在于中枢神经系统内,而原来认为只存在于中枢神经系统的神经肽,也在消化管中被发现。这些双重分布的肽类物质被统称为脑 – 肠肽(braingut peptide)。目前已知的这些肽类物质有 20 多种,如促胃液素、胆囊收缩素、胃动素、生长抑素等。脑 – 肠肽概念的提出,揭示了神经系统和消化系统之间存在着密切的内在联系。

第二节　口腔内消化

消化过程从口腔开始。在口腔中食物停留 15~20 秒。食物在口腔内的消化包括咀嚼、吞咽的机械性消化和唾液较弱的化学性消化。

一、唾液及其分泌

人体口腔中有三对大唾液腺:腮腺、颌下腺和舌下腺,还有无数散在的小唾液腺,唾液是这些腺体分泌的混合液体。

(一) 唾液的性质和成分

唾液(saliva)是无色无味的低渗液,近于中性(pH 为 6.6~7.1)。其成分主要是水,约占 99%,其余为有机物和无机物。有机物主要为黏蛋白、唾液淀粉酶、球蛋白和溶菌酶等;无机物有 Na^+、K^+、HCO_3^-、Cl^- 和一些气体分子等。

(二) 唾液的作用

唾液的主要作用有:① 湿润口腔和食物,便于咀嚼、吞咽并引起味觉;② 清洁和保护口腔,清除口腔中食物残渣,冲淡并中和进入口腔的有害物质,唾液中的溶菌酶具有杀灭细菌和病毒的作用;③ 排泄功能,进入体内的物质如铅、汞等可随唾液的分泌被排出;④ 消化作用,唾液淀粉酶可将食物中的淀粉水解为麦芽糖。

(三) 唾液分泌的调节

唾液分泌的调节完全是反射性调节,包括非条件反射和条件反射。唾液分泌的基本中枢在延髓,下丘脑和大脑皮层还存在高级中枢。食物对口腔黏膜的机械、化学和温度刺激可引起非条件反射。在这些刺激的作用下,口腔黏膜和舌的感受器兴奋,经传入神经(在第 V、VII、IX、X 对脑神经中)传入到达延髓、下丘脑和大脑皮层的中枢。然后通过传出神经到达效应器(唾液腺),调节其分泌。食物的颜色、形状、气味和进食的环境,以及有关的语言、文字等均成为条件刺激,可引起唾液分泌。通常进食时条件反射和非条件反射调节唾液分泌的作用同时存在。

二、咀嚼和吞咽

（一）咀嚼

咀嚼（mastication）是在大脑皮层的支配下完成的咀嚼肌的顺序性收缩活动。咀嚼的作用主要是：① 将食物切碎、研磨、搅拌，使食物中的唾液混合而形成食团，便于吞咽；② 使食物与唾液淀粉酶充分接触，对淀粉进行化学性消化；③ 反射性地引起胃液、胰液、胆汁的分泌和消化管的运动，为下一步的消化作好准备。

（二）吞咽

吞咽（deglutition）是指食团由口腔经咽、食管进入胃的过程。根据食团经过的部位，可将吞咽过程分为三期。

第一期称为口腔期：指食团由口腔到咽，是在大脑皮层控制下的随意运动，主要依靠舌的运动把食团由舌背推至咽部。

第二期称为咽期：指食团由咽进入食管上端，是由食团对软腭和咽部触觉感受器的刺激所引起的一系列急速的反射动作，属于非随意运动。此期咽部肌群收缩，软腭上升，咽后壁向前突出，封闭鼻咽通路；喉头上升并紧贴会厌，封闭咽与气管的通道，呼吸暂停；食管上口张开，咽肌收缩，食团从咽被挤入食管。

第三期称为食管期：指食团从食管上段经贲门入胃。此期主要由食管蠕动实现，是一种反射活动，由食团刺激软腭、咽部和食管等处的感受器，兴奋沿传入神经抵达延髓的中枢，反射性引起食管的蠕动，将食团推送入胃。蠕动（peristalsis）是消化管共有的一种以环形肌收缩为主的向前推进的波形运动，食管蠕动表现为在食团上端出现一收缩波，在食团下端出现一舒张波。

吞咽反射的基本中枢在延髓，其传入和传出神经均在第Ⅴ、Ⅸ、Ⅹ和Ⅻ对脑神经中。婴幼儿中枢神经系统发育不够完善，吞咽时气管通道常未封闭，因此应避免喂食易掉入气管的食物，如蚕豆、花生米等。临床上，昏迷、深度麻醉和患某些神经系统疾病时，可引起吞咽障碍，此时上呼吸道分泌物或食物容易误入气管。因此，在临床工作中，对此类患者要及时清除呼吸道分泌物，保持呼吸道通畅，以防吸入性肺炎或窒息。

第三节　胃内消化

胃的主要功能是暂时贮存食物并初步消化食物。成年人胃的容量为 1~2 L。胃的消化功能包括胃运动的机械性消化和胃液的化学性消化，使进入胃内的食团被胃液水解，胃运动与研磨，形成食糜，并逐次少量通过幽门排入十二指肠。

一、胃液及其分泌

食物在胃内的化学性消化是通过胃液作用实现的。胃液主要由胃腺分泌，胃腺包括贲门腺、泌酸腺及幽门腺。

学知识：
胃内消化

敬大师：
林可胜

（一）胃液的性质、成分与作用

纯净的胃液是无色透明的酸性液体，pH 为 0.9~1.5，正常成年人每天分泌量为 1.5~2.5 L。除水外，主要成分包括盐酸、胃蛋白酶原、黏液、碳酸氢盐和内因子。

1. 盐酸　又称胃酸，由泌酸腺中的壁细胞分泌。胃液中的盐酸以两种形式存在：一种是游离状态，称游离酸；另一种是与蛋白质结合为盐酸蛋白盐，称结合酸。纯净胃液中游离酸占绝大部分。正常人空腹时盐酸的排出量称基础酸排出量，一般为 0~5 mmol/h。在食物或某些药物刺激下，盐酸排出量可明显增加，正常人盐酸最大排出量可达 20~50 mmol/h。男性盐酸分泌率高于女性，50 岁以后分泌率有所下降。

话重点：
胃酸

盐酸的主要生理作用有：① 激活胃蛋白酶原，使其转变为有活性的胃蛋白酶；② 为胃蛋白酶分解蛋白质提供适宜的酸性环境；③ 使食物中的蛋白质变性，易于分解；④ 杀死进入胃内的细菌；⑤ 盐酸进入小肠后，可促进胰液、胆汁和小肠液分泌；⑥ 进入小肠后有利于铁和钙的吸收。因此，盐酸分泌不足或缺乏，可引起腹胀、腹泻等消化不良症状。如果分泌过多，则会对胃和十二指肠造成侵蚀，可诱发溃疡病。

胃液中 H^+ 的最高浓度可达 150 mmol/L，比血浆中的 H^+ 浓度高约 300 万倍。可见，壁细胞分泌 H^+ 是一个逆浓度差进行的主动过程。目前认为，胃液中 H^+ 的分泌是靠壁细胞顶端膜上的质子泵，即 H^+–K^+ 依赖式 ATP 酶实现的。质子泵是一种镶嵌于膜内的转运蛋白质，具有转运 H^+、K^+ 和分解 ATP 的功能，每分解一分子 ATP，可促使一个 H^+ 从壁细胞胞质分泌至分泌小管腔内，同时一个 K^+ 从分泌小管腔进入细胞质。泌酸所需的 H^+ 来自壁细胞胞质内水的解离。在顶端膜主动分泌 H^+ 和换回 K^+ 时，顶端膜上的 K^+ 通道开放，进入细胞内的 K^+ 又经 K^+ 通道进入分泌小管腔。同时，顶端膜上的 Cl^- 通道也开放，细胞内的 Cl^- 通过 Cl^- 通道进入分泌小管腔，与 H^+ 形成 HCl。

壁细胞内含有丰富的碳酸酐酶，可促使细胞代谢产生的和从血液进入细胞的 CO_2 与 H_2O 结合，形成 H_2CO_3，并迅即解离为 H^+ 和 HCO_3^-。这样，在 H^+ 分泌后，留在细胞内的 OH^- 便与由 H_2CO_3 解离的 H^+ 中和，壁细胞内将不会因 OH^- 的蓄积而使 pH 升高。解离后的 HCO_3^- 则通过壁细胞基底侧膜上的 Cl^-–HCO_3^- 逆向交换体被转运出细胞，并经细胞间隙进入血液。因此，餐后大量胃酸分泌的同时，血和尿的 pH 往往升高，出现所谓的餐后碱潮。而转运入细胞的 Cl^- 再经顶端膜上的 Cl^- 通道进入分泌小管腔（图 6-4）。

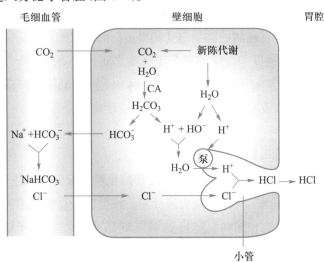

图 6-4　壁细胞分泌盐酸的基本过程

质子泵是各种因素引起的胃酸分泌的最后通路,因此抑制质子泵的药物(如奥美拉唑)在临床上已广泛用于治疗消化性溃疡。

2. 胃蛋白酶原(pepsinogen) 主要由泌酸腺的主细胞分泌,并以不具有活性的酶原颗粒形式储存在细胞内。进入胃腔后,在盐酸和已被激活的胃蛋白酶的作用下,胃蛋白酶原转变为有活性的胃蛋白酶。在酸性环境中,胃蛋白酶能使食物中的蛋白质水解,生成际、胨、少量多肽及氨基酸。胃蛋白酶作用的最适 pH 为 2.0~3.5,当 pH>5 时,胃蛋白酶活性消失。

3. 内因子(intrinsic factor) 是由泌酸腺中壁细胞分泌的一种糖蛋白,内因子有两个特异性结合位点,一个与食物中的维生素 B_{12} 结合形成复合物,保护维生素 B_{12} 不被肠道水解酶所破坏;另一个与回肠黏膜上皮细胞的特异性受体结合,促进回肠对维生素 B_{12} 的吸收。内因子缺乏时(如胃大部切除的患者),维生素 B_{12} 吸收障碍,影响红细胞成熟,引起巨幼红细胞性贫血。

4. 黏液和碳酸氢盐 黏液是由胃黏膜表面上皮细胞、泌酸腺的颈黏液细胞、贲门腺和幽门腺共同分泌的。主要成分是糖蛋白,覆盖在胃黏膜表面,形成厚约 500 μm 的凝胶样保护层,作用是减少粗糙食物对胃黏膜的机械性损伤。胃内的 HCO_3^- 主要由胃黏膜的上皮细胞分泌。在基础状态下,胃内 HCO_3^- 的分泌速率仅为 H^+ 分泌速率的 5%,进食时分泌速率增加。

单独的黏液和碳酸氢盐都不能有效地保护胃黏膜,但二者联合作用则可构成黏液 – 碳酸氢盐屏障(mucus–bicarbonate barrier)(图 6-5),能有效地保护胃黏膜不受胃腔内盐酸和胃蛋白酶的侵蚀。H^+ 在扩散中不断地被由上皮细胞分泌且向黏液层表面扩散的 HCO_3^- 中和,使黏液层内出现 pH 梯度。靠近胃腔的一侧 pH 约 2.0,而靠近胃黏膜上皮细胞侧的 pH 约 7.0,这种中性或偏碱性环境不但能避免胃酸对胃黏膜的直接侵蚀,也能使胃蛋白酶丧失活性,在胃黏膜保护中有很重要的作用。

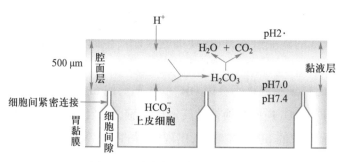

图 6-5 胃黏液 – 碳酸氢盐屏障

正常情况下,黏液层靠近胃腔侧的糖蛋白受到胃蛋白酶的水解作用后,由凝胶状态变为溶胶状态进入胃液。但黏液水解速度与上皮细胞分泌速度之间处于动态平衡,从而保证了黏液屏障的连续性和完整性。多种因素如乙醇、胆盐、阿司匹林和耐酸的幽门螺杆菌等,均可破坏或削弱黏液 – 碳酸氢盐屏障,继而造成胃黏膜损伤,引起胃炎或溃疡。

(二)消化期胃液分泌的调节

人在空腹时胃液分泌很少,称基础胃液分泌或非消化期胃液分泌。进食时或进食后经过神经和体液因素刺激胃液大量分泌,称消化期胃液分泌。根据感受食物刺激的部位不同,人为地将消化期胃液分泌分为头期、胃期和肠期。实际上,这三期几乎同时进行,互相重叠(图 6-6)。

1. 头期 头期胃液分泌是指食物入胃前,头部感受器(眼、耳、鼻、舌、口腔、咽等)受刺激时,反射性地引起胃液分泌增加。俄国生理学家巴甫洛夫用假饲(sham feeding)的方法证明了头期胃液分泌的存在,即事先给狗造一个食管瘘和一个胃瘘,当狗进食时,摄取的食物从食管瘘流出体外,并未进入胃内,但这时却有胃液从胃瘘流出。头期胃液分泌的机制有两个方面:一是非条件反射性胃液分泌,是由于咀嚼和吞咽食物时,刺激了口腔、舌和咽部的化学和机械感受器,神经冲动沿传入神经到达中枢,引起胃液分泌;二是条件反射性胃液分泌,由与食物有关的形象、气味、声音等刺激引起。迷走神经是条件反射和非条件反射的共同传出神经,其末梢主要支配胃腺和胃窦部的 G 细胞,既可直接促进胃液分泌,也可通过促胃液素间接促进胃液分泌,其中直接促进胃液分泌更重要。

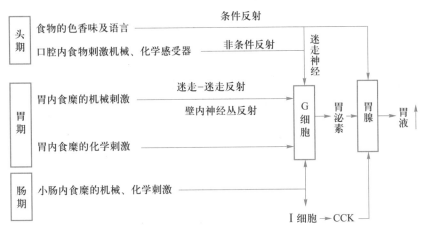

图 6-6 促进胃液分泌的机制

头期胃液分泌的特点是持续时间长,量多(约消化期分泌量的 30%),酸度高和胃蛋白酶的含量高,且与食欲和进食时的精神状态密切相关。

2. 胃期(gastric phase) 胃液分泌是指食物入胃后,通过对胃的机械性和化学性刺激作用,继续引起的胃液分泌。其主要途径为:① 扩张刺激胃底、胃体部的感受器,通过迷走－迷走神经长反射和壁内神经丛的短反射,直接或通过促胃液素间接引起胃腺分泌;② 扩张刺激胃幽门部的感受器,通过壁内神经丛作用于 G 细胞进而引起促胃液素的释放;③ 食物的化学成分,主要是蛋白质的消化产物肽和氨基酸,可直接作用于 G 细胞,引起促胃液素的分泌。此外,咖啡和茶等饮料对胃酸分泌也有很强的刺激作用,高浓度乙醇也能明显促进胃酸分泌。我国著名生理学家王志均特别设计了一种狗胃肠四通瘘,在胃液分泌的体液调节机制研究中做出了突出贡献。

胃期分泌的胃液约占进食后总分泌量的 60%,酸度和胃蛋白酶含量比头期少。

3. 肠期(intestinal phase) 胃液分泌是指食物进入小肠上段后引起的胃液分泌。将食糜、肉的提取液和蛋白胨液由瘘管直接注入十二指肠内,可引起胃液分泌的轻度增加;游离的空肠袢受到机械扩张的刺激时,胃液分泌也增加,表明当食物离开胃进入小肠后,还有继续刺激胃液分泌的作用。肠期胃液分泌的调节机制以体液因素为主。当食物进入小肠后,通过机械性和化学性刺激作用于小肠黏膜,可使其释放一种或几种胃肠激素,通过血液循环作用于胃。在切除了胃窦的患者中观察到,进食后血浆促胃液素的浓度仍高,说明进食后可引起十二指肠的 G 细胞释放促胃液素,这是肠期胃液分泌的体液因素之一。此外,静脉注射混合氨基酸也可引起胃酸分泌增加,这表明小肠吸收的氨基酸也可能部分参与肠期胃液分泌的体液调节。

肠期胃液分泌的特点是分泌量少,约占整个消化期胃液分泌总量的 10%,胃蛋白酶原的含量也较少,这可能与小肠内同时还产生许多对胃液分泌起抑制性作用的物质有关。

(三)调节胃液分泌的神经和体液因素

促进壁细胞分泌盐酸的主要内源性物质有:乙酰胆碱(ACh)、促胃液素和组胺等;而抑制盐酸分泌的主要是生长抑素。

1. 促进胃液分泌的主要因素　① 迷走神经:大部分支配胃的迷走神经传出纤维直接到达胃黏膜的壁细胞,通过末梢释放 ACh 作用于壁细胞膜上的 M 受体引起胃酸分泌;此外,也有迷走神经传出纤维末梢释放 ACh 作用于胃黏膜的肠嗜铬样(ECL)细胞,刺激其分泌组胺,间接引起壁细胞分泌盐酸。② 组胺:组胺(histamine)是由胃黏膜的 ECL 细胞分泌,以旁分泌方式作用于邻旁的壁细胞 H_2 受体,具有极强的促胃酸分泌作用。同时,组胺还可以提高壁细胞对 ACh 和促胃液素的敏感性。而 ACh 和促胃液素也可作用于 ECL 细胞,促进其释放组胺,间接刺激胃液分泌。因此,临床上常用的抑酸药西咪替丁及其类似物通过阻断组胺与 H_2 受体结合而抑制胃酸分泌,治疗消化性溃疡。③ 促胃液素:促胃液素(gastrin)是由胃窦、十二指肠和空肠上段黏膜中的 G 细胞分泌的一种胃肠激素,既可直接作用于壁细胞的 CCK_B 受体,引起胃酸分泌,也可以作用于 ECL 细胞上的 CCK_B 受体,通过释放组胺刺激壁细胞分泌盐酸。支配 G 细胞的迷走神经兴奋时释放促胃液素释放肽(GRP),可促进促胃液素的分泌(图 6-7)。

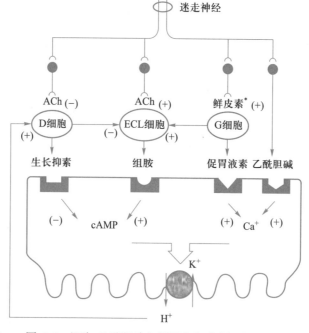

图 6-7　组胺、乙酰胆碱和促胃液素对壁细胞的作用

此外,Ca^{2+}、低血糖、咖啡因和乙醇等也可刺激胃酸分泌。引起壁细胞分泌胃酸的大多数刺激物均能促进主细胞分泌胃蛋白酶原,促进黏液细胞分泌黏液。

2. 抑制胃液分泌的主要因素　在消化期内,抑制胃液分泌的因素主要有盐酸、脂肪和高张溶液三种。① 盐酸:当胃内 pH 降至 1.2~1.5,或十二指肠处于酸化状态(pH<2.5)时,盐酸可直接抑制 G 细胞释放促胃液素或刺激胃窦部的 δ 细胞释放生长抑素(胃酸分泌的抑制物),间接抑制促胃液素和胃酸分泌,促胰液素、胰高血糖素、抑胃肽等对促胃液素的分泌有抑制作用。② 脂肪:进入小肠的脂肪可刺激肠抑胃素释放,抑制胃液分泌。我国生理学家林可胜教授因发现"肠

抑胃素"而著称于国际医学界。③ 高张溶液:高渗食糜进入小肠后,可刺激小肠内渗透压感受器,通过肠－胃反射,抑制胃液分泌。④ 其他:精神、情绪、交感神经紧张性增高等因素均可抑制胃液分泌。

二、胃的运动

食物在胃内的机械性消化是通过胃的运动来实现的。胃底和胃体前部称头区,运动较弱,主要作用是容纳食物。胃体远端和胃窦称尾区,运动较强,主要功能是进行机械性消化,并逐步将食糜排入十二指肠。

(一)胃的运动形式

1. 容受性舒张 当咀嚼和吞咽时,食物对口、咽、食管等处感受器的刺激,可引起胃头区肌肉的舒张,胃容量由空腹时的 50 ml 增加到进食后的 1.5 L,这种舒张形式称为容受性舒张(receptive relaxation)。它能使胃容纳大量摄入食物而胃内压并无明显变化。胃的容受性舒张是通过迷走－迷走反射实现的,其传出神经是抑制性神经纤维,末梢释放的递质可能是某种肽类物质或一氧化氮(NO)。切断双侧迷走神经后容受性舒张即不再出现。

2. 紧张性收缩 胃壁平滑肌经常处于一定程度的持续收缩状态,称为紧张性收缩(tonic contration)。其生理意义在于维持胃的正常位置和形态,并保持胃腔内具有一定的基础压力,促进胃液渗入食物进行化学性消化,是其他运动形式的基础。临床上出现的胃下垂或胃扩张,常与胃的紧张性收缩过度降低有关。

3. 蠕动 胃的蠕动是在食物入胃后 5 min 左右开始的。蠕动波始于胃的中部,以 3 次/分的频率向幽门方向推进。一个蠕动波需 1 min 左右到达幽门,通常是一波未平,一波又起。蠕动初起时,波幅较小,在向幽门传播过程中幅度渐大,收缩力渐强,传播速度渐快。之后幽门括约肌舒张,食糜进入十二指肠(图 6-8)。

胃蠕动的主要生理意义是:① 磨碎固体食物;② 搅拌食物,使之与胃液充分混合,以利于化学性消化;③ 推送食糜通过幽门进入十二指肠。

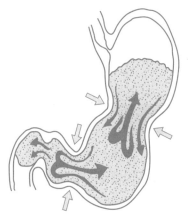

图 6-8　胃的蠕动

(二)胃排空及其控制

1. 胃排空 食糜由胃排入十二指肠的过程称为胃排空(gastric emptying)。食物入胃后 5 min 左右开始排入十二指肠。胃排空的速度与食糜的物理性状和化学组成有关。一般来说,稀薄的、液态的食糜比黏稠、固态的食物排空快;颗粒小的比大块食物排空快;等渗液比非等渗液排空快。在三大主要营养物质中,糖类排空最快,蛋白质次之,脂肪类最慢。混合性食物由胃完全排空需 4~6 h。

2. 胃排空的控制 胃排空的动力是胃的运动及由此形成的胃与十二指肠之间的压力差。凡能增强胃运动的因素,均使胃内压升高,并加快胃排空;反之,则减慢胃的排空。

(1)胃内因素促进排空:胃内容物扩张胃壁的机械刺激,通过壁内神经反射或迷走－迷走神经反射促进胃运动,加速胃排空;食物的扩张刺激和某些化学成分,主要是蛋白质消化产物,可引起胃窦部黏膜释放促胃液素,促胃液素不仅能刺激胃酸分泌,还对胃的运动有中等强度的刺激作用,从而促进胃排空。

(2) 十二指肠内因素抑制胃排空:主要通过两种途径实现。① 肠胃反射:十二指肠壁上存在化学感受器和机械感受器,当酸、脂肪、渗透压和机械性扩张刺激这些感受器时,可反射性地抑制胃运动,导致胃排空减慢,这种反射称为肠–胃反射(enterogastric reflex)。肠–胃反射对胃酸的刺激十分敏感,一般十二指肠内食糜的 pH 低于 3.5~4.0 时,该反射即可抑制胃的运动和胃排空,从而延缓酸性胃内容物进入十二指肠。② 胃肠激素:食糜进入十二指肠后,其中的胃酸或脂肪可刺激十二指肠和空肠上皮细胞释放多种激素,如促胃液素、抑胃肽通过血液循环到达胃后,抑制胃的运动,延缓胃的排空。

随着盐酸在肠道内被中和,食物消化产物的被吸收,胃的抑制性影响逐渐消失;胃运动又逐渐增强,并推送另一部分食糜进入十二指肠。如此重复,直至食糜全部排入十二指肠,可见胃的排空是间断的,胃排空的速度与小肠的消化和吸收速度相适应。

(三) 呕吐

呕吐(vomiting)是将胃及小肠上段内容物经口腔强力驱出的过程。引起呕吐的原因很多,机械性或化学性刺激作用于舌根、咽部、胃、大小肠、胆总管、腹膜、泌尿生殖器官等部位的感受器,均可引起呕吐。视觉或内耳前庭器官受到某种刺激,也可引起呕吐。呕吐中枢位于延髓,与呼吸中枢、心血管中枢有着密切的联系,故呕吐前除有消化道症状(如恶心)外,还常出现呼吸急促和心搏加快等症状。颅内压增高时可直接刺激呕吐中枢,引起喷射性呕吐。呕吐是一种具有保护意义的反射活动,通过呕吐可把胃、肠内有害物质排出。因此,临床上对食物中毒的患者,可借助催吐的方法将胃内的毒物排出。但剧烈而频繁的呕吐,会影响正常进食、消化和吸收,还会丢失大量的消化液,严重时可造成体内水、电解质和酸碱平衡紊乱。

第四节 小肠内消化

小肠内消化是整个消化过程中最重要、最主要的阶段,食糜经过小肠运动的机械性消化,小肠内消化液(胰液、胆汁和小肠液)的化学性消化,整个消化过程基本完成。经过消化分解的营养物质大部分被小肠黏膜吸收,未被消化的食物残渣则进入大肠。

一、胰液及其分泌

(一) 胰液的性质和成分

胰液是由胰腺腺泡细胞和小导管细胞的管壁细胞所分泌的,经胰腺导管排入十二指肠。胰液是无色无味的碱性液体,pH 为 7.8~8.4,每天分泌量为 1~2 L。胰液中的无机物主要由胰腺小导管上皮细胞分泌,包括大量水及碳酸氢盐等;胰液中的有机物主要是由胰腺腺泡细胞分泌的多种消化酶,如胰淀粉酶、胰脂肪酶、胰蛋白酶原和糜蛋白酶原等。

（二）胰液的作用

1. 碳酸氢盐　胰液中碳酸氢盐的作用是：① 中和进入十二指肠的胃酸,保护肠黏膜免受酸的侵蚀。② 为小肠内的多种消化酶提供适宜的 pH 环境。

2. 胰淀粉酶　胰淀粉酶属于 α 淀粉酶,不需激活就具有活性,能将食物中的淀粉、糖原和大部分碳水化合物水解成糊精、麦芽糖和麦芽寡糖。胰淀粉酶作用的最适 pH 为 6.7~7.0。

3. 胰脂肪酶　胰脂肪酶可将甘油三酯分解为脂肪酸、甘油一酯和甘油。最适 pH 为 7.5~8.5。目前认为,胰脂肪酶只有在辅脂酶存在的条件下才能发挥其作用。辅脂酶是胰腺分泌的另一种小分子蛋白质。它与胰脂肪酶在甘油三酯的表面形成一种高亲和度的复合物,牢牢地附着在脂肪颗粒表面,防止胆盐把胰脂肪酶从脂肪表面置换下来。

4. 蛋白水解酶　主要有胰蛋白酶和糜蛋白酶两种,它们都是以无活性的酶原形式存在于胰液中。随胰液进入十二指肠后,小肠液中的肠激酶(enterokinase)可将无活性的胰蛋白酶原激活,变为有活性的胰蛋白酶。此外,胃酸、胰蛋白酶本身,以及组织液也能激活胰蛋白酶原。糜蛋白酶原在胰蛋白酶的激活下转变为有活性的糜蛋白酶。胰蛋白酶与糜蛋白酶作用很相似,都能将蛋白质水解成胨和胨,当两者共同作用于蛋白质时,能将蛋白质分解成小分子多肽和氨基酸。

由于胰液中含有水解三种主要食物的消化酶,因而是所有消化液中消化力最强和消化功能最全面的一种。正常情况下,胰液中的蛋白水解酶并不消化胰腺本身,因为胰蛋白酶是以无活性的酶原形式分泌的。此外,腺泡细胞还同时分泌少量胰蛋白酶抑制物(trypsin inhibitor)。胰蛋白酶抑制物是多肽,可 1:1 地与胰蛋白酶结合,形成无活性的化合物,防止少量胰蛋白酶原在胰腺内被激活而发生自身消化。由于胰蛋白酶抑制物浓度比胰蛋白酶原低得多,它不能阻止病理情况下大量胰蛋白酶原活化所致的胰腺自身消化过程。急性胰腺炎时,胰腺内大量胰液淤积,胰蛋白酶抑制物的功能受到破坏,胰蛋白酶原被迅速激活,从而大量地激活其他蛋白水解酶,这些蛋白酶对胰腺本身进行自我消化,短期内引起胰腺的炎症和坏死。

（三）胰液分泌的调节

胰液的分泌受神经和体液双重控制,以体液调节为主。在非消化期,即基础状态下,胰液是不分泌或者分泌量很少的。进食后,胰液即开始分泌。

1. 神经调节　食物的形象或气味对口腔、咽、食管、胃和小肠的刺激,都可通过条件反射和非条件反射引起胰液分泌。传出神经主要是迷走神经。迷走神经可通过末梢释放的乙酰胆碱直接作用于胰腺,也可通过引起促胃液素的释放,间接引起胰腺分泌。迷走神经引起胰液分泌的特点是：水和碳酸氢盐含量很少,含酶量丰富。

2. 体液调节　能引起胰液分泌的激素主要有促胰液素和胆囊收缩素。

（1）促胰液素(secretin)：又称胰泌素,由小肠上段黏膜内的 S 细胞分泌。引起其释放的最强刺激因素是盐酸,其次是蛋白质分解产物和脂肪酸,糖类几乎没有作用。促胃液素主要作用于胰腺小导管上皮细胞,使其分泌大量水和碳酸氢盐,而酶含量很低。

（2）缩胆囊素(cholecystokinin,CCK)是由小肠上段的 I 细胞分泌的。引起其释放的因素,由强到弱依次为：蛋白质分解产物、脂肪酸、盐酸和脂肪,糖类无作用。缩胆囊素有两个重要作用：促进胰腺腺泡细胞分泌消化酶和促进胆囊收缩排放胆汁。缩胆囊素可以直接作用于腺泡细胞上的缩胆囊素受体,引起胰酶分泌;还作用于迷走神经传入纤维,通过迷走 – 迷走反射,促使胰酶分泌。因此,缩胆囊素又称为促胰酶素(图 6-9)。

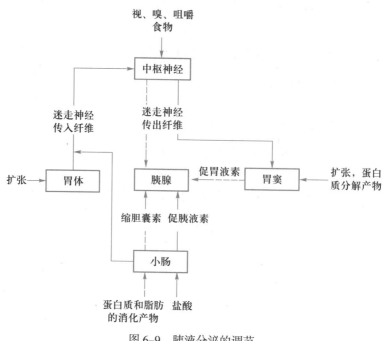

图 6-9　胰液分泌的调节

我国王志均教授采用给狗自体移植胰钩部的巧妙方法,在阐明促胰液素和促胰酶素的生理学意义方面取得了重大突破。

二、胆汁及其分泌

(一)胆汁的性质和成分

胆汁(bile)是由肝细胞持续生成和分泌的。消化期胆汁经肝管、胆总管直接进入十二指肠;非消化期胆汁经胆囊管进入胆囊储存,待需要时再排入十二指肠。

胆汁是较黏稠且味苦的有色液体。肝分泌的胆汁称肝胆汁,为金黄色或橘棕色,pH 为 7.4;胆囊贮存的胆汁称胆囊胆汁,因 H_2O 和 HCO_3^- 的吸收被浓缩,颜色变深,呈弱酸性,pH 为 6.8。每天分泌量为 0.8~1.0 L。

胆汁的成分较为复杂,除水、Na^+、K^+、Ca^{2+} 和 HCO_3^- 等无机成分外,有机成分主要有胆汁酸和胆色素,以及少量胆固醇、卵磷脂等,不含消化酶。胆汁酸与甘氨酸或牛磺酸结合形成的钠盐或钾盐称为胆盐(bile salt),它是胆汁参与消化和吸收的主要成分。胆色素是血红蛋白的分解产物,包括胆红素及其氧化物——胆绿素。胆色素的种类和浓度决定了胆汁的颜色。

(二)胆汁的作用

胆汁中虽然不含消化酶,但对脂肪的消化和吸收具有重要作用。

1. 促进脂肪消化　胆汁中的胆盐、胆固醇和卵磷脂等都可作为乳化剂来减低脂肪的表面张力,使脂肪乳化成微滴分散在肠腔内,增加与胰脂肪酶的接触面积,加速脂肪的分解。

2. 促进脂肪和脂溶性维生素的吸收　胆盐达到一定浓度后,可聚合成微胶粒。肠腔中的脂肪分解产物,如脂肪酸、甘油一酯等均可渗入微胶粒中,形成水溶性复合物,即混合微胶粒,将不

讲真知:
丙型肝炎病毒的发现

溶于水的脂肪水解产物运送到肠黏膜表面,促进肠黏膜对脂肪消化产物的吸收。

胆盐在促进脂肪分解产物吸收的同时,也可将脂溶性维生素(维生素 A、维生素 D、维生素 E、维生素 K)溶解于微胶粒中,从而促进其吸收。

3. 中和胃酸和促进胆汁分泌　胆汁可中和部分胃酸,提供多种消化酶发挥作用所需的弱碱性环境。胆盐在小肠内吸收后,能促进胆汁自身分泌,引起胆酸生成增多,从而降低胆囊内胆固醇的浓度。

4. 防止胆固醇沉积　肝能合成胆固醇,其中约一半转化成胆汁酸,另一半则随胆汁进入胆囊或排入小肠。在正常情况下,胆汁中的胆盐(或胆汁酸)、胆固醇和卵磷脂的适当比例是维持胆固醇处于溶解状态的必要条件。当胆固醇分泌过多,或胆盐和卵磷脂合成减少时,胆固醇就容易在胆汁中形成结晶沉积在胆管或胆囊,这就是胆结石形成的原因之一。

(三)胆汁分泌和排出的调节

消化管内的食物是引起胆汁分泌和排出的自然刺激物。高蛋白膳食引起的胆汁流出最多,高脂肪或混合食物次之,糖类作用最小。在胆汁的排出过程中,胆囊和 Oddi 括约肌的活动具有相互协调关系,即胆囊收缩,Oddi 括约肌舒张;相反,胆囊舒张时,Oddi 括约肌则收缩。

胆汁分泌受神经和体液因素双重调节,以体液调节为主。

1. 神经调节　食物的信号、进食动作或食物对胃、小肠的刺激可通过神经反射引起肝胆汁分泌轻度增加,胆囊收缩也轻度加强。反射的传出途径是迷走神经,切断两侧迷走神经或用胆碱受体阻滞剂,均可阻断这种效应。忧郁、紧张、恐惧及疼痛刺激均可引起 Oddi 括约肌紧张性增强,甚至痉挛,阻碍胆汁排出。

2. 体液调节　调节胆汁分泌和排出的体液因素主要有以下几种。

(1) 缩胆囊素:是引起胆囊收缩作用最强的胃肠激素,能促进胆囊平滑肌收缩,降低 Oddi 括约肌的紧张性,有利于胆囊胆汁向十二指肠排放。

(2) 促胃液素:可通过血液循环作用于肝细胞和胆囊,促进肝胆汁分泌和胆囊收缩;也可先引起胃酸分泌,后者通过作用位于十二指肠黏膜的 S 细胞,引起促胰液素释放而间接刺激肝胆汁分泌。

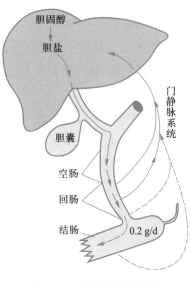

(3) 促胰液素:能使胆汁分泌量和 HCO_3^- 含量的增加,而胆盐的含量并不增加。

(4) 胆盐:胆盐进入小肠后,大约 90% 被回肠末端吸收入血,通过肝门静脉回到肝,再组成胆汁分泌进入小肠,这一过程称为胆盐的肠肝循环(图 6-10)。返回到肝的胆盐有刺激肝胆汁分泌的作用。每次进餐后可进行 2~3 次肠肝循环,每个胆盐分子约经过十余次的肠肝循环后才随粪便排出。

图 6-10　胆盐的肠肝循环

三、小肠液及其分泌

十二指肠腺分泌含黏蛋白的碱性黏稠液体,可防止胃酸对十二指肠上皮的侵蚀。小肠腺的分泌物构成了小肠液的主要部分。

(一)小肠液的性质和成分

小肠液是由十二指肠腺和小肠腺分泌的一种碱性黏稠液体,pH约为7.6,渗透压和血浆相等。成年人每天分泌量为1~3 L。其成分除水和无机盐外,还有肠激酶和黏蛋白。

(二)小肠液的作用

1. 保护作用　十二指肠分泌的碱性黏稠液体主要起润滑作用,同时可中和十二指肠内的胃酸,保护十二指肠免受胃酸侵蚀。

2. 稀释作用　大量的小肠液可稀释和溶解肠内容物,降低肠内容物渗透压,有利于小肠内的水及营养物质的吸收。

3. 消化作用　小肠内的肠激酶可激活胰液中的胰蛋白酶原,有利于蛋白质的消化。

小肠液中除肠激酶外,并不含有其他消化酶,但在小肠上皮细胞的刷状缘或细胞内存在着多种寡糖酶和肽酶,它们对一些进入上皮的营养物质起消化作用,从而阻止没有完全分解的消化产物吸收入血。这些酶可随脱落的肠上皮细胞进入肠腔,但它们对肠腔内消化并不起作用。

(三)小肠液分泌的调节

小肠液的分泌是经常性的,在不同条件下,分泌量有较大变化。食糜对肠黏膜的机械性和化学性刺激可引起分泌,尤其对机械性扩张刺激敏感,食糜量越大,分泌越多。一般认为,这些刺激主要是通过壁内神经丛的局部反射引起的,外来神经的作用并不明显。促胃液素、促胰液素和血管活性肠肽等都有刺激小肠液分泌的作用。

四、小肠的运动

小肠的运动功能是继续研磨食糜,并与小肠内消化液充分混合,与肠黏膜广泛接触,有利于营养物质的吸收,同时从小肠上段向下段推进食糜。

(一)小肠的运动形式

1. 紧张性收缩　小肠平滑肌的紧张性收缩能使小肠保持一定的形状和位置,维持肠腔内一定的压力,也是小肠其他运动形式有效进行的基础。小肠紧张性收缩减弱时,肠腔扩张,肠内容物的混合和运转减慢;相反,小肠紧张性收缩增强时,食糜在小肠内的混合和运转过程加快,有利于吸收的进行。

2. 分节运动(segmentation)　是一种以肠壁环行肌为主的节律性收缩和舒张运动(图6-11)。当小肠被食糜充盈时,肠壁的牵张刺激使环行肌以一定的间隔在许多点同时收缩和舒张,把食糜和肠管分割成许多节段;数秒钟后,收缩处与舒张处交替,原收缩处舒张,而原舒张处收缩,使原来的节段分为两半,而相邻

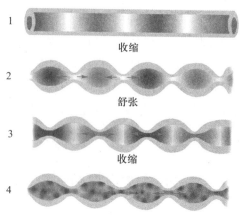

图6-11　小肠的分节运动

的两半又混合成一个新的节段,如此反复进行。正常人十二指肠分节运动的频率约为 11 次 / 分,回肠末端为 8 次 / 分,这种活动梯度有助于食糜从小肠的上部向下部推进。

分节运动的作用在于:① 使食糜与消化液充分混合,便于消化酶对食物进行化学性消化;② 使食糜与肠壁紧密接触,为消化分解产物的吸收创造良好的条件;③ 挤压肠壁,有助于血液和淋巴的回流,有助于吸收。

3. 蠕动　小肠的蠕动可发生在小肠的任何部位,并向肠的远端传播,速率为 0.5~2.0 cm/s,近端小肠的蠕动速度大于远端。小肠蠕动波很弱,通常传播 3~5 cm 即消失。因此,食糜在小肠内的推进速度只有 1 cm/min,也就是说,食糜从幽门部到回盲瓣,需要历时 3~5 h。蠕动的意义在于使经过分节运动作用的食糜向前推进一步,到达一个新肠段,再开始分节运动。小肠还有一种快速(2~25 cm/s)、有力和传播远的蠕动,称为蠕动冲(peristaltic rush),它可迅速把食糜从小肠上端推送到结肠。

小肠蠕动时,在腹部用听诊器可听到咕噜声(或气过水声),称为肠鸣音,可作为临床手术后肠运动功能恢复的一个客观指标。

4. 移行性复合运动　在消化间期或禁食期,小肠平滑肌的电活动和收缩活动呈周期性变化,即移行性复合运动(migrating motor complex,MMC)。MMC 起源于胃或小肠上部,沿着肠管向肛门方向缓慢移行,每 60~90 min 发生一次,随着传播距离的增加其移行速度逐渐减慢。当一个波群到达回盲肠时,另一波群又在胃或十二指肠发生。

小肠 MMC 的生理意义在于驱使小肠残留物、脱落细胞和肠道分泌物进入结肠,保持小肠干净并限制肠内细菌过度生长。

(二)小肠运动的调节

1. 神经调节　迷走神经和交感神经是调节小肠运动的主要外来神经。一般来说,迷走神经兴奋时,能加强肠运动,而交感神经兴奋产生抑制作用。此外,外来神经和肠壁内的肌间神经丛形成突触,可通过调节肠神经系统间接地影响小肠活动。

2. 体液调节　多种体液因素可调节小肠平滑肌的运动。促胃液素、缩胆囊素、胰岛素和 5- 羟色胺等能增强小肠蠕动,而促胰液素、生长抑素和胰高血糖素等则可抑制小肠蠕动。

(三)回盲括约肌的功能

回肠末端和盲肠交界处的环行肌显著加厚,起括约肌作用,称为回盲括约肌。回盲括约肌在平时保持轻度收缩状态,其主要功能是防止回肠内容物过快地进入结肠,延长食糜在小肠内的停留时间,有利于小肠内容物的消化和吸收;此外,回盲括约肌的活瓣样作用还可阻止结肠内容物反流入小肠。

第五节　大肠的功能

大肠没有重要的消化功能,其主要功能包括:① 吸收水和无机盐;② 吸收由大肠内细菌合成的维生素 B 与维生素 K 等物质;③ 贮存消化后的残余物质并形成粪便;食物摄入后直至其消化残渣部分被排出体外,约需 72 h。

一、大肠液及其作用

大肠液由大肠黏膜表面的柱状上皮细胞和杯状细胞分泌,富含黏液和 HCO_3^-,pH 为 8.3~ 8.4,即为碱性黏稠的液体。大肠液的主要作用是通过黏液蛋白保护肠黏膜和润滑粪便,并帮助粪便成形。大肠液中含有少量二肽酶和淀粉酶,但对食物的分解作用不大。大肠液的分泌主要由食物残渣对肠壁的机械性刺激引起,刺激副交感神经可使分泌增加,刺激交感神经则可使正在进行的分泌减少。

二、大肠的运动

1. 袋状往返运动　这是空腹时最多见的一种运动形式,由环行肌不规则的自发收缩引起。它能使结肠袋中的内容物向两个相反方向作短距离往返移动,但并不能向结肠远端推进。其作用是使肠内容物能与肠黏膜充分接触,有利于水和电解质的吸收。

2. 分节或多袋推进运动　这是一个结肠袋或一段结肠收缩,其内容物被推移到下一段的运动。由环形肌节律性收缩引起,将一个结肠袋的内容物推入邻近肠段,而收缩结束后,内容物不返回原处的运动,其作用是缓慢地将肠内粪便推向远处。如果一段结肠同时发生多个结肠袋协同收缩,并使其内容物全部或一部分向更远处推移,则称为多袋推进运动,它将肠内容物推进的距离较分节推进运动更远,多见于进食后或副交感神经兴奋时。

3. 蠕动　与小肠相比,大肠的蠕动少而缓慢,由一些稳定向前的收缩波所组成。此外,大肠还有一种进行快、推进远的蠕动,称为集团蠕动,通常始于横结肠,可将大肠内容物快速推送至降结肠或乙状结肠。集团蠕动每天 3~4 次,常见于进食后,最常发生在早餐后 1 h 内。阿片类药物和抗酸剂等可降低结肠集团蠕动的频率,使用后易产生便秘;当结肠黏膜受到强烈刺激时,常引起持续的集团蠕动。

三、大肠内细菌的活动

大肠内有大量细菌,多来自食物和空气,主要是大肠埃希菌、葡萄球菌等。据估计,粪便中死的和活的细菌量占粪便固体重量的 20%~ 30%。大肠内的碱性环境、温度及内容物停留时间较长等因素都适宜一般细菌的繁殖,故细菌能在大肠大量繁殖。细菌中含有能分解食物残渣的酶。糖和脂肪被细菌分解称为发酵,其产物为乳酸、二氧化碳、沼气、脂肪酸、甘油、胆碱等;蛋白质被细菌分解称为腐败,其产物有胨、氨、硫化氢和吲哚等,其中有的成分由肠壁吸收后到肝中解毒。因此,大肠内的物质分解是由细菌完成的,而不是大肠液的作用。

大肠内的一些细菌还能利用肠内较为简单的物质合成 B 族维生素和维生素 K,经肠内吸收后,对人体有营养作用。若长期使用肠道抗菌药,可抑制肠内细菌,引起 B 族维生素和维生素 K 缺乏。

四、排便反射

食物残渣在大肠内停留过程中,一部分水分和无机盐被大肠黏膜吸收;同时经过大肠内细菌的发酵和腐败作用及黏液的黏结作用,形成粪便(feces)。粪便中除食物残渣外,还包括脱落的肠上皮细胞、大量的细菌、机体的代谢废物(如肝排出的胆色素衍生物)及由血液通过肠壁排至肠腔中的某些金属盐类(如钙、镁、汞)。

正常人的直肠内没有粪便。当结肠的集团蠕动将粪便推入直肠时,刺激直肠壁感受器,传入冲动经盆神经和腹下神经传至脊髓腰骶段的初级排便中枢;同时上传到大脑皮层,引起便意和排便反射(defecation reflex)(图6-12)。如果条件许可,皮层发出下行冲动到脊髓初级排便中枢,传出冲动通过盆神经引起降结肠、乙状结肠和直肠收缩,肛门内括约肌舒张;同时,阴部神经传出冲动减少,肛门外括约肌舒张,粪便就被排出体外。如果条件不许可,大脑皮层可发出抑制性冲动,暂时中止排便反射;同时,阴部传出神经兴奋,肛门外括约肌仍维持收缩,几分钟后,排便反射便消失,此时还可出现直肠的逆蠕动。正常人的直肠对粪便的压力刺激具有一定的阈值,当达到此阈值时即可引起便意。如果大脑皮层长时间发出抑制性冲动,就会使直肠对粪便压力刺激失去正常的敏感性,阈值升高,加之粪便在大肠停留过久,水分吸收过多而变得干硬,可引起便秘。经常便秘又可引起痔、肛裂等疾病,因此应养成定时排便的良好习惯。

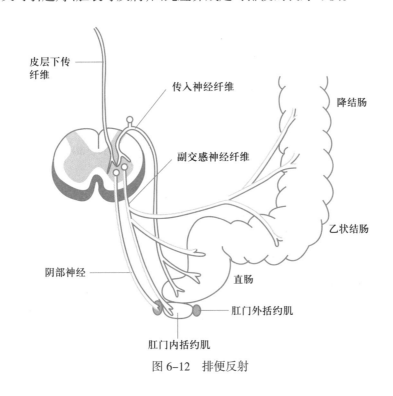

皮层下传纤维

传入神经纤维

降结肠

副交感神经纤维

乙状结肠

阴部神经

直肠

肛门外括约肌

肛门内括约肌

图6-12 排便反射

知识拓展

食物的酸碱平衡

食物的酸碱并不是一种口感,而是食物经过消化吸收之后在体内代谢的结果。凡食物中所含的硫、磷、氯的总量较多,在体内的最终产物呈酸性的即为酸性食物,这类食物主要包括禽肉类、鱼虾类、蛋类、谷类,以及食物坚果中的花生、核桃等,它们从味道上不是带酸性的。凡食物中所含的钙、钾、镁等元素的总量较多,在体内的最终产物呈碱性的即为碱性食物。这类食物包括各种蔬菜、水果、豆类、奶类,以及坚果中的杏仁、栗子等。山楂、番茄、柑橘甚至醋等酸味食物都是典型的碱性食物,也有部分食物既非酸性又非碱性,如烹调油、食盐、淀粉等,被称为中性食物。

由于我国的主食大多数是酸性食品,因此必须注意主副食的搭配,注意酸性食物与碱性食物的平衡,尤其控制酸性食物的比例。换言之,日常生活中应注意多食蔬菜、水果等碱性食物,适当增加其比例。医学证明,如果人体倾向酸性,人体细胞的功能就会变差,废物不易排出,肾、肝的负担就会加大。

学知识:
吸收

第六节　吸收

一、吸收的部位和途径

(一) 吸收的部位

消化管不同部位对各种物质的吸收能力和速度是不同的,这主要取决于各部分消化管的组织结构、食物在各部位被消化的程度和食物停留的时间(图6-13)。口腔黏膜仅吸收硝酸甘油等少数药物。食物在食管内基本不被吸收。胃的吸收功能很弱,仅能吸收乙醇、少量水分及某些药物。大肠一般只能吸收水分和无机盐。小肠是吸收的主要部位。一般认为,糖类、蛋白质和脂肪的消化产物大部分是在十二指肠和空肠吸收的。回肠具有主动吸收胆盐和维生素 B_{12} 的作用。

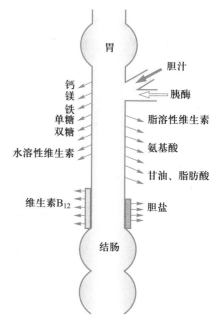

图6-13　各种物质在小肠的吸收部位

小肠之所以成为营养物质吸收的主要场所,是因为小肠有许多有利于吸收的条件:① 小肠有巨大的吸收面积,成年人的小肠长 5~7 m,小肠黏膜形成许多环形皱襞,皱襞上有大量绒毛,绒毛表面柱状上皮细胞还有许多微绒毛,这使吸收面积达到 200 m² 左右(图6-14);② 食物在小肠内已经被分解成可吸收的小分子物质;③ 食糜在小肠内停留时间较长,一般为 3~8 h,使营养物质有充分的消化和吸收时间;④ 小肠黏膜绒毛内有丰富的毛细血管和毛细淋巴管,有利于吸收。

(二) 吸收的途径

营养物质和水的吸收可通过两条途径:一是跨细胞途径,即通过绒毛柱状上皮细胞的腔面膜进入细胞内,再通过细胞底侧面膜到达细胞间液转而进入血液或淋巴;二是旁细胞途径,通过细胞间的紧密连接进入细胞间隙,随即进入血液或淋巴。营养物质通过细胞膜的转运机制包括扩散、易化扩散、主动转运和吞饮等。

二、主要营养物质的吸收

话重点:
主要营养物
质的吸收

(一) 糖类的吸收

食物中的糖类包括多糖(淀粉、糖原)、双糖(蔗糖、麦芽糖)和单糖(葡萄糖、果糖、半乳糖)。

糖类只有分解为单糖后才能被小肠黏膜吸收,且主要是葡萄糖,占80%。各种单糖吸收的速率不同,半乳糖和葡萄糖吸收最快,果糖次之,甘露糖最慢。

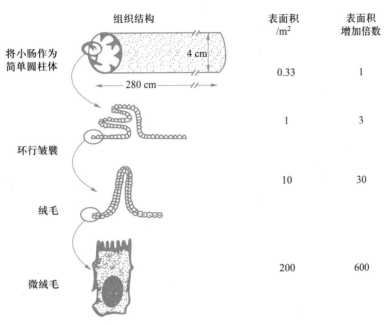

图 6-14　增加小肠表面面积的绒毛结构

食物中的双糖在乳糖酶作用下,可被分解成半乳糖和葡萄糖。如果小肠缺乏水解双糖的酶,将会引起小肠内液体吸收减少,肠内容物体积增加;而且双糖进入结肠后,经细菌的发酵作用产生大量气体,将引起腹胀和腹泻等症状。有些成年人,小肠中乳糖酶的活性较婴幼儿时期显著降低,因此在饮牛奶后会产生腹胀、腹泻的症状。

葡萄糖的吸收是一种继发性主动转运过程,其能量来自钠泵。在肠绒毛上皮细胞的基侧膜上有钠泵,钠泵不断将细胞内的 Na^+ 泵入细胞间液,再进入血液。由于钠泵转运使细胞内 Na^+ 浓度降低,而在细胞膜外即肠腔内形成了 Na^+ 的高势能。在小肠上皮刷状缘上存在转运葡萄糖的转运体。当 Na^+ 通过与转运体结合,顺浓度差进入细胞内时,由此释放能量,可用于葡萄糖进入细胞,然后通过基底膜上的载体,扩散进入细胞间液而后吸收入血。可见,葡萄糖的吸收是与 Na^+ 相互耦联的主动过程。

(二)蛋白质的吸收

食物中的蛋白质经消化分解为氨基酸才能被吸收。氨基酸的吸收过程与葡萄糖相似,属于继发性主动转运。在小肠上皮细胞刷状缘上存在着数种转运氨基酸的运载系统,分别选择性转运中性、酸性和碱性氨基酸。另外,还存在着二肽和三肽转运系统,而且肽的转运系统吸收效率可能比氨基酸更高。吸收途径几乎完全是血液。另外,少量的食物蛋白质也可完整地进入血液。例如,母亲初乳中含有一些蛋白质抗体,可被婴儿完整地吸收而进入血液,这可提高婴儿对病原体的免疫力。随着年龄的增加,完整蛋白质的吸收将越来越少。

(三)脂肪的吸收

脂肪消化后形成脂肪酸、甘油一酯、胆固醇等,并与胆盐形成混合微胶粒。胆盐具有亲水性,能携带脂肪的消化产物通过覆盖在小肠绒毛表面的静水层到达微绒毛。在这里,甘油一酯、脂肪酸和胆固醇又逐渐从混合微胶粒中释出,并透过微绒毛的脂蛋白膜进入黏膜细胞,胆盐留在肠腔内被重新利用。长链脂肪酸及甘油一酯进入细胞后,在肠上皮细胞的内质网中大部分被重新合成甘油三酯,并与细胞中生成的载脂蛋白形成乳糜微粒。乳糜微粒随即进入高尔基体中,被包裹在囊泡内,最后以胞吐的方式离开上皮细胞,进入细胞间隙,扩散入淋巴。中、短链甘油三酯水解产生的脂肪酸和甘油一酯,可直接进入肝门静脉而不进入淋巴。由于膳食中的动、植物油中含长链脂肪酸多,所以脂肪的吸收途径以淋巴为主(图 6-15)。

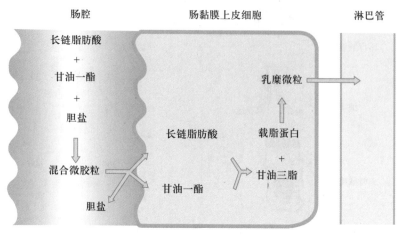

图 6-15　脂肪的吸收

(四) 水的吸收

成年人每天从外界摄取 1~2 L 的液体,消化腺每天分泌 6~8 L 的消化液,两者之和达 7~10 L,随粪便排出的水仅为 0.1~0.2 L,其余经过消化管时几乎全部被吸收。水的吸收是被动的,各种溶质被吸收时所产生的渗透压梯度是水吸收的动力。严重呕吐、腹泻可使人体丢失大量水和电解质,导致水和电解质平衡紊乱。

(五) 无机盐的吸收

一般来说,单价碱性盐类如钠、钾、铵盐的吸收很快,多价碱性盐类则吸收很慢。凡能与钙结合而形成沉淀的盐,如草酸钙、硫酸钙、磷酸钙等,则不能被吸收。

1. 钠的吸收　成年人每天摄入的钠和消化腺分泌的钠,95%~99% 由胃肠道吸收,从粪便排出的钠不到 4 mmol。钠的吸收是主动的,肠上皮细胞的基底侧膜上的钠泵将胞内的 Na^+ 主动转运入血,造成胞内 Na^+ 浓度降低,肠腔内 Na^+ 借助于刷状缘上的载体,以易化扩散形式进入细胞内。另外,由于钠泵活动产生的电位差,可促使肠腔内的负离子如 Cl^- 和 HCO_3^- 向细胞内转移而被动吸收。

2. 铁的吸收　正常人体每天吸收约 1 mg 的铁,仅为食物含铁量的 1/10。铁吸收的主要部位是十二指肠和空肠上段。肠对铁的吸收和机体对铁的需要等因素密切相关。当人体缺铁时,小肠吸收铁的能力增强。急性失血患者、孕妇、儿童对铁的需要量增加,铁的吸收也增加。食物中的铁绝大部分是三价的高铁形式,不易被吸收,需被还原为亚铁后才能被吸收,维生素 C 能将高铁还原为亚铁而促进铁的吸收,胃液中的盐酸有促进铁吸收的作用,故胃大部分切除的患者,常伴有缺铁性贫血。

3. 钙的吸收 吸收的部位主要在十二指肠。钙的吸收主要通过主动转运完成。食物中的钙仅有一小部分被吸收，且只有在水溶液状态下（如氯化钙、葡萄糖酸钙溶液）才能被吸收。影响钙吸收的因素有：① 机体对钙的需求，儿童、孕妇和乳母因对钙的需要量增多而使钙吸收增多；② 维生素 D 能促进小肠对钙的吸收，是影响钙吸收最主要的因素；③ 肠腔酸性时钙呈离子状态，最易被吸收；④ 脂肪对钙的吸收有促进作用；⑤ 磷酸盐、草酸、植酸均可与钙形成不溶性的化合物钙而阻碍钙的吸收。

4. 负离子的吸收 小肠吸收的负离子主要有 Cl^- 和 HCO_3^-。钠被吸收所造成的电位变化可促进负离子向细胞内移动而被动吸收。

（六）胆固醇的吸收

进入肠腔的胆固醇，只有游离形式的才能被吸收。消化液中的胆固醇酯酶把酯化的胆固醇水解为游离的胆固醇，然后通过形成混合微胶粒，在小肠上部被吸收。被吸收的胆固醇大部分又在小肠黏膜中重新酯化，生成胆固醇酯，经由淋巴系统进入血液循环。

胆固醇的吸收受多种因素影响。食物中胆固醇含量越高，其吸收也越多，但两者不呈直线关系。食物中的脂肪和脂肪酸有提高胆固醇吸收的作用，而各种植物固醇（如豆固醇、β谷固醇）则抑制其吸收。胆盐可与胆固醇形成混合微胶粒而有助于胆固醇的吸收，食物中不能被利用的纤维素、果胶和琼脂等容易与胆盐结合形成复合物，妨碍微胶粒的形成，从而降低胆固醇的吸收；最后，抑制肠黏膜由细胞载脂蛋白合成的物质，妨碍乳糜微粒的形成，减少胆固醇的吸收。

（七）维生素的吸收

维生素分为脂溶性维生素和水溶性维生素两类。脂溶性维生素 A、维生素 D、维生素 E、维生素 K 的吸收机制与食物中脂类消化吸收的机制相似。水溶性维生素 B_1、维生素 B_2、维生素 B_6、维生素 PP、维生素 C 主要以扩散的方式在小肠上段被吸收，但维生素 B_{12} 必须与内因子结合形成水溶性复合物才能在回肠被吸收。

（彭丽花）

【应用案例】

患者，男，25 岁，聚餐时暴饮暴食，腹痛伴恶心、呕吐 12 h 就诊。查体：体温 39.0℃，血压 120/80 mmHg，脉搏 110 次 / 分，呼吸 30 次 / 分，急性面容，右侧卧位，腹部膨胀，全腹肌紧张，有压痛、反跳痛。辅助检查：白细胞 20×10^9/L，血淀粉酶、尿淀粉酶高于正常值。B 超：胰腺明显肿大，胰周多量液性暗区。

诊断：急性胰腺炎

思考：

1. 为什么暴饮暴食会诱发急性胰腺炎？

2. 为什么正常情况下胰液中的蛋白水解酶不会消化胰腺本身？

本章要点

＊消化系统的主要功能是对食物进行消化和吸收，为机体的新陈代谢提供必要的物质和能量来源。食物中营养物质糖、蛋白质和脂肪经过消化分解成小分子物质，然后和维生素、水及电

解质等一起经消化管吸收入血液和淋巴。

*胃的运动形式有容受性舒张、紧张性收缩和蠕动。食物由胃排至十二指肠的过程称为胃排空,其中胃内因素促排空,而十二指肠内因素抑制排空。胃液的主要成分有盐酸、胃蛋白酶、黏液和内因子。消化期胃液分泌的调节分为头期、胃期和肠期,受神经和体液因素的双重调节。

*小肠的运动形式有紧张性收缩、蠕动和分节运动。小肠内的消化液包括胆汁、胰液和小肠液。胰液是最重要的消化液,其分泌过程受神经－体液调节,以体液调节为主。胆汁不含消化酶,其胆盐成分对脂肪的消化和吸收具有重要作用。

*大肠的功能除了吸收少量水分和无机盐外,主要是对消化后的食物残渣进行加工,形成并暂时储存粪便,以及将粪便排出体外。

随堂测

第七章 能量代谢与体温

思维导图

【学习目标】

（一）知识目标

1. 掌握：影响能量代谢的因素；基础代谢率的概念、正常值及其临床意义；体温的概念、正常值和生理变动。

2. 熟悉：能量代谢、食物卡价、呼吸商和氧热价；机体散热的主要部位及散热方式；体温的调节（调定点学说）。

3. 了解：机体能量的来源和去路；基础代谢率的测定方法。

（二）技能目标

1. 学会测量体温的常用方法及给高热患者降温的方法。

2. 能够从能量代谢的角度解释肥胖产生的原因。

（三）素质目标

1. 培养良好的饮食、卫生习惯，重视体育锻炼，强健体魄。

2. 培养辩证唯物主义的世界观。

第一节 能量代谢

新陈代谢（metabolism）是生命活动的基本特征之一，包括两个方面。一方面，机体从外界摄取营养物质以合成自身结构成分或更新衰老的组织，并储备能量，这一过程称为合成代谢；另一方面，机体不断氧化分解体内物质，并释放能量供给机体利用，这一过程称为分解代谢。可见，在新陈代谢过程中，物质代谢与能量代谢是相伴发生的。通常将生物体内物质代谢过程中所伴随的能量释放、转移、贮存和利用的过程称为能量代谢（energy metabolism）。

一、机体能量的来源与去路

（一）能量的来源

自然界中存在多种能量形式，但人体无法直接利用外界环境供给的各种形式的能量，如太阳能、电能及机械能。人体唯一能够利用的能量是摄入体内食物中蕴藏的化学能，主要是蕴藏在糖、脂肪和蛋白质中的化学能。

1. 糖（carbohydrate） 是机体主要的供能物质。一般情况下，机体所需能量的 70% 左右由食物中的糖提供，其余能量由脂肪提供。食物中的糖经消化后以单糖形式被吸收，其中葡萄糖约占 80%，在体内氧供应充足的情况下，葡萄糖可通过有氧氧化途径完全分解为 CO_2 和 H_2O 并释放出大量能量。一般情况下，机体氧供充足，绝大多数组织细胞通过糖的有氧氧化供能。在机体缺氧或骨骼肌剧烈运动处于相对缺氧的情况下，糖酵解是主要的供能方式，葡萄糖经无氧酵解分解成乳酸，释放少量的能量，此时释放的能量约为糖有氧氧化的 1/19。此外，某些细胞（如成熟红细胞）由于缺乏有氧氧化的酶系，一般情况下也主要依靠糖酵解途径获取能量。脑组织所需能量主要来自糖的有氧氧化，所以对氧极为敏感，同时由于脑组织本身储存的糖原较少，其活动对血糖的依赖性大，所以在机体缺氧或血糖水平明显降低时，可引起脑功能活动障碍，出现头晕，严重者可导致意识丧失。

　　葡萄糖进入血液循环,可直接供给全身细胞利用,也可以糖原的形式储存于肝和肌肉中,成为肝糖原和肌糖原。肝糖原所储备的能量较少,主要维持血糖水平相对稳定,肌糖原主要用来满足骨骼肌在紧急情况下的需要。

　　2. 脂肪(fat)　是体内储存能量和供给能量的重要物质。体内脂肪的储存量多,可占体重的20%左右。脂肪在氧化分解过程中可释放大量的能量,约为同等量糖原或蛋白质分解时释放的两倍。饥饿时,机体主要利用体内脂肪的氧化来供能。

　　3. 蛋白质　在体内主要是构成机体组织成分,并非主要的能源物质。只有在某些特殊情况下,如长期不能进食或体力极度消耗,而体内的糖原、脂肪储备几乎耗竭时,机体才会依靠体内蛋白质分解供能,以维持必要的生理功能活动。

(二) 机体能量的转化

　　各种营养物质在体内氧化时,所释放能量的 50% 以上直接转化为热能,用来维持体温。其余不足 50% 的能量以化学能的形式贮存于三磷酸腺苷(adenosine triphosphate,ATP)分子的高能磷酸键中。ATP 裂解一个高能磷酸键变成二磷酸腺苷(ADP)的同时释放大量能量。可见,ATP 既是一种重要的储能物质,又是直接的供能物质。当物质氧化生成的能量增多,形成的 ATP 浓度升高时,ATP 可将其分子的高能磷酸键中储存的能量转移给肌酸,生成磷酸肌酸(creatine phosphate,CP)以暂时储存能量。反之,当组织细胞耗能增加,ATP 浓度降低时,CP 可迅速转移能量给 ADP,生成 ATP,以满足机体对能量的应急需求。因此,CP 常被看作是 ATP 的储存库。

　　机体利用 ATP 水解释放的能量,供给人体各种生理活动的需要,如合成各种细胞成分和生物活性物质、腺体分泌、肌肉的收缩和舒张、神经传导和物质转运等。ATP 分解释放的能量,除骨骼肌运动所做的机械功外,其余的最终都转变成热能释放,以维持体温。

　　机体能量的释放、转移、储存和利用的过程见图 7-1。

求真知:
能量守恒定
律的发现

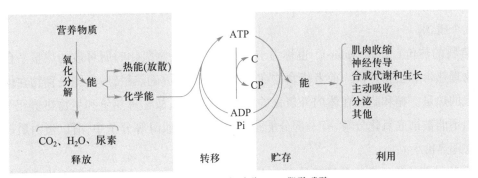

C.肌酸; Pi.无机磷酸; CP.肌酸磷酸

图 7-1　体内能量的释放、转移、贮存和利用

(三) 机体的能量平衡

　　能量平衡是指机体从食物摄入的能量和代谢活动所消耗的能量之间的平衡。能量平衡是一种动态平衡,如果在一段时间内,机体摄入的能量等于所消耗的能量,则体重保持不变;反之,如果在一段时间内,机体摄入的能量大于或小于所消耗的能量,将导致机体肥胖或消瘦。目前,肥胖症已成为世界性的健康问题之一,其病因尚不完全清楚。肥胖与许多疾病(如糖尿病、高血压)

的发生或代谢异常(如血脂紊乱)有关。

二、能量代谢的测定

(一)测定原理

机体的能量代谢过程遵循能量守恒定律,即在机体能量转化过程中,摄入的营养物质氧化所释放的化学能等于机体散发的热能和所做外功之和。如排除机体所做的外功,则一定时间内机体产生的热量即为机体消耗的全部能量。因此,测定单位时间内机体所散发的总热量就可以得到机体的能量代谢率。

(二)测定方法

能量代谢的测定方法有直接测热法、间接测热法两种。

1. 直接测热法(direct calorimetry) 将被试者置于一个特殊的检测装置中,收集被试者在静息状态下一定时间内发散出来的总热量,然后换算成单位时间的能量代谢量,即其能量代谢率。这种方法虽然测量精确,但由于仪器复杂,操作烦琐,其应用受到限制。

2. 间接测热法(indirect calorimetry) 的理论依据是化学反应中所遵循的"定比定律",即一般化学反应中,反应底物的量与产物的量之间呈一定的比例关系。例如,葡萄糖无论是在体内氧化还是在体外燃烧,化学反应式都有下面的定比关系:

$$C_6H_{12}O_6+6O_2=6CO_2+6H_2O+\Delta H$$

间接测热法就是利用这种定比关系,测定机体一定时间的耗 O_2 量和 CO_2 产生量,间接折算出同时间内各种食物的氧化量和产热量,从而计算出能量代谢率。

(三)与间接测热法有关的几个概念

由于间接测热法是根据 O_2 耗量和 CO_2 产生量推算各种食物的消耗量和产热量,因此必须了解以下几个概念。

1. 食物的热价(caloric value) 也称为卡价,是指 1 g 食物氧化时所释放的热量。食物的热价分为物理热价和生物热价。前者指食物在体外燃烧时释放的热量,后者则是食物在体内氧化时所产生的热量。糖和脂肪在体内外氧化的产物完全相同,故物理热价和生物热价相等。蛋白质在体内不能被彻底氧化分解,有一部分能量包含在尿素、肌酐等分子中,所以蛋白质的生物热价较其物理热价小。

2. 食物的氧热价 食物的氧热价(thermal equivalent of oxygen)指某种营养物质氧化时消耗 1 L 氧所产生的热量。可根据机体在一定时间内的氧耗量计算出能量代谢率。糖、脂肪、蛋白质的氧热价见表 7-1。

3. 呼吸商和非蛋白呼吸商 某种营养物质在体内氧化时,一定时间内 CO_2 产生量与 O_2 消耗量的比值称为呼吸商(respiratory quotient,RQ)。即

$$RQ=\frac{CO_2产生量(ml)}{O_2消耗量(ml)}$$

糖、脂肪、蛋白质分子结构中含氧量不同,因此氧化时它们各自 CO_2 产生量和 O_2 消耗量不同,三者的呼吸商也不同。经测定糖的呼吸商为1.0,蛋白质的呼吸商为0.80,脂肪的呼吸商较小,为0.71。

敬大师:
克雷布斯

测定呼吸商可以估计在某一特定时间内机体氧化营养物质的种类和它们的大致比例。若呼吸商接近于 1.0,说明机体能量主要来自葡萄糖的氧化;若呼吸商接近 0.71,表明机体能量主要来自脂肪的分解。糖尿病患者因葡萄糖利用发生障碍,机体主要利用脂肪代谢供能,因此呼吸商接近 0.71。在长期不能进食的情况下,能源主要是来自机体自身蛋白质的分解,则呼吸商接近于 0.80。在一般情况下,食入混合食物时的呼吸商常在 0.85 左右。三种营养物质的热价、氧热价和呼吸商等数据见表 7-1。

表 7-1　糖、脂肪和蛋白质氧化时的热价、氧热价和呼吸商

三种营养物质氧化的几种数据						
物质	耗氧量 / $(L \cdot g^{-1})$	产 CO_2 量 / $(L \cdot g^{-1})$	物理热价 / $(kJ \cdot g^{-1})$	生理热价 / $(kJ \cdot g^{-1})$	氧热价 / $(kJ \cdot g^{-1})$	呼吸商 /RQ
糖	0.83	0.83	17.2	17.2	21.1	1
脂肪	2.03	1.43	39.8	39.8	19.6	0.71
蛋白质	0.95	0.76	23.4	18	18.9	0.8

在一般情况下,体内能量主要来自糖和脂肪的氧化,蛋白质的代谢量可忽略不计。为方便计算,常根据糖和脂肪按不同比例混合时所产生的 CO_2 量和耗 O_2 量计算出相应的呼吸商,称为非蛋白呼吸商(non-protein respiratory quotient,NPRQ)。研究表明,非蛋白呼吸商与氧热价之间有一定的比例关系(表 7-2)。知道非蛋白呼吸商,就可从表 7-2 中查找氧热价,计算出能量代谢率。

表 7-2　非蛋白呼吸商与氧热价

非蛋白呼吸商	氧化的百分比 /%		氧热价 / $(kJ \cdot L^{-1})$	非蛋白呼吸商	氧化的百分比 /%		氧热价 / $(kJ \cdot L^{-1})$
	糖	脂肪			糖	脂肪	
0.71	0	100.0	19.62	0.85	50.7	49.3	20.34
0.75	15.6	84.4	19.84	0.9	67.5	32.5	20.6
0.8	33.4	66.6	20.1	0.95	84	16	20.86
0.82	40.3	59.7	20.2	1	100	0	21.12

(四) 能量代谢率的简化测定法

在一般情况下,蛋白质并不是主要的供能物质。由于氧化的蛋白质数量极少,故可对蛋白质氧化分解的产热量忽略不计。所以,可把测得的混合呼吸商值(即测得的一定时间内总的 CO_2 产生量与总 O_2 消耗量的比值)认为是非蛋白呼吸商,然后根据表 7-2 查出对应的氧热价,用耗 O_2 量乘以氧热价,便得出该时间内的产热量。

还有一种更简便的方法,先测出一定时间内的耗 O_2 量,然后以混合膳食的呼吸商 0.85 时的氧热价 20.36 kJ(4.84 kcal)为标准,与耗 O_2 量直接相乘,即可得出该时间内的产热量。实践表明,用简化测定法所得的数据与间接测定方法的计算结果非常接近,因而被广泛应用。

三、影响能量代谢的主要因素

影响能量代谢的主要因素有肌肉活动、环境温度、食物的特殊动力效应及精神活动等。

讲科普:
健康享"瘦"

(一) 肌肉活动

肌肉活动对能量代谢的影响最为显著。骨骼肌任何轻微的活动都可提高代谢率。机体在剧烈运动或高强度劳动时,短时间内的产热量比静息时可增加 10~20 倍(图 7-2)。劳动强度通常用单位时间内机体的产热量来表示,因此可以把能量代谢值作为评价劳动强度的指标。

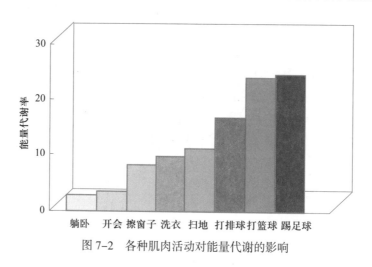

图 7-2　各种肌肉活动对能量代谢的影响

(二) 环境温度

人在静息状态时,环境温度在 20~30℃时机体能量代谢率最稳定。当环境温度低于 20℃时,机体通过肌肉紧张性增强、寒战等机制使能量代谢率升高。当环境温度高于 30℃时,代谢率也会增高,主要是因为体内化学反应速度加快,发汗功能旺盛及呼吸和循环功能增强等因素的共同作用。

(三) 食物的特殊动力效应

人在摄入食物后,机体产热量比摄入食物前有所增加。这种由于进食刺激使机体产生"额外"热量的现象称为食物的特殊动力效应(specific dynamic effect)。此效应进食后 1~2 h 即开始,2~3 h 可达高峰,持续 7~8 h。实验证明,蛋白质食物的特殊动力效应最为显著,其额外增加的产热量可达 30% 左右;糖和脂肪的食物特殊动力效应较低,其额外增加的产热量约为 6% 和 4%,糖类食物的特殊动力效应仅持续 2~3 h;混合食物约为 10%。

食物的特殊动力效应产生的原因目前还不十分清楚,有关实验提示,可能与氨基酸在肝的脱氨基作用及尿素的形成有关,而与消化管运动无关。

(四) 精神活动

虽然脑的重量只占体重的 2%,但脑组织的代谢水平很高,在静息状态下,100 g 脑组织耗氧量为 3.5 ml/min(氧化的葡萄糖量为 4.5 mg/min),此值接近静息状态下肌肉组织耗氧量的 20 倍。脑组织的代谢率虽然较高,但在不同的生理状态下,本身代谢率的差异却较小。据测定,一般的精神活动,如人在平静地思考问题时,能量代谢受到的影响并不大,产热量增加一般不超过 4%。但当人处于精神紧张或情绪激动(如愤怒、恐惧、焦急)时,由于骨骼肌紧张性增加和交感肾上腺系统活动加强,使能量代谢率显著增加。

四、基础代谢

(一) 基础代谢的概念

测定能量代谢时,易受到上述多种影响因素的干扰。所以,人体在不同机能状态下或环境条件下测定的能量代谢,不具有可比性。为此,规定在基础状态下测定人体的能量代谢值,作为衡量机体的能量代谢的标准。基础状态是指:① 受试者要空腹(清晨未进餐以前),且距前次进餐12 h 以上,以排除食物的特殊动力效应的影响;② 必须静卧,以使肌肉处于松弛状态;③ 清醒、静息以排除精神紧张的影响;④ 环境温度保持在 20~25℃。在基础状态下,人体的能量消耗只用来维持心搏、呼吸及神经活动等基本生理活动。这时所消耗的能量最终都将转化为热能,代谢率也较稳定。基础状态下的能量代谢称为基础代谢(basal metabolism)。单位时间内的基础代谢称为基础代谢率(basal metabolic rate,BMR)。基础代谢率不是人体最低的能量代谢率,熟睡时的代谢率更低,但做梦时可增高。

话重点:
基础代谢

(二) 基础代谢率的测定

研究表明,能量代谢率与机体体重相关性不明显,而与体表面积具有比例关系。因此,能量代谢率通常以单位时间内每平方米体表面积的产热量为单位,即 $kJ/(m^2 \cdot h)$。我国人体的体表面积可根据下列公式计算:

$$体表面积(m^2) = 0.006\ 1 \times 身高(cm) + 0.012\ 8 \times 体重(kg) - 0.152\ 9$$

体表面积还可根据图 7-3 直接求出,其方法是将受试者的身高和体重在相应两条列线上的两点连成一直线,此直线与中间的体表面积列线的交点就是该人的体表面积。

通常采用简化法来测定和计算基础代谢率。由于受试者一般都进食混合食物,故将其在基础状态下的呼吸商定为 0.82,查表 7-2,得氧热价为 20.20 kJ/L,只需测出一定时间内的耗 O_2 量,就可进行基础代谢率的计算。

如某受试者在基础状态下,1 h 的耗 O_2 量为 12 L,其体表面积为 1.5 m^2,则其基础代谢率为:

20.20 kJ/L × 12 L/h ÷ 1.5 m^2 = 161.6 $kJ/(m^2 \cdot h)$

基础代谢率还可以用实际测得的数值(实测值)与正常平均值相差的百分率来表示,即

$$基础代谢率 = \frac{实测值 - 正常平均值}{正常平均值} \times 100\%$$

我国正常人基础代谢率的平均值如表 7-3 所示。

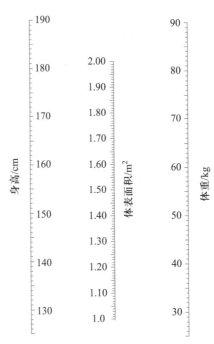

图 7-3 体表面积测定方法

(三) 测定基础代谢率的意义

基础代谢率随着性别、年龄等不同而有生理变动。同年龄段男性的基础代谢率比女性高,随年龄增大,基础代谢率逐渐降低(表 7-3)。

表 7-3 我国正常人基础代谢率平均值　　　　单位：KJ/(m²·h)

年龄/岁	11~15	16~17	18~19	20~30	31~40	41~50	51 以上
男性	195.5	193.4	166.2	157.8	158.6	154.0	149.0
女性	172.5	181.7	154.0	146.5	146.9	142.4	138.6

　　一般说来,判定对某受试者所测的基础代谢率正常与否,是将其基础代谢率与正常平均值相比较,相差在 ±15% 之内均属于正常。只有当相差超过 ±20% 时,才有可能是病理变化。在临床上,一些疾病常伴有基础代谢率的异常变化。如甲状腺功能亢进时基础代谢率可比正常值高出 25%~80%;甲状腺功能低下时,基础代谢率可比正常值低 20%~40%(图 7-4)。因此,基础代谢率的测定,成为临床诊断甲状腺疾病的主要辅助方法。其他如糖尿病、红细胞增多症、白血病及伴有呼吸困难的心脏病等,也伴有基础代谢率升高。体温的改变对基础代谢率也产生重要影响,一般体温每升高 1℃,基础代谢率将升高 13% 左右。当机体处于病理性饥饿、肾上腺皮质功能减退症、肾病综合征等常出现基础代谢率降低。

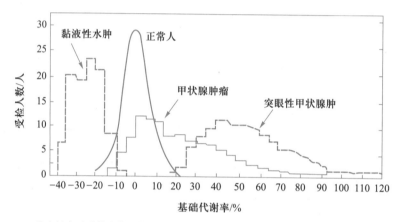

纵坐标表示受检人数，横坐标0表示正常平均值，−10表示比正常平均值低10%，
+10表示比正常平均值高10%

图 7-4　甲状腺疾病患者的基础代谢率与正常人基础代谢率比较

第二节　体温

　　人和高等动物的体温都是相对恒定的,这是内环境稳态的重要表现,是机体进行新陈代谢和正常生命活动的必要条件。人体的新陈代谢是以酶促反应为基础的,酶必须在适宜的温度条件下才具有较高的活性。所以,正常的体温既是新陈代谢的结果,又是人体正常新陈代谢和生命活动的重要基础条件。

一、体温及其生理变动

(一)体表温度和体核温度

　　体表温度(shell temperature)是指人体外周组织即表层的温度,包括皮肤、皮下组织和肌肉等部位的温度。体核温度(core temperature)是指机体深部组织的平均温度,如心、肺、腹腔器官和脑等机体深部组织的平均温度。体表温度不稳定,特别是最表层的皮肤温度易受环境温度的影响,其波动幅度、各部位之间的差异较大。而体核温度表现相对稳定而又均匀。

生理学所说的体温是指机体深部的平均温度,即体核温度。全身血液均回流于右心房,故右心房血液温度可作为机体深部温度的平均值(即体温)的代表。由于右心房血液温度不易测量,所以临床上通常用腋窝温度、口腔温度和直肠温度来代表体温。直肠温度的正常值为36.9~37.9℃,口腔温度为36.7~37.7℃,腋窝温度为36.0~37.4℃。

此外,在实验研究中,也常测量鼓膜和食管的温度来分别作为脑组织和体核温度的指标。值得强调的是,在测量直肠温度时,应该将温度计插入直肠6 cm以上,所测得的温度才能接近体核温度;在测量腋窝温度时,应让被测者上臂紧贴胸廓,使腋窝紧闭形成人工体腔,机体内部的热量才能逐渐传到腋窝,而使腋窝温度上升至接近于体核温度。因此,测量腋窝温度的时间一般需要持续5~10 min,还应保持腋窝干燥。

(二)体温的生理变动

在生理情况下,人体体温可随昼夜周期、年龄、性别和肌肉活动等因素的影响而发生变化,但体温变化的幅度一般不超过1℃。

1. **昼夜变化** 正常人(新生儿除外)的体温在一昼夜之中呈现周期性波动。清晨2~6时体温最低,午后1~6时最高。体温的这种昼夜周期性波动称为昼夜节律或日节律(circadian rhythm),是生物节律(biological rhythm)的一种,与肌肉活动及耗氧量无关,受体内生物钟(biological clock)的控制。

2. **性别** 在相同状态下,成年女性的体温平均比男性高0.3℃,且随月经周期而变化,月经期和排卵前较低,排卵日最低,排卵后体温升高0.2~0.5℃,直到下次月经来潮(图7-5)。排卵后体温升高与孕激素作用有关。因此,临床上每天测定女性基础体温有助于了解有无排卵和排卵的日期。

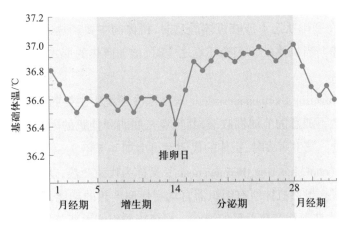

图7-5 女子的基础体温曲线

3. **年龄** 新生儿,特别是早产儿,由于体温调节机构尚未发育成熟,调节体温的能力差,其体温易受环境温度的影响。如果不注意保温,洗澡时婴儿的体温可下降2~4℃。老年人基础代谢率低,其体温低于正常成年人。因此,对老年人和婴幼儿应加强保温护理。

4. **肌肉活动** 肌肉活动时代谢增强,产热量明显增加,导致体温升高。所以,在测量体温时应排除肌肉活动对体温的影响,如测量小儿体温时应防止小儿哭闹。

5. 其他因素　情绪激动、精神紧张、环境温度、进食等情况都会影响体温。麻醉药物可通过抑制神经冲动的传导和体温调节中枢,并扩张皮肤血管,增加机体散热。所以,对于麻醉手术的患者,术中和术后应注意保温护理。

二、人体的产热与散热

恒温动物之所以能维持体温的恒定,是因为在体温调节机制的控制下,机体的产热(heat production)与散热(heat loss)两个生理过程维持相对平衡。一旦由于某种原因,体热平衡被打破,体温就将升高或降低。

(一)产热过程

1. 主要产热器官　体内不同的器官、组织因代谢水平不同而产热量各异。机体静息时,内脏器官(特别是肝)产热量大且稳定,是机体的主要产热器官。运动或劳动时,骨骼肌为主要产热器官。骨骼肌紧张度稍有增强,产热量即可明显提高;剧烈运动时,骨骼肌的产热量可增加40倍,占机体总产热量的90%左右。新生儿体内还有棕色脂肪组织参与产热。各器官产热量见表7-4。

表7-4　几种组织器官在不同状态下的产热量

组织器官	重量(占体重的%)	产热量(占机体总产热量的%)	
		安静状态	运动或劳动
脑	2.5	16	3
内脏	34	56	22
骨骼肌	40	18	73
其他	23.5	10	2

2. 产热形式　在基础状态下或在机体静息时,机体的主要产热器官是内脏和脑,产热量主要来自基础代谢产热。当机体处于寒冷环境之中时,增加产热的形式主要有寒战产热和非寒战产热。

(1)寒战产热(shivering thermogenesis):是人在寒冷环境中主要的产热形式。寒战是指在寒冷环境中骨骼肌发生不随意的节律性收缩,其特点是屈肌和伸肌的同时收缩,基本上不做外功,能量全部转化为热量。发生寒战时,机体的代谢率可增加4~5倍。

(2)非寒战产热(non-shivering thermogenesis):又称为代谢产热,是指寒冷刺激加强了机体代谢而增加产热的形式。虽然机体所有组织器官均有代谢产热的功能,但以机体褐色脂肪组织的代谢产热量最大,约占非寒战产热总量的70%。褐色脂肪组织主要分布在人体的肩胛骨间、颈背部、腋窝和腹股沟等处。体内褐色脂肪量在婴幼儿期所占比例较高,随着年龄的增长体内褐色脂肪量逐渐减少。成年人体内褐色脂肪的重量一般都低于体重的2%。由于新生儿不能发生寒战,所以非寒战产热对新生儿在寒冷环境中维持体温恒定尤为重要。

(二)散热过程

机体的主要散热部位是皮肤,当外界温度低于皮肤温度时,大部分体热可通过皮肤的辐射、传导和对流等方式散发于外界,小部分随呼出气、尿、粪等排泄物散发(表7-5)。当环境温度高于体表温度时,蒸发则成为唯一的散热方式。

表7-5　机体的散热方式及其所占比例

散热途径	占总散热量百分数 /%	散热途径	占总散热量百分数 /%
皮肤辐射、传导、对流	70	呼吸	2
皮肤蒸发	27	排尿、排便	1

1. 几种主要的散热方式

(1) 辐射散热(radiative heat dissipation):是指机体以热射线的形式将体热传给外界较冷物体的一种散热方式。人体在21℃的环境中,裸体的情况下,以辐射方式散发的热量占机体产热量的60%。可见,当人体安静地处于气温较低的环境中时,辐射是机体散热的主要形式。相反,当环境温度高于体温时,机体也会以同样的方式从外界获得热量。因此,在炎热的沙漠中,穿白衣服要比裸体少摄取周围的热量。辐射散热的总热量取决于有效辐射体表面积的大小及皮肤与周围物体的温度差。皮肤与环境温度差越大,有效辐射面积越大时,散热就越多,反之则少。

(2) 传导散热(conductive heat dissipation):是指机体将热量直接传给和它相接触的较冷物体的散热方式。传导散热量多少取决于所接触物体表面的温度差、物体的导热性和接触面积大小。皮肤与所接触物体温度差越大,接触面积越大,导热性越好,散热就越多,反之则少。空气和棉织物的导热性较低,机体的衣着和皮肤之间的不流动空气层就起到绝热保暖作用。人体的脂肪也是不良导热体,因而肥胖的人,由深部传导到皮肤的热量要少,在夏日里特别容易出汗。水的比热大,导热性好,在临床上常使用冰帽、冰袋给高热患者降温。

(3) 对流散热(convective heat dissipation):是通过气体流动进行热量交换的一种散热方式,是传导散热的一种特殊形式。人体的热量不断传给周围与皮肤接触的较冷的空气,由于空气不断流动(对流),将体热散发到空气中。对流散热量的多少,除取决于皮肤与周围环境之间的温度差和机体的有效散热面积外,受风速影响大。风速越大,对流散热量也越多,反之越少。

(4) 蒸发散热(evaporative heatdissipation):是指体表水分汽化时吸收热量而散发体热的一种散热方式。体表每1 g水分蒸发,可带走2.43 kJ的热量。临床上用酒精给高热患者擦浴,增加蒸发散热,以达到降温的目的。人体蒸发散热又表现为不感蒸发和出汗两种形式。

1) 不感蒸发(insensible evaporation)是指体内的水分直接透出皮肤和呼吸道黏膜,在未形成明显的水滴之前就蒸发掉的一种散热方式,其中发生在皮肤的水分蒸发又称为不显汗。在30℃以下的环境中,人体每天的不感蒸发量较恒定,一般为1 000 ml左右,其中通过皮肤蒸发600~800 ml,通过呼吸道黏膜蒸发200~400 ml。婴幼儿不感蒸发的速率比成年人高,机体缺水时,婴幼儿更容易发生脱水。临床上给患者补液时,应注意补充由不感蒸发丢失的体液量。

2) 出汗(sweating)是指汗腺分泌汗液的过程。因为出汗是可以感觉到的,故又称之为可感蒸发(sensible evaporation)。人在静息状态下,当环境温度达到30℃左右时开始出汗。如果空气湿度大而且着衣较多时,气温达25℃便可出汗。劳动或运动时,气温虽在20℃以下也可出汗。出汗的速度可受多种因素的影响,如劳动的强度、环境温度和湿度、风速及机体对高温的适应程度等。劳动强度大,环境温度高,出汗速度就快。当环境湿度大,汗液蒸发困难时,体热不易散失,将导致出汗增多,反之出汗减少。此外,风速大时,汗液蒸发快,体热易于散失,导致出汗速度变小,反之出汗速度加快。

正常情况下,汗液中的水分占99%以上,固体成分不到1%。固体成分中,大部分为NaCl,也有少量KCl、尿素和乳酸等。汗液中NaCl的浓度一般低于血浆。因此,通常由大量出汗而造成的脱水为高渗性脱水。大量出汗应注意及时补充大量丢失的水分和NaCl。

2. 散热的调节

(1) 皮肤血流量的调节:辐射、传导、对流散热量的多少,取决于皮肤和环境之间的温度差,而皮肤温度的高低是由皮肤血流量控制。因此,皮肤血流量的增加或减少对机体散热有重要作用。

人体皮肤血管受交感神经控制。在炎热环境中,交感神经紧张性降低,皮肤小动脉舒张,动静脉吻合支开放,皮肤血流量大大增加,皮肤温度升高,增强了散热作用。相反,在寒冷环境中,交感神经活动增强,皮肤血管收缩,血流量减少,皮肤温度降低,使散热量大幅度下降,以保持正常体温。当环境温度在20~30℃时,机体的产热和散热没有大幅度的变化,仅仅通过调节皮肤血管的口径,改变皮肤的温度,即可控制机体的散热量以维持体热平衡。

(2) 出汗的调节:出汗是一种反射活动。出汗的反射中枢位于中枢神经系统各个部位,但以下丘脑的出汗中枢最为主要。人体的汗腺有大汗腺和小汗腺两种,前者局限地分布于腋窝和外阴部等处,不受神经支配,分泌不被阿托品阻断,活动可能与性功能有关。后者广泛地分布于全身皮肤,其活动与体温调节有关。小汗腺主要接受交感胆碱能纤维的支配,故乙酰胆碱有促进汗腺分泌的作用,阿托品及其他抗胆碱能药物可阻断其分泌。故炎夏季节应慎服此类药物,以防诱发中暑。在温热刺激作用下引起的全身小汗腺分泌活动称为温热性出汗(thermal sweating),在体温调节中起主要作用。位于手、足及前额等处的小汗腺有一些是受肾上腺素能纤维支配,在精神紧张时能引起出汗,所以称之为精神性出汗(mental sweating),其与体温调节关系不大。

三、体温调节

体温的相对恒定是机体通过行为性体温调节(behavioral thermoregulation)和自主性体温调节(automatic thermoregulation)使产热和散热保持相对平衡的结果。行为性体温调节是指机体通过一定的行为来保持体温的相对稳定。如在严寒之中,有意识地搓手、拱肩、缩背和跺脚等御寒行为,夏日里用电扇和空调降温等。自主性体温调节是在体温调节中枢控制下,调节机体产热和散热过程,使体温保持相对恒定的体温调节方式。自主性体温调节是体温调节的基础,行为性体温调节是体温调节的补充。两者相互配合使人体能更好地适应自然环境的变化。生理学主要讨论自主性体温调节。

机体的体温通过自主性体温调节使体温维持相对稳定是通过负反馈控制系统实现的。首先,由温度感受器感受温度的变化,再由相应的传导通路将温度变化信息传到体温调节中枢,经中枢整合后,通过自主神经系统调节皮肤血流量及竖毛肌和汗腺的活动,通过躯体神经调节骨骼肌的活动,通过内分泌系统调节机体的代谢活动,从而调节机体的产热和散热过程,维持体温的相对恒定。

(一) 温度感受器

温度感受器是感受机体各处温度变化的特殊结构。按照其分布的位置不同,分为外周温度感受器和中枢温度感受器。

1. 外周温度感受器　指分布在中枢神经系统以外的温度感受器,本质为游离的神经末梢。外周温度感受器广泛分布于皮肤、黏膜、内脏、肌肉等部位。根据它们对温度变化的反应被分为两类:对热刺激敏感的热感受器(warm receptor)和对冷刺激敏感的冷感受器(cold receptor)两种。共同对机体外周的温度变化起监测作用。每种温度感受器只对一定范围的温度变化发生反应。如人体皮肤温度低于30℃时,冷感受器兴奋,产生冷的感觉;在35℃以上时,热感受器兴奋,产生热的感觉。

2. 中枢温度感受器　是指分布在中枢神经系统中的对温度变化敏感的神经元,主要分布在脊髓、延髓、脑干网状结构、下丘脑及大脑皮层运动区等部位。根据这些神经元对温度变化的反应也将其分为两类:一类在温度升高时放电频率增多,称为热敏神经元(warm sensitive neuron);另一类在温度降低时放电频率增多,称为冷敏神经元(cold-sensitive neuron)。实验发现在视前区－下丘脑前部(PO/AH)存在着约30%的热敏神经元和约10%的冷敏神经元。它们对其局部温度变化非常敏感,如温度变化0.1℃时,它们的放电频率就会发生相应的变化。

(二) 体温调节中枢

虽然与体温调节有关的中枢结构广泛地存在于中枢神经系统的各级部位。但从多种恒温动物脑的分段切除实验观察到,只要保持下丘脑及其以下神经结构的完整,动物便具有维持体温恒定的能力。因此,认为体温调节的基本中枢在下丘脑。进一步实验表明,破坏PO/AH后,动物的体温调节能力明显减弱或消失;电刺激PO/AH的不同部位,可引起动物出现产热或散热反应;PO/AH中部分神经元有整合其他部位传入的温度信息作用;PO/AH的温度敏感神经元还接受致热原等物质的作用,使体温发生变化。因此,目前认为PO/AH是体温调节中枢整合的关键部位。

(三) 体温调定点学说

正常人体温为何能维持在37℃左右,目前尚不完全清楚。大多数学者以调定点(set point)学说来解释。调定点学说认为,体温调节类似于恒温器的调节,机体根据一个设定的温度值,对产热和散热过程进行调节,使体温相对稳定在所设定的值,这个温度值称为体温调定点。实际上,PO/AH的中枢性温度敏感神经元在体温调节中起调定点作用。关于调定点的值,一般认为取决于PO/AH两类温度敏感神经元对温度变化的敏感性,以及它们两者之间相互制约、相互协调地活动所达到的平衡状态,其中热敏神经元的作用最为重要。如正常情况下热敏神经元的兴奋阈值为37℃,而且PO/AH局部温度为37℃时两类温度敏感神经元的活动正好处于平衡状态,因此调定点的正常数值就设定在37℃。PO/AH体温整合中枢就是按照这个温度值来调节体温的。具体调节过程如图7-6所示:若体温偏离37℃,通过外周和中枢温度感受器,将体温变化信息传给PO/AH区神经元,继而调节机体的产热和散热,使体温维持在37℃。

体温调定点学说能较好解释临床上的有些发热现象。一般认为,由微生物、细菌引起的发热,是由于这些致热原使热敏神经元对温度反应的兴奋性下降,温度反应阈值升高,而冷敏神经元的温度反应阈值降低,结果使调定点上移,这称为体温调定点重调定(resetting)。如调定点上移到39℃,而实际体温为37℃,在体温调节中枢的作用下,机体产热活动增加,散热活动减弱,使体温升高到 39 ℃。因此,在体温升高之前常有畏寒和寒战等症状。如果致热原不被清除,则产热和散热将在此新的体温调定点水平上保持平衡,使机体持续处于发热状态。解热镇痛药阿司匹林可使被致热原重调定的体温调定点重新回到正常水平,因此能使发热患者的体温恢复正常,但其对正常人的体温并不产生影响(图 7-7)。

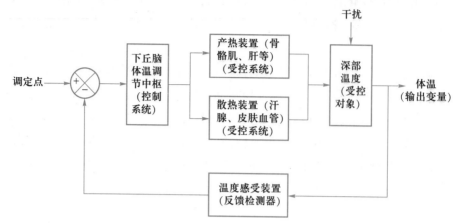

图 7-6　体温调节自动控制

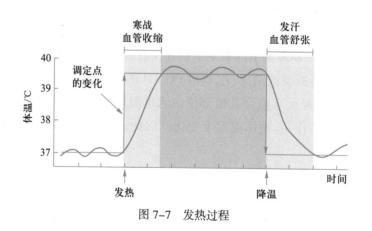

图 7-7　发热过程

(黄伏连)

知识拓展

中　暑

中暑是在温度或湿度较高、不透风的环境下,由于体温调节中枢的功能障碍、汗腺功能衰竭和水电解质丢失过多而引起的以中枢神经或心血管功能障碍为主要表现的急性疾病。当机体不能够适应和耐受环境高温、湿度较大和无风状态时,体内产生的热量多于散发的热量,从而发生热量蓄积,体温上升,进而发生中暑。中暑时,会出现头痛、头晕、口渴、多汗等症状,一开始体温正常或略升高。核心体温持续上升达到 38℃ 以上时除上述症状外还会有面色潮红、大量出汗、皮肤灼热、四肢湿冷等情况。

【应用案例】

患儿,男,1岁,家长陈述晨起不明原因高热39℃,无流涕,不咳嗽,大小便正常,未用药。查体:精神不振,面部较红,咽部红肿,舌红苔薄黄,体温39.5℃。

诊断:上呼吸道感染。

思考:

1. 体温的概念是什么? 正常值是多少?

2. 试问体温常用的测量方式及注意事项有哪些?

3. 运用生理学知识说明,面对发热患者,可采取哪些物理方法降温?

本章要点

＊人体生命活动所需能量的主要来源是食物中的糖、脂肪和蛋白质。一般情况下,机体所需能量的70％左右由食物中的糖提供,其余能量由脂肪提供。只有在某些特殊情况下,机体才会依靠体内蛋白质分解供能。能量代谢包括能量的释放、转移、贮存和利用的过程。临床上用间接测热法测定能量代谢,即根据O_2耗量和CO_2产生量,推算各种食物的消耗量和产热量。影响能量代谢的主要因素有肌肉活动、环境温度、精神活动和食物的特殊动力效应。基础状态下,单位时间内的能量代谢称为基础代谢率。能量代谢率与体表面积具有比例关系。在临床上,一些疾病常伴有能量代谢率的异常变化。

＊临床上所说的体温一般是指机体深部组织的平均温度。临床上通常用腋窝温度、口腔温度和直肠温度来代表体温。在生理情况下,人体体温可受昼夜周期、年龄、性别和肌肉活动等因素的影响而发生变化。但体温变化的幅度一般不超过1℃。机体主要的产热器官是内脏和骨骼肌。机体散热的主要部位是皮肤,皮肤的散热方式包括辐射、传导、对流和蒸发。蒸发散热有不感蒸发和出汗两种形式。机体通过自主性和行为性体温调节使机体的产热和散热活动维持相对平衡。下丘脑的PO/AH区是自主性体温调节的基本中枢。

随堂测

第八章　肾的排泄功能

思维导图

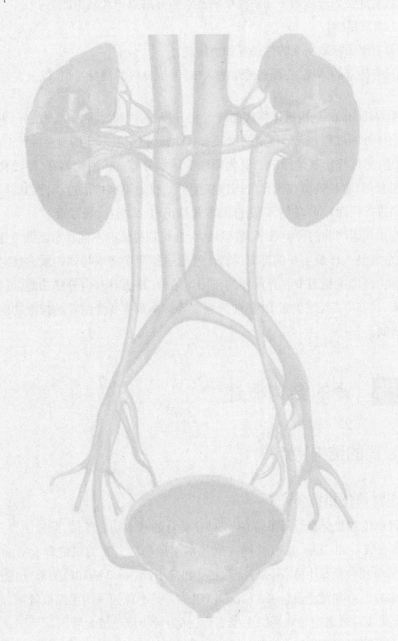

【学习目标】

（一）知识目标

1. 掌握：尿生成的基本过程；肾小球的滤过及其影响因素，有效滤过压和肾小球滤过率；肾糖阈的概念；肾小管和集合管的重吸收和分泌功能，血管升压素和醛固酮的作用及分泌调节；渗透性利尿；尿量正常值。

2. 熟悉：肾的结构和血液循环的特点；肾自身调节和神经调节；排尿反射；尿液的理化特性。

3. 了解：尿的浓缩和稀释及其基本过程；肾功能对维持内环境稳态的意义。

（二）技能目标

1. 学会通过观察尿量及尿液颜色等性状，解释常见泌尿系统疾病的临床表现。

2. 具有能够为患者做泌尿系统疾病健康指导的意识和基本能力。

（三）素质目标

1. 具有辩证唯物主义的生命观和整体观。

2. 具有健康的体魄、心理和健全的人格，养成良好的健身习惯，以及良好的行为习惯。

排泄（excretion）是指机体将代谢终产物、过剩的物质及进入体内的异物，经血液循环由相应途径排出体外的过程。人体排泄的途径有：① 肾，以尿液形式排泄多种代谢产物和过剩的物质；② 呼吸道，通过呼出气体排出二氧化碳和少量水分等；③ 消化器官，伴随食物残渣可排泄胆色素和无机盐等（食物残渣在消化管内以粪便形式排出不属排泄过程，因其并未经过血液循环，未进入体内进行代谢）；④ 皮肤，以出汗的方式排出水、无机盐、尿素等。

肾排出代谢产物的种类最多，数量最大，并可随机体的不同状态而调节尿量和尿中各种物质的含量，故肾是人体最主要的排泄器官。肾通过排泄功能维持体内水、电解质和酸碱的平衡，在维持机体内环境的稳态中起着重要的作用。另外，肾还具有内分泌功能，可以分泌肾素、促红细胞生成素、1,25-二羟维生素 D_3 和前列腺素等。本章主要介绍肾的排泄功能即尿的生成过程及其调节机制。

第一节　肾的结构概述

一、肾的结构特点

（一）肾单位和集合管

1. 肾单位和集合管　肾单位（nephron）是肾的基本功能单位，尿液主要在肾单位中生成，肾单位和集合管（collecting duct）共同完成基本泌尿功能。人的每侧肾含有 80 万 ~100 万个肾单位，每个肾单位包括肾小体（renal corpuscle）和肾小管（renal tubule）两部分（图 8-1）。肾小体由肾小球（glomerulus）和肾小囊（renal capsule）组成。肾小球为一团毛细血管网，起始于入球小动脉，由此分支成 40~50 条吻合成网的毛细血管，称为肾小球毛细血管网。毛细血管又汇合形成出球小动脉。肾小囊由两层上皮细胞构成，脏层（内层）紧贴毛细血管壁，壁层（外层）移行为肾小管壁,两层上皮之间的空间为肾小囊囊腔,与肾小管管腔相通。原尿由肾小球毛细血管网滤过进入肾小囊囊腔,流入肾小管。

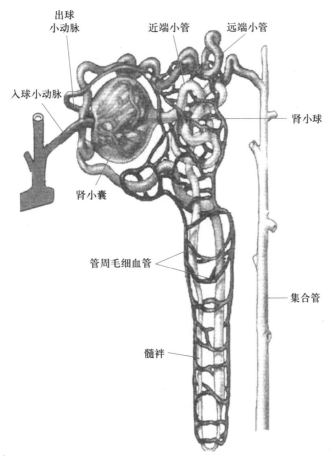

图 8-1　肾单位

肾小管由近曲小管(proximal convoluted tubule)、髓袢(loop of henle)和远曲小管(distal convoluted tubule)三部分组成。近曲小管与肾小囊相连,是肾小管的起始端,高度弯曲,走行于肾皮质内;髓袢是肾小管走行在肾髓质内的一段弯曲的呈 “U” 形的管道,髓袢又分为降支和升支。与近曲小管连接的降支起始端的管径较粗,称为髓袢降支粗段,以后管径变窄,称为降支细段,降支细段在髓袢顶端返折变为升支细段,之后管径又变粗而称为升支粗段。升支粗段上升入肾皮质内再度弯曲,称为远曲小管,最后汇入集合管。集合管不包括在肾单位内,但在功能上和肾单位密切相关,它在尿液浓缩和稀释过程中起着重要作用。

2. 皮质肾单位和近髓肾单位　肾单位可根据肾小体在皮质中的位置不同,分为皮质肾单位(cortical nephron)和近髓肾单位(juxtamedullary nephron)两类(图 8-2)。① 皮质肾单位:肾小体较小,主要分布在外皮质层和中皮质层,占肾单位总数的 85%~90%,入球小动脉的口径比出球小动脉的口径大,出球小动脉分支形成肾小管周围毛细血管,髓袢较短,一般只达外髓质层,这种结构有利于血浆的滤过而形成超滤液,在尿形成中起重要作用。② 近髓肾单位:肾小体体积大,分布在内皮质层,占肾单位总数的 10%~15%,入球小动脉与出球小动脉的口径相当,出球小动脉的分支除了形成肾小管周围毛细血管网外,还分支形成呈 “U” 形的直小血管,与髓袢伴行,其在尿的浓缩与稀释过程中起着主要作用。近髓肾单位的髓袢较长,可深达内髓质层。

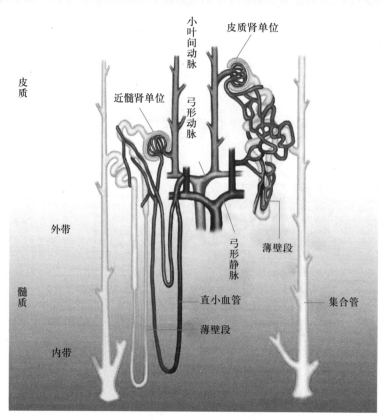

图 8-2 皮质肾单位和近髓肾单位

(二) 球旁器

球旁器（juxtaglomerular apparatus）包括球旁细胞（近球细胞）、致密斑和球外系膜细胞（图 8-3）。近球细胞是入球小动脉中膜内呈肌上皮样的细胞，细胞内含有分泌颗粒，可分泌肾素（renin）。球外系膜细胞，又称间质细胞，位于入球小动脉和出球小动脉之间，具有吞噬功能。致密斑是位于远曲小管起始部呈高柱状的细胞，可将小管液中 NaCl 含量的变化信息迅速传递至近球细胞，调节肾素的释放。

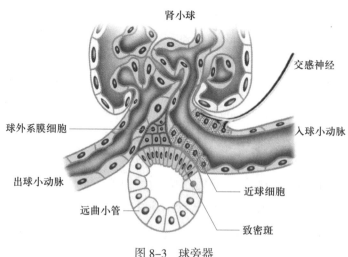

图 8-3 球旁器

二、肾血液循环特点及调节

(一)肾的血液循环特点

肾的血流量大,主要分布在皮质部。肾的血液供应非常丰富,正常成年人静息时每分钟的血流量约为 1 200 ml,相当于心输出量的 20%~25%。且 94% 的血液分布在肾皮质层,髓质只有 6% 左右。通常所说的肾血流,主要是指肾皮质血流。

肾有两套毛细血管网,且压力不同。第一套毛细血管网是入球小动脉进入肾小体后,分支形成肾小球毛细血管网,其压力高,有利于肾小球的滤过。第二套毛细血管网是出球小动脉分支形成的肾小管周围毛细血管网,其压力低,有利于肾小管和集合管的重吸收。

(二)肾血流量的调节

肾血流量的调节包括自身调节和神经体液调节。

1. 自身调节 在肾动脉血压发生较大范围的变动时,肾能通过其内部的活动变化来保持肾血流量的相对稳定。实验证明,肾在完全脱离神经支配后,当肾动脉的灌注压在 80~180 mmHg 范围内变动时,肾血流量并不会随血压发生明显波动。其机制目前不太清楚。肌源学说认为当肾灌注压在 80~180 mmHg 范围内增高时,血管平滑肌因灌注压增加而受到牵张刺激,这使得平滑肌的紧张性加强,血管口径缩小,血流的阻力便相应地增大,保持肾血流量稳定;而当灌注压减小时则发生相反的变化。当在灌注压低于 80 mmHg 时,平滑肌已达舒张极限,故血压继续降低则肾血流减少;而灌注压高于 180 mmHg 时,平滑肌又达收缩极限,故血压再升则肾血流增加(图 8-4)。

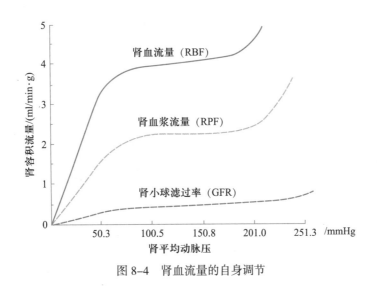

图 8-4 肾血流量的自身调节

2. 神经和体液调节 支配肾的交感神经主要分布在肾内各种血管的平滑肌上。肾的交感神经兴奋可使入球小动脉和出球小动脉收缩,肾血浆流量减少,影响肾小球的滤过。一般情况下,肾交感神经的紧张性较低,因而对肾血流量的影响较小。但在剧烈运动或大失血、休克、缺氧等应急状态下,肾交感神经的紧张性增强,肾血管收缩,肾血流量也减少,使血流重新分配,这对于维持心、脑的血供有着重要的意义。

在体液因素中,肾上腺素、去甲肾上腺素,血管升压素、血管紧张素等都可以使肾血管收缩,肾血流量减少,而前列腺素使肾血管扩张,肾血流量增多。

肾的排泄功能是通过生成尿的过程实现的。尿生成的过程是连续的,先有肾小球的滤过作用形成原尿,再经肾小管和集合管的重吸收、分泌及浓缩与稀释作用,最后形成终尿(图 8-5)。

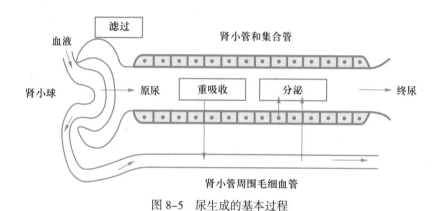

图 8-5 尿生成的基本过程

一、肾小球的滤过作用

用微穿刺取液法从大鼠肾小囊囊腔内抽取液体进行成分分析,并与血浆比较后发现,肾小囊内的液体除了血浆蛋白含量极少外,其余成分与血浆极为相似(表 8-1),这一结果表明,当血液流经肾小球毛细血管球时,除了血细胞和血浆蛋白外,其余的水分及小分子物质经肾小球的滤过膜滤入肾小囊的囊腔形成了原尿,这一过程称为肾小球的滤过(glomerular filtration)。原尿即血浆的超滤液而非分泌液。

表 8-1 血浆、原尿和终尿主要成分比较

成分	血浆 /(g·L^{-1})	原尿 /(g·L^{-1})	终尿 /(g·L^{-1})	浓缩倍数
水	900	980	960	1.1
蛋白质	80	微量	0	—
葡萄糖	1	1	0	—
Na$^+$	3.3	3.3	3.5	1.1
Cl$^-$	0.2	0.2	1.5	7.5
K$^+$	3.7	3.7	6.0	1.6
磷酸根	0.03	0.03	1.2	40.0
尿素	0.3	0.3	20.0	67.0
尿酸	0.02	0.02	0.5	25.0
肌酐	0.01	0.01	1.5	150.0
氨	0.001	0.001	0.4	400.0

（一）滤过膜

1. **滤过膜的结构**　肾小球的滤过膜（filtration membrane）由三层结构组成（图 8-6）：① 内层是毛细血管的内皮细胞，细胞上有许多直径 50~100 nm 的小孔，称为窗孔，它可防止血细胞通过，水和小分子溶质（如各种离子、尿素、葡萄糖及小分子蛋白质等）可自由通过，但内皮细胞表面有带负电荷的糖蛋白，能阻止带负电荷的蛋白质通过。② 基底膜是由水合凝胶构成的微纤维网分子筛结构，厚度为 240~360 nm，水和部分溶质可以通过微纤维网的网孔，微纤维网孔的大小基本决定了何种大小的溶质可以滤过。③ 外层是肾小囊的上皮细胞，肾小囊上皮具有足突，又称足系部。相互交错的足突之间形成裂孔，裂孔上有一层裂孔膜，膜上有直径 4~14 nm 的孔，是滤过作用的最后屏障。

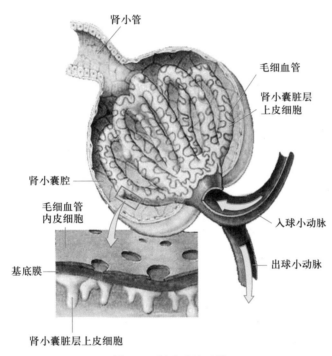

肾小管
毛细血管
肾小囊脏层上皮细胞
肾小囊腔
毛细血管内皮细胞
入球小动脉
基底膜
出球小动脉
肾小囊脏层上皮细胞

图 8-6　肾小球滤过膜

2. **滤过膜的通透性**　滤过膜的三层筛状结构形成了一道机械屏障，对血液中的物质能否通过滤过膜起到了选择作用。一般而言，有效半径小于 3.6 nm，分子量小于 70 000 的物质能通过滤过膜，其通透性取决于分子的大小，分子越大的通透性越小。血细胞、纤维蛋白原和血浆球蛋白由于有效半径大，不能通过机械屏障，所以不能滤过。但血浆白蛋白的半径为 3.5 nm，分子量为 69 000，仍然难以通过滤过膜，这是因为滤过膜各层含有许多带负电荷的物质，主要为糖蛋白。这些带负电荷的物质排斥带负电荷的血浆蛋白，可有效限制其滤过，构成了滤过膜的另外一个屏障，称为电学屏障。但是电学屏障只限制白蛋白，对小分子的带负电荷的物质不起限制作用。

（二）有效滤过压

有效滤过压（effective filtration pressure，EFP）是肾小球滤过作用的动力，取决于滤过膜两侧的三种力量，即：肾小球毛细血管压、血浆胶体渗透压和肾小囊内压。其中血浆胶体渗透压和肾小囊内压对抗肾小球毛细血管压，故

肾小球有效滤过压 = 肾小球毛细血管压 −（血浆胶体渗透压 + 肾小囊内压）。

肾小球毛细血管压平均值为 45 mmHg,肾小囊内为 10 mmHg 左右,毛细血管入球端的血浆胶体渗透压约为 25 mmHg。故在入球端,有效滤过压 =45-(25+10)=10 mmHg。在血液从入球端向出球端流动的过程中,由于水分和小分子物质不断发生滤过,血液中水分越来越少,而血浆蛋白浓度逐渐相对增加,血浆胶体渗透压也随之升高,当血浆胶体渗透压升高达到 35 mmHg 时,有效滤过压 =45-(35+10)=0 mmHg。当有效滤过压下降到零时,就达到滤过平衡,滤过就停止了。在静息状态下肾小球毛细血管全段都有滤过功能,但发挥滤过功能的是有效滤过压为零之前的一段毛细血管(图 8-7)。

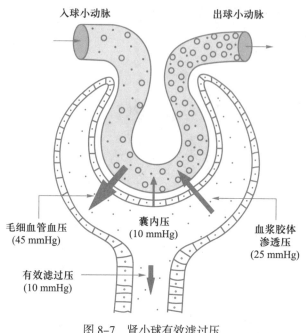

图 8-7　肾小球有效滤过压

(三)肾小球滤过评价指标

1. **肾小球滤过率**(glomerular filtration rate,GFR)　是指单位时间内(每分钟)两肾生成的超滤液量。据测定,一个体表面积为 1.73 m^2 的个体,其肾小球滤过率约为 125 ml/min。按照此值,一昼夜两肾生成的原尿量可达 180 L。

2. **滤过分数**(filtration fraction,FF)　是指肾小球滤过率和肾血浆流量的比例。肾血浆流量约为 660 ml/min,故滤过分数为:125/660 × 100%≈19%。滤过分数表明,正常人流经肾的血浆约有 1/5 由肾小球滤入肾小囊中。

肾小球滤过率和滤过分数均可作为衡量肾功能的重要指标。临床上发生急性肾小球肾炎时,肾血浆流量变化不大,而肾小球滤过率却明显降低,因此滤过分数减小;而发生心力衰竭时,肾血浆流量明显减少,而肾小球滤过率却变化不大,因此滤过分数增大。

(四)影响肾小球滤过的因素

1. **滤过膜的通透性和面积**　由于滤过膜的特殊结构,只允许血液中的水分和小分子物质通过,大分子的血浆蛋白和血细胞不能通过,故正常人终尿的成分相对稳定。滤过膜通透性的改变往往会使尿液的成分发生改变。例如,患急性肾小球肾炎时,滤过膜的通透性会因为机械屏障和电学屏障的作用削弱而增大,使血细胞和血浆蛋白滤出,出现蛋白尿和血尿。

正常人两肾肾小球滤过膜的总面积为 1.5 m² 以上,这样大的滤过面积有利于血浆的充分滤过。但是在急性肾小球肾炎时,由于肾小球毛细血管管腔变窄或完全阻塞,以致有滤过功能的肾小球数量减少,有效滤过面积也因而减少,导致肾小球滤过率降低,结果患者出现少尿甚至是无尿。

2. 影响有效滤过压的因素

(1) 肾小球毛细血管血压:生理状态下,由于肾强大的自身调节能力,肾小球毛细血管血压并不会随着全身动脉血压的改变而明显波动,故滤过率稳定。但当动脉血压降到 80 mmHg 以下,超出了自身调节范围时,肾小球毛细血管压将相应下降,于是有效滤过压降低,肾小球滤过率也减少,尿量相应下降;当动脉血压降到 40~50 mmHg 以下时,肾小球滤过率将降低到零;因而无尿。

(2) 肾小囊内压:在正常情况下,肾小囊内压是比较稳定的。在肾盂或输尿管结石、肿瘤压迫或其他原因引起的输尿管阻塞,导致药物在肾小管内浓度过高而结晶的情况下,尿液或小管液排出受阻,原尿大量积存在肾小囊内,囊内压迅速升高,有效滤过压降低,肾小球滤过率因此而减少。

(3) 血浆胶体渗透压:血浆胶体渗透压的大小取决于全身血浆蛋白的浓度。当血浆蛋白的浓度下降时,血浆胶体渗透压下降,有效滤过压增大,肾小球滤过率增大,尿量增多。例如,大量静脉输液时,尿量增多就是由于血浆胶体渗透压下降所致。

3. 影响肾血浆流量的因素 肾血浆流量主要通过改变滤过平衡点的位置来影响肾小球滤过率。肾小球毛细血管的血浆在向出球端流动过程中,血浆胶体渗透压不断上升,有效滤过压逐渐减小,一旦达到滤过平衡点滤过就停止。如果肾血浆流量加大,则肾小球毛细血管内血浆胶体渗透压的上升速度减慢,滤过平衡点向出球小动脉端靠近,滤过面积增加,肾小球滤过率随之增加。反之,当肾血浆流量减少时,血浆胶体渗透压的上升速度加快,滤过平衡点向入球小动脉端靠近,滤过面积减少,肾小球滤过率随之减少(图 8-8)。

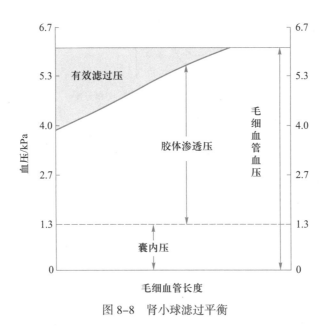

图 8-8 肾小球滤过平衡

二、肾小管和集合管的重吸收功能

原尿在囊内压的推动下,进入肾小管即成为小管液(tubular fluid)。小管液流经肾小管和集合管时,其中的水分和溶质全部或大部分通过肾小管上皮细胞进入周围毛细血管的血液的过程称为重吸收(reabsorption)。如前所述,每昼夜从肾小球滤出的血浆总量为 180 L,约为体重的 3 倍,而人每天的终尿仅为 1.5 L 左右,说明滤过的液体中约 99% 的水及大部分溶质都被肾小管和集合管重吸收,只有约 1% 的水和其他成分被排出体外。

(一) 重吸收的部位

各段肾小管重吸收的能力不尽相同,近端小管的重吸收能力最强。正常情况下,小管液中全部的葡萄糖、氨基酸,大部分水、无机盐,部分尿素、尿酸、磷酸根、硫酸盐都在此重吸收;其余的水分和无机盐等,分别在肾小管其他各段和集合管重吸收(图 8-9)。

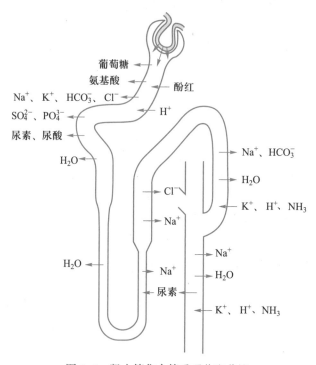

图 8-9　肾小管集合管重吸收和分泌

(二) 重吸收的特点

1. 选择性　一般来说,对机体有用的物质,如葡萄糖、氨基酸,必须完全被重吸收;水和电解质,如钠、氯和碳酸氢根离子,也是大部分被重吸收;而代谢产物如尿素、肌酐、尿酸等物质,重吸收量很少或完全不被重吸收。

2. 有限性　当小管液中某种物质的浓度超过肾小管上皮细胞重吸收的极限时,这种物质就不被全部吸收,而出现在终尿中。

(三) 重吸收的方式

肾小管和集合管的重吸收方式包括主动转运和被动转运两种。主动转运是指通过消耗能量,使溶质逆电化学梯度通过肾小管上皮细胞的过程。主动转运又分为同向转运和逆向转运。前者是指两种耦联转运物质向细胞膜相同方向进行转运,如葡萄糖的重吸收;逆向转运是指两种耦联转运物质相反方向通过细胞膜的转运,如肾小管细胞分泌 H^+ 与重吸收 Na^+ 是耦联的。被动转运是指溶质顺电化学梯度通过肾小管上皮细胞的过程。

（四）几种主要物质的重吸收

1. Na^+、Cl^- 的重吸收　滤液中的 Na^+、Cl^- 99% 被重吸收。其中,近端小管的重吸收能力最强,占 65%~70%,其余分别在肾小管其他各段和集合管重吸收。

近端小管 Na^+ 的重吸收可以用"泵—漏模式"来解释。在近端小管上皮细胞的管周膜和基底侧膜上有着丰富的 Na^+ 泵。Na^+ 通过 Na^+ 泵进入细胞间隙,使细胞内 Na^+ 降低并处于负电位。小管液中的 Na^+ 顺电化学梯度进入管腔上皮细胞内,进入细胞内的 Na^+ 又被细胞基底侧膜上的 Na^+ 泵转运入细胞间隙后扩散入血。伴随着 Na^+ 被细胞基底侧膜上的 Na^+ 泵转运入细胞间隙,细

胞间液的渗透压升高,水随之进入细胞间液和毛细血管,使细胞间液的静水压升高,这一压力可使 Na^+ 和水通过紧密连接少量回漏至小管腔内,所以 Na^+ 的重吸收量为主动重吸收量减去回漏量,这种机制称为"泵—漏模式"(图 8–10)。

髓袢升支粗段的 NaCl 通过 Na^+:$2Cl^-$:K^+ 协同转运主动重吸收。管腔细胞基底侧膜 Na^+ 泵将 Na^+ 由细胞内泵入组织间液,造成管腔内与细胞内产生明显的 Na^+ 浓度梯度。Na^+ 与管腔膜上同向转运体结合,形成 Na^+:$2Cl^-$:K^+ 同向转运体复合物,Na^+ 顺电化学梯度将 Cl^- 和 K^+ 一起同向转运至上皮细胞内。进入胞内的 Na^+ 再由 Na^+ 泵泵至组织间液,以维持管腔内与细胞内的 Na^+ 浓度梯度;Cl^- 经管周膜 Cl^- 通道扩散进入组织间液,造成组织间液负电位;K^+ 则顺浓度梯度经管腔膜而扩散返回管腔内,继续参与 Na^+:$2Cl^-$:K^+ 的同向转运(图 8–11)。

髓袢升支粗段对水的通透性很低,水不被重吸收而留在小管内。由于 NaCl 被上皮细胞重吸收至组织间液,因此造成小管液低渗,组织间液高渗。呋塞米等利尿剂可抑制髓袢升支粗段 Na^+:$2Cl^-$:K^+ 的协同转运体,使 NaCl 的重吸收受抑制,小管液的溶质浓度增大,导致利尿。

2. 水的重吸收　水的重吸收率约为肾小球滤过率的 99%,其中,65%~70% 在近端小管重吸收;20%~30% 在远曲小管和集合管重吸收,水的重吸收为被动过程,是靠渗透作用进行的。

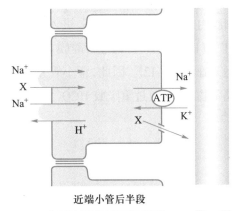

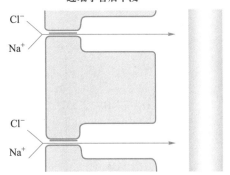

图 8–10　近端小管 Na^+ 和水的重吸收

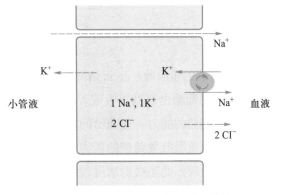

图 8–11　Na^+:$2Cl^-$:K^+ 协同转运模式

近端小管对水的重吸收是伴随着溶质如 NaCl、葡萄糖等的吸收而吸收,在此处,水的重吸收量不会因为机体水的状态而发生改变,属于必需重吸收,与机体的水平衡无关。在远曲小管和集合管处,水的重吸收与机体水的状态有关,并受血管升压素的调节,属于调节性重吸收,参与机体水平衡的调节。当体内缺水时,远曲小管和集合管对水的重吸收增多,尿量减少。反之,体内水过剩时,水的重吸收减少,尿量增多。

3. K$^+$ 的重吸收 肾小球滤出的 K$^+$,94% 被重吸收,且大部分在近端小管重吸收回血,具体机制尚不清楚。而终尿中的 K$^+$ 主要由远曲小管和集合管分泌,其分泌量的多少取决于体内 K$^+$ 的浓度,并受醛固酮的调节。

4. HCO$_3^-$ 重吸收 正常情况下,滤液中的 HCO$_3^-$ 有 80%~85% 在近曲小管重吸收。血浆中的 HCO$_3^-$ 以 NaHCO$_3$ 的形式滤出,在小管液中 NaHCO$_3$ 解离成 Na$^+$ 和 HCO$_3^-$。通过管腔膜 Na$^+$–H$^+$ 交换,H$^+$ 由细胞内分泌到小管液中,Na$^+$ 进入细胞内。小管液中的 HCO$_3^-$ 与分泌进入管腔的 H$^+$ 结合生成 H$_2$CO$_3$,H$_2$CO$_3$ 迅速分解为 CO$_2$ 和 H$_2$O。CO$_2$ 是脂溶性物质,能迅速穿过管腔膜扩散进入上皮细胞内,在碳酸酐酶作用下,进入细胞内的 CO$_2$ 与胞内 H$_2$O 再结合生成 H$_2$CO$_3$。H$_2$CO$_3$ 又解离成 H$^+$ 和 HCO$_3^-$。H$^+$ 再通过管腔膜 Na$^+$—H$^+$ 交换,由细胞内分泌到小管液中,HCO$_3^-$ 则与 Na$^+$ 一起转运入血(图 8-12)。因此,肾小管重吸收 HCO$_3^-$ 是以 CO$_2$ 的形式进行的。HCO$_3^-$ 是体内重要的碱储备物质,肾通过重吸收 HCO$_3^-$,起到了排酸保碱的作用,在体内的酸碱平衡调节中起重要作用。

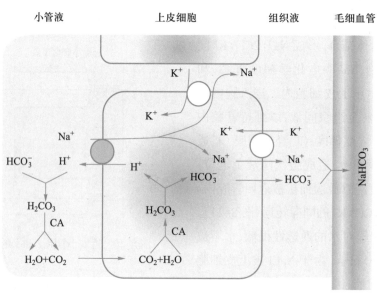

CA. 碳酸酐酶;● 表示转运体;○ 表示钠泵

图 8-12 H$^+$ 的分泌和 HCO$_3^-$ 重吸收

5. 葡萄糖的重吸收 正常情况下,原尿中葡萄糖浓度与血浆相等,而终尿中不含葡萄糖,说明原尿中的葡萄糖全部被重吸收。葡萄糖重吸收的部位仅限于近端小管,其他各段肾小管都没有重吸收葡萄糖的能力。葡萄糖的重吸收是与 Na$^+$ 耦联的继发性主动转运过程。

近端小管重吸收葡萄糖的能力是有限的,在正常血糖浓度范围内,原尿中的葡萄糖在近端小管全部能重吸收。而当血糖浓度过高时,部分肾小管对葡萄糖的重吸收达到极限,尿中就会出现葡萄糖。通常把尿中刚刚出葡萄糖的最低血糖浓度称为肾糖阈(renal threshold for glucose)。正常为 8.88~9.99 mmol/L。肾糖阈降低,说明肾小管重吸收功葡萄糖的能力下降(图 8-13)。

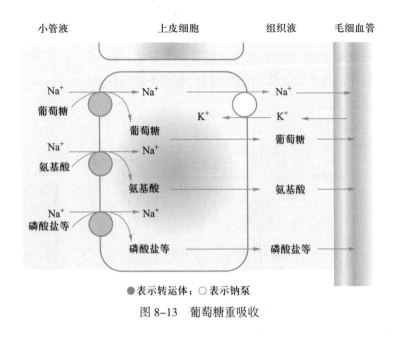

图 8-13 葡萄糖重吸收

6. 其他物质的重吸收 小管液中氨基酸、HPO_4^{2-}、SO_2^{2-} 等的重吸收机制与葡萄糖类似,也是与 Na^+ 经载体同向转运而重吸收的,但转运的载体蛋白不同。部分尿酸在近端小管重吸收。大部分的 Ca^{2+}、Mg^{2+} 在髓袢升支粗段重吸收。滤液中的少量蛋白质则通过肾小管上皮细胞的胞饮作用而重吸收。

知识拓展

空腹血糖及口服葡萄糖耐量试验

正常人空腹血糖参考值,葡萄糖氧化酶法:3.9~6.1 mmol/L。

糖尿病患者的空腹血糖参考值:轻度糖尿病 7.0~8.4 mmol/L,中度糖尿病 8.4~11.1 mmol/L,重度糖尿病 >11.1 mmol/L。

口服葡萄糖耐量试验(OGTT):0.5~1 h,正常值为 7.8~9.0 mmol/L,2 h 后 ≤ 7.8 mmol/L,3 h 后应当恢复到空腹血糖水平,上述各个时段的尿糖试验正常人均为阴性。

三、肾小管和集合管的分泌

肾小管和集合管上皮细胞将本身新陈代谢的产物或将血液中的某些物质转运至肾小管腔内的过程称为肾小管和集合管上皮细胞的分泌(secretion)。肾小管和集合管分泌的主要物质有 H^+、NH_3^+、K^+。

(一) H^+ 的分泌

肾小管各段的上皮细胞都有分泌 H^+ 的能力,但以近端小管的能力最强。肾小管分泌 H^+ 是与 HCO_3^- 重吸收相耦联的。由肾小管和集合管上皮细胞代谢产生或由小管液进入细胞的 CO_2 在碳酸酐酶作用下，与 H_2O 结合生成 H_2CO_3。H_2CO_3 又解离成 H^+ 和 HCO_3^-。H^+ 与小管液中的 Na^+ 及管腔膜的转运体相结合，将 H^+ 分泌到小管液中，而将 Na^+ 重吸收到细胞中，这个过程称为 H^+–Na^+ 交换。此时，细胞内生成的 HCO_3^- 与 Na^+ 一起转运入血，二者结合形成 $NaHCO_3$（图 8–14）。可见，肾小管上皮细胞每分泌一个 H^+ 就可重吸收一个 HCO_3^- 和一个 Na^+ 重吸收，$NaHCO_3$ 是机体重要的碱储备物质，所以肾小管上皮细胞分泌 H^+ 起到了排酸保碱的作用，对维持机体的酸碱平衡起到了十分重要的作用。

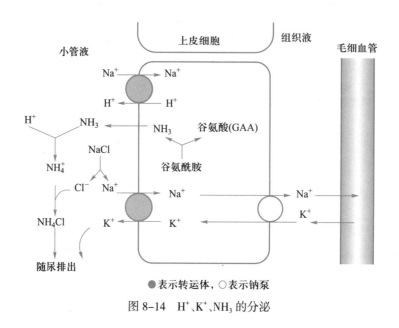

图 8–14　H^+、K^+、NH_3 的分泌

（二）NH_3 的分泌

除髓袢细段外，肾小管各段和集合管在代谢过程中都可以生成 NH_3。细胞内的 NH_3 主要来源于谷氨酰胺的脱胺反应。氨是脂溶性分子，易透过细胞膜，生成的 NH_3 大部分扩散进入小管液中，可与 H^+ 结合生成 NH_4^+，再和小管液中的阴离子中 Cl^- 结合，形成 NH_4Cl 随尿液排出体外。可见 NH_4^+ 的生成能降低小管液中 H^+ 的浓度，NH_3 的分泌与 H^+ 的分泌是相互促进的。而 H^+ 的分泌能促进 $NaHCO_3$ 的重吸收，从而实现肾排酸保碱的功能。

（三）K^+ 的分泌

小管液中的 K^+ 大部分在近端小管被重吸收，终尿中的 K^+ 主要由远曲小管和集合管分泌。在远曲小管和集合管上皮基侧膜上的 Na^+ 泵将细胞内的 Na^+ 泵至细胞间隙，造成细胞内低 Na^+，小管液 Na^+ 顺浓度差扩散进入细胞内，造成管腔内负电位，这一电位差成为 K^+ 从细胞分泌至管腔的动力，K^+ 便顺电化学梯度进入小管液。K^+ 的分泌与 Na^+ 的重吸收密切相关，这个过程称为 K^+–Na^+ 交换。

在远曲小管和集合管，H^+–Na^+ 交换和 K^+–Na^+ 交换具有竞争作用，即 H^+–Na^+ 交换增强时，K^+–Na^+ 交换减弱，所以临床上高血钾患者往往会伴有酸中毒。

正常情况下，体内的 K^+ 主要由肾排泄，使机体摄入的 K^+ 和排出的 K^+ 保持动态平衡。肾泌 K^+ 有一定的规律，即多吃多排，少吃少排，不吃也排。所以昏迷或不能进食的患者，虽然没有摄

入 K^+,但 K^+ 仍随尿排出,故应适当补偿钾盐,以免造成低钾血症。

(四)其他物质的排泄

肾小管上皮细胞还可以排泄肌酐、青霉素、酚红、对氨基马尿酸等物质。临床上常用酚红排泄实验来检查肾小管的排泄功能。另外,从肾小球滤过的肌酐不被肾小管和集合管重吸收,直接排泄到小管液中随尿排出,当肾小管功能受损或肾小球滤过率减少时,血肌酐含量增多,所以血肌酐水平是临床上判断肾功能的一个重要指标。

第三节 尿的浓缩与稀释

尿的浓缩与稀释(urine concentration and dilution)是将尿的渗透压与血浆的渗透压相比较而言的。正常血浆的渗透压约为 300 mmol/L(709 kPa),原尿的渗透压与血浆的几乎相等。当机体缺水时,排出的尿量减少,尿液的渗透压比血浆渗透压高,称为高渗尿(hyperosmotic urine),表明尿液被浓缩;当机体水过剩时,排出的尿量增多,尿液的渗透压比血浆的高,称为低渗尿(hypoosmotic urine),表明尿液被稀释。当肾浓缩和稀释尿液的能力障碍时,机体无论水缺乏还是水过剩,都将排出等渗尿。正常人肾浓缩和稀释尿液能力很强,在维持机体水平衡和渗透压的稳定中有极为重要的作用。

求真知:
血液透析
技术的发
明史

一、尿浓缩与稀释的基本过程

肾髓质组织液的渗透压比血浆渗透压要高,而且从外髓部到乳头部,渗透压不断升高,这种现象称为肾髓质高渗梯度。

在 20 世纪 50 年代初,有人用冰点降低法测定了鼠肾分层切片的渗透压,观察到肾皮质切片中组织液的渗透压与血浆的渗透压相等,说明皮质组织液是等渗的。而肾髓质组织液的渗透压由外髓向内髓到乳头部逐渐升高,分别是血浆渗透压的 2 倍、3 倍、4 倍,说明肾髓质组织液是高渗的,且呈梯度增高,越向内深入,渗透压越高(图 8-15)。

尿液浓缩和稀释的基本过程是:由髓袢升支粗段流至远曲小管和集合管的小管液为低渗的液体,由于肾髓质组织液的渗透压是高渗的,小管液中的水分靠渗透作用被"抽吸"到管外再重吸收入血。而水分重吸收量的多少取决于机体水的状态。当机体缺水时,下丘脑释放的血管升压素增多,远曲小管和集合管对水的通透性增高,重吸收的水分增多,尿量减少,排出高渗尿,表明尿液被浓缩。当机体水过剩时,下丘脑释放的血管升压素减少,远曲小管和集合管对水的通透

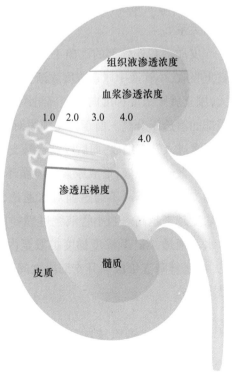

图 8-15 肾髓质高渗梯度

性下降,重吸收的水分减少,尿量增多,排出低渗尿,表明尿液被稀释。

由此可见,肾髓质高渗梯度的存在是尿液浓缩和稀释的前提,而血管升压素的释放是尿液浓缩和稀释的必要条件。

二、肾髓质渗透压梯度的形成与保持

(一)肾髓质渗透压梯度的形成

肾髓质渗透压梯度的形成与各段肾小管和集合管对不同物质的通透性不同有重要的关系(表 8-2)。

表 8-2　兔肾小管和集合管对不同物质的通透性

肾小管各部分和集合管	水	Na$^+$	尿素
髓袢升支粗段	不易通透	Na$^+$主动重吸收,Cl$^-$被动重吸收	不易通透
髓袢升支细段	不易通透	易通透	中等通透
髓袢降支细段	易通透	不易通透	不易通透
远曲小管	有血管升压素时易通透	泌 K$^+$、K$^+$-Na$^+$交换	不易通透
集合管	有血管升压素时易通透	易通透	皮质和外髓部不易通透,内髓部易通透

1. 外髓部高渗梯度的形成　外髓部高渗梯度的形成有赖于髓袢升支粗段(该段正好在外髓部)对 NaCl 的主动重吸收。髓袢升支粗段对水不通透,所以当小管液由髓质向皮质方向流动时,管内 NaCl 浓度逐渐降低,形成低渗液,而管外组织液 NaCl 浓度升高,导致外髓部渗透压升高,而且愈靠近内髓部,渗透压越高。

2. 内髓部高渗梯度的形成　在内髓部,渗透梯度的形成与尿素的再循环和 NaCl 重吸收有密切关系。

皮质部和外髓部的远曲小管和集合管对尿素不易通透,对水易通透。由于外髓部高渗,水被重吸收,小管液中尿素浓度逐渐升高。当小管液流经内髓部集合管时,管壁对尿素的通透性增大,尿素就顺浓度梯度向内髓部组织间液扩散,造成了内髓部组织间液中尿素浓度的增高,使内髓部的渗透压升高。由于升支细段对尿素具有中等的通透性,从内髓部集合管扩散到组织间液的尿素进入升支细段,而后经髓袢升支粗段、远曲小管、皮质部和外髓部的集合管,至内髓集合管时再扩散入组织液,形成尿素的再循环。尿素的再循环有助于内髓高渗梯度的形成和加强。髓袢降支细段对 Na$^+$不通透而对水通透,水分逐渐进入组织间液,小管液中的 NaCl 浓度和渗透压浓度越来越高。当小管液绕过髓袢顶端反流入升支细段时,由于升支细段对 Na$^+$易通透,而对水不通透,Na$^+$顺浓度梯度扩散至内髓部组织间液,导致内髓部的渗透梯度进一步提高。可见,在髓袢降支细段和升支细段之间形成了一个逆流交换系统,使内髓部的渗透压呈梯度增高(图 8-16)。

(二)肾髓质渗透压梯度的保持

直小血管是出球小动脉分支形成的与近髓肾单位的髓袢伴行的"U"形小血管,细而长,血流阻力较大,血流速度缓慢。

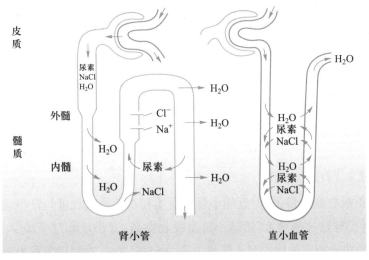

图 8-16 尿浓缩机制

直小血管的降支对 $NaCl$、尿素和水都具有通透性。当直小血管的降支深入肾髓质时,由于肾髓质组织液的溶质浓度很高,此时 $NaCl$、尿素顺浓度梯度进入血管内,而水分不断地从直小血管的降支扩散到组织间液中,从而使直小血管的降支血液中的 $NaCl$ 和尿素逐渐增高,渗透压亦逐渐升高。当血液通过直小血管的返折处往升支回流时,由于血液中的 $NaCl$ 和尿素的浓度比同一水平肾髓质组织液中的要高,$NaCl$ 和尿素又不断扩散到肾髓质组织间液中,而水分又从组织液扩散到血液中,这种现象称为逆流交换作用。当直小血管的升支离开肾髓质时,带走的主要是过剩的水分,而 $NaCl$ 和尿素仍然留在肾髓质组织间隙,从而使肾髓质的高渗梯度得以保持(图 8-16)。

肾髓质渗透梯度形成过程中,髓袢升支粗段对 Na^+ 和 Cl^- 的主动重吸收是髓质渗透梯度建立的主要动力,而尿素和 $NaCl$ 是建立髓质渗透梯度的主要溶质。髓质高渗梯度是依赖于髓袢的逆流倍增作用建立的,尿素再循环增强了髓质高渗梯度,而髓质高渗梯度的维持还有赖于直小血管的逆流交换作用。

第四节　尿生成的调节

机体通过改变尿生成的各个环节,如肾小球滤过、肾小管和集合管的重吸收与分泌等实现对尿生成的调节。影响肾小球滤过功能的因素已经在前文中述及,本节主要讨论肾小管和集合管的重吸收及分泌功能改变对尿生成的调节。调节方式包括自身调节、体液调节和神经调节。

一、肾内自身调节

(一)小管液的溶质浓度

小管液中的溶质浓度决定着小管液的渗透压,而渗透压是对抗肾小管和集合管重吸收水分的力量。当小管液中的溶质浓度增加时,渗透压也随之增大,对抗水分重吸收的力量增强,使肾小管和集合管重吸收的水分减少,尿量增多。这种由于小管液的溶质浓度增加,渗透压增大而出现利尿的现象,称为渗透性利尿(osmotic diuresis)。临床上,给水肿患者静脉注射甘露醇或山梨醇出现尿量增多就是由于甘露醇或山梨醇能被肾小球滤过而不被肾小管重吸收,导致小管液的渗透压升高而出现渗透性利尿。例如糖尿病患者,由于血糖水平升高,超过了肾糖阈,使部分近端小管不能吸收全部的葡萄糖,从而造成小管液渗透压升高,妨碍水和 NaCl 的重吸收,不仅使尿量增加,而且尿中也出现葡萄糖。

(二) 肾小球 – 肾小管平衡

近端小管的重吸收能力最强,但近端小管对溶质和水的重吸收量与肾小球的滤过率之间存在着动态平衡,肾小球滤过率增大,近球小管重吸收提高;肾小球滤过率减少,重吸收也相应地降低。近端小管的重吸收率始终占肾小球滤过率的 65%~70%,这种现象称为肾小球 – 肾小管平衡(glomerulo–tubular balance)。肾小球 – 肾小管平衡表明了当滤过负荷增加时,总的重吸收量也随之增加,近端小管的重吸收比例仍然保持相对恒定,即始终为肾小球滤过率的 65%~70%。这种现象称为定比重吸收(constant fraction reabsorption)。肾小球 – 肾小管平衡的生理学意义在于使尿中排出的 Na^+ 和水不会随肾小球滤过率的增减而出现大幅度的变化,从而保持尿量和尿 Na^+ 的相对稳定。近端小管对 Na^+ 的重吸收量总是占肾小球滤过量的 65%~70%,从而决定了对滤液的重吸收量也是占肾小球滤过量的 65%~70%。

肾小球 – 肾小管平衡在某些情况下可能被干扰。如渗透性利尿时,近端小管重吸收减少,而肾小球滤过率不受影响,这时尿量会明显增多。

二、体液调节

参与调节肾泌尿功能的体液因素主要有血管升压素、醛固酮和心房钠尿肽等。

(一) 血管升压素

1. 血管升压素的来源和作用 血管升压素又称抗利尿激素,是由下丘脑的视上核和室旁核的神经元分泌的一种激素,经下丘脑 – 垂体束被运输到神经垂体贮存,受刺激后释放入血。

血管升压素与肾的远曲小管和集合管上皮细胞上的 V_2 受体结合后,主要增加上皮细胞对水的通透性,使远曲小管和集合管对水的重吸收量增加,而尿量减少。

2. 血管升压素分泌的调节 血管升压素释放的有效刺激是血浆晶体渗透压和循环血量的改变。

(1) 血浆晶体渗透压的改变:下丘脑视上核及其周围区域有渗透压感受器,对血浆晶体渗透压的变化很敏感。发汗、摄盐过多或摄水过少引起机体血浆晶体渗透压升高时,可使渗透压感受器的刺激增强,血管升压素释放增多,远曲小管和集合管对水的重吸收量增加,而尿量减少。反之,当大量饮清水后,血浆晶体渗透压降低,可使渗透压感受器的刺激减弱,血管升压素释放减少,远曲小管和集合管对水的重吸收量减少,而尿量增多。这种大量饮清水后尿量增多的现象称为水利尿(图 8–17)。临床上常用水利尿来检测受试者肾稀释尿液的功能。

(2) 循环血量的改变:循环血量的改变可作用于左心房和胸腔内大静脉管壁上的容量感受器,经迷走神经传入中枢,反射性地引起下丘脑释放血管升压素。当循环血量减少时,血管升压

话重点:
血管升压素(抗利尿激素)

素释放增多,其容量感受器受到的刺激减弱,下丘脑释放的血管升压素增多,尿量减少。反之,当人体血量过多时,刺激其容量感受器,血管升压素释放减少,引起利尿。可见,血管升压素释放量的改变,可使人体的血容量保持稳定(图 8-18)。

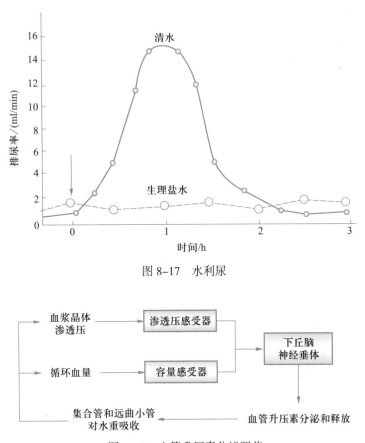

图 8-17　水利尿

图 8-18　血管升压素分泌调节

其他如动脉血压、心房利尿钠肽、血管紧张素 Ⅱ 变化等因素也可影响血管升压素分泌。

(二)醛固酮

1. 醛固酮的来源和作用　醛固酮是肾上腺皮质球状带分泌的一种激素。醛固酮随血液循环到达肾,与远曲小管和集合管上皮细胞内的胞质受体结合后,促进远曲小管和集合管的主细胞重吸收 Na^+ 和 H_2O,同时促进 K^+ 的排出,所以醛固酮有保 Na^+、保 H_2O、排 K^+ 的作用。

2. 醛固酮分泌的调节　醛固酮的分泌主要受肾素 – 血管紧张素 – 醛固酮系统(RAAS)及血钠和血钾浓度的调节。

(1)肾素 – 血管紧张素 – 醛固酮系统:肾素由近球小体的近球细胞分泌。它是一种蛋白水解酶,能催化由肝合成的血管紧张素原,生成十肽的血管紧张素 Ⅰ。血管紧张素 Ⅰ 在血液和组织(尤其是肺组织)中经血管紧张素转换酶降解,生成八肽的血管紧张素 Ⅱ。血管紧张素 Ⅱ 经血管氨基肽酶降解为七肽的血管紧张素 Ⅲ。后者与血管紧张素 Ⅱ 共同刺激肾上腺皮质球状带合成和分泌醛固酮。血管紧张素 Ⅱ 能刺激肾上腺髓质分泌肾上腺素和去甲肾上腺素。血管紧张素 Ⅱ 具有较强的缩血管作用。可见,血浆中的肾素、血管紧张素和醛固酮构成一个相互关联的系统,称为肾素 – 血管紧张素 – 醛固酮系统(图 8-19)。当循环血量减少、动脉血压下降时,肾素 – 血管紧张素 – 醛固酮系统启动,以维持动脉血压和血容量的相对稳定。

话重点:
醛固酮

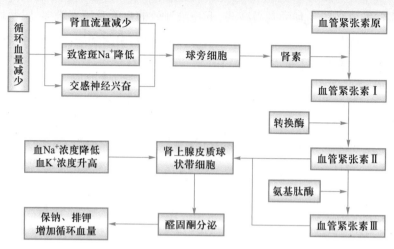

图 8-19　肾素－血管紧张素－醛固酮系统

（2）血钾和血钠浓度：血钾浓度升高或血钠浓度降低，直接刺激肾上腺皮质球状带增加醛固酮的分泌，发挥保钠排钾作用，从而维持了血浆高钠低钾的状态。

（三）心房钠尿肽

心房利尿钠肽（ANP）是心房肌细胞合成的多肽类激素，又称为心钠素。其主要作用是抑制 Na^+ 的重吸收，具有明显的促进 NaCl 和水排出的作用，从而使血容量减少，血压降低。

综上所述，影响和调节肾血流量的体液因素如图 8-20 所示。

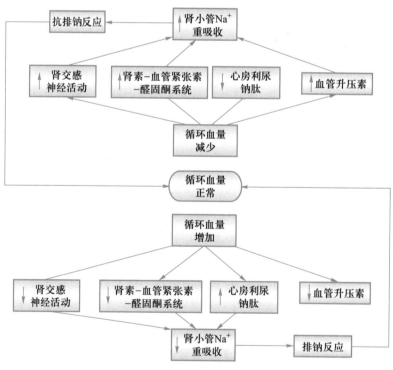

图 8-20　影响和调节肾血流量的体液因素

肾性高血压和高血压肾病

肾病常常引起高血压,高血压也可引起肾疾病。从症状上来看,二者均为高血压伴有肾损害,但治疗手段大不相同。高血压肾病治疗以降压为主,而肾性高血压对降压药一般不敏感,治疗以纠正肾损害为主。二者鉴别并不困难,高血压肾病多见于中老年患者,可见家族病史,一般在多年高血压的基础上才能导致肾病,多无或仅有轻度水肿、贫血、低蛋白血症等肾损害表现。肾性高血压则多见于青少年,多为偶发,无家族史,起病早,肾损害症状明显。肾性高血压分为两种:其中绝大多数为容量依赖性高血压,病因主要是水钠潴留,应用利尿剂疗效显著;另一种是肾素依赖性的高血压,由肾素分泌过多引起,此高血压应用利尿剂反而会加重病情,因血容量的下降会进一步刺激肾素释放,需用血管紧张素拮抗剂治疗。

第五节　尿液及其排放

一、尿液

（一）尿液的化学组成

尿液中 95%~97% 是水,溶质包括无机物和有机物,无机物主要是 NaCl,其余有硫酸盐、磷酸盐、钾盐和氨盐等。有机物中主要是非蛋白含氮化合物,最主要是尿素,其余有肌酐、马尿酸、尿酸等。

（二）尿液的理化特性

正常人的尿液为淡黄色,主要因含尿胆素和尿色素所致,当尿量减少时,尿色变深。尿的比重介于 1.010~1.025 之间,比重的高低与尿量及其成分有关。若摄入的水多,尿液增加,比重降低;若饮水少或出汗多时,尿液减少,比重增高。

尿的 pH 一般介于 5.0~7.0 之间,随食物的性质而改变。长期素食的人尿液呈弱碱性,吃混合食物的人,由于蛋白质代谢分解后产生的酸根较多,尿呈酸性。

（三）尿量

正常人每昼夜尿量为 1 000~2 000 ml,平均为 1 500 ml。尿量的多少取决于机体的摄水量和其他途径的排水量。病理情况下,每昼夜尿量若长期保持在 2 500 ml 以上,称为多尿;每昼夜尿量介于 100~500 ml,称为少尿;每昼夜尿量若低于 100 ml,称为无尿。正常人每天代谢产生的终产物,至少需溶解在 500 ml 尿液中才能排出。尿量长期过多,会使机体水分缺乏;尿量过少,代谢产物无法排出,堆积在体内,可造成严重的后果。

讲科普:
关注糖尿
病肾病

二、尿的排放

(一)膀胱与尿道的神经支配

膀胱逼尿肌和膀胱内括约肌受交感神经和副交感神经支配。由2—4节骶髓发出的盆神经中含副交感神经纤维,可使逼尿肌收缩、膀胱内括约肌松弛,促进排尿。腰髓发出的交感神经纤维经腹下神经到达膀胱。它的兴奋则使膀胱逼尿肌松弛、内括约肌收缩,抑制尿的排放。阴部神经由骶髓2—4节的前角细胞发出,属躯体运动神经,该神经兴奋,可使尿道外括约肌的收缩,抑制尿的排放,这一作用受意识控制(图8-21)。

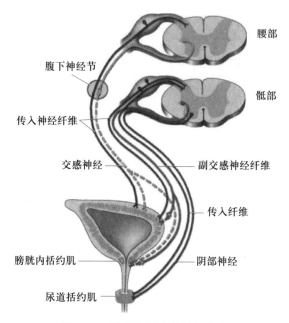

图 8-21　膀胱与尿道的神经支配

(二)排尿反射

尿生成是连续过程,尿液生成后持续不断进入肾盂,在压力差和肾盂的收缩作用下,尿液被送入输尿管,再经输尿管的周期性蠕动而被送入膀胱暂时贮存。膀胱具有容受性舒张功能,可随着尿液的进入反射性扩张降压。

在正常情况下,当膀胱内尿量增加到400~500 ml时膀胱内压明显升高,膀胱壁的牵张感受器受到刺激而兴奋。冲动沿盆神经传入,到达骶髓的初级排尿中枢。同时上传至脑干和大脑皮层的高位中枢,并产生尿意。若环境条件许可,高位脑中枢发出的传出冲动经盆神经传出,引起膀胱逼尿肌收缩、尿道内括约肌松弛,尿液进入后尿道。同时尿液还可以刺激后尿道的感受器,冲动沿阴部神经再次传到脊髓初级排尿中枢,进一步加强反射活动,并反射性地抑制阴部神经使尿道外括约肌开放,将尿液排出体外。排尿反射是一种正反馈,它使排尿反射一再加强,直至尿液排完为止(图8-22)。此外,在排尿时,腹肌和膈肌的强大收缩也产生较高的腹内压,以协助排尿。

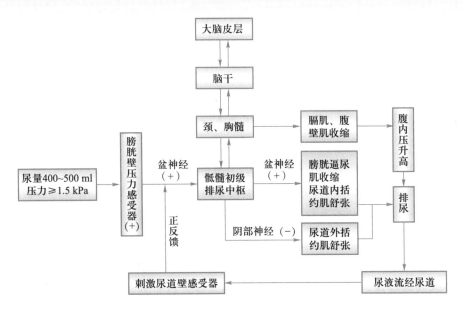

（＋）表示冲动增多；（－）表示冲动减少

图 8-22　排尿反射

三、排尿异常

在某些病理情况下,会出现排尿异常,常见的有夜间遗尿、尿失禁、尿潴留、尿频等。夜间遗尿多出现于婴幼儿。婴幼儿由于肾浓缩能力较差,且膀胱容积较小,故排尿次数较多,加之婴幼儿大脑发育尚未完善,对初级排尿中枢的控制能力较弱,故易发生夜间遗尿现象。排尿不受主观意识控制称为尿失禁,多见于昏迷、高位截瘫等患者,由于排尿初级中枢不能接受大脑皮层的控制作用而出现尿失禁。膀胱中尿液充盈过多而不能排出者称为尿潴留,多由腰骶髓损伤使排尿反射初级中枢的活动发生障碍所致。排尿次数过多称为尿频,尿频常由膀胱炎症、肿瘤、结石、前列腺增生等刺激引起,临床上将尿频、尿急、尿痛称为尿路刺激征,常提示泌尿系统感染。

（赵　莲）

【应用案例】

患者,男,18 岁,水肿 1 周,尿量减少 1 天。患者 1 周前无明显诱因发现晨起双眼睑水肿,进行性加重。1 天后发现双下肢水肿,伴尿中泡沫增多,尿色基本正常。1 天来自觉尿量较前减少,500~600 ml,无夜尿增多,无发热,未见皮疹,无关节痛。2 周前患"急性扁桃体炎",经当地医院抗感染治疗后好转。否认肝炎、结核病病史,无高血压、糖尿病、肾病史及家族史。查体:双下肢中度凹陷性水肿。实验室检查:尿蛋白(++),尿红细胞 25~30/HP。

诊断:急性肾小球肾炎

思考:

1. 肾小球滤过膜的结构和功能如何?

2. 患者为何会出现蛋白尿和血尿?

3. 患者尿量减少的可能原因是什么?

本章要点

＊肾是人体最主要的排泄器官。肾通过排泄功能维持体内水、电解质和酸碱的平衡,在维持机体内环境的稳态中起着重要的作用。肾还具有内分泌功能。

＊肾排泄功能的发挥是通过生成尿液来实现的。尿生成的过程包括肾小球的滤过、肾小管和集合管的重吸收及肾小管和集合管的分泌三个基本步骤。

＊尿的浓缩与稀释是将尿的渗透压与血浆的渗透压相比较而言的。肾髓质渗透压梯度的形成与各段肾小管和集合管对不同物质的通透性不同有关,肾髓质渗透压梯度的保持与直小血管的逆流交换有关。

＊肾泌尿功能的调节包括自身调节、体液调节及神经调节。血管升压素使远曲小管和集合管对水的重吸收量增加,尿量减少。大量饮清水,血管升压素分泌减少,出现水利尿;醛固酮有保钠、保水、排钾的作用。小管液中的溶质浓度决定着小管液的渗透压,提高小管液的溶质溶度,出现渗透性利尿。近端小管的重吸收率始终占肾小球滤过率的65%~70%,这种现象称为肾小球－肾小管平衡。

＊排尿反射是一种正反馈,在某些病理情况下,会出现排尿异常,常见的有夜间遗尿、尿失禁、尿潴留、尿频等。

随堂测

196

第九章　感觉器官

思维导图

【学习目标】

（一）知识目标

1. 掌握：感受器的一般生理特性；眼的折光及感光功能，眼的调节；声波传导途径；前庭器官的适宜刺激和平衡功能。

2. 熟悉：眼的折光异常，视杆细胞的感光换能机制，视力、视野、暗适应和明适应的概念；人耳的听阈和听域，外耳和中耳的传音作用，耳蜗的感音换能作用。

3. 了解：平衡觉、嗅觉、味觉器官；前庭反应。

（二）技能目标

1. 能进行视觉、听觉相关的健康宣传教育。

2. 能检测视力及色觉。

3. 能诊断听觉障碍的病变部位和性质。

（三）素质目标

1. 培养学生大爱无疆的医者仁心。

2. 养成良好的生活习惯。

感觉是客观事物在人脑中的主观反映，是感受器或感觉器官、神经传导通路和感觉中枢三部分共同活动的结果。

第一节　概述

内、外环境刺激被感受器或感觉器官转变为生物电信号，然后沿神经传导通路传入感觉中枢，经过脑的整合或分析处理产生主观感觉。其中，部分感觉传入只是向中枢提供某些因素的信息改变，引发调节反应，如颈动脉窦压力感受器的传入冲动。

一、感受器与感觉器官

（一）概念

感受器（sensory receptor）是指分布在体表或组织内部的感受机体内外环境变化的结构或装置。最简单的感受器是游离神经末梢，如痛觉和温度觉感受器。另有一些感受器是结构和功能上高度分化的感受细胞，如耳蜗中的毛细胞。感受细胞同其附属结构构成了专门感受某一特定感觉类型的器官，即感觉器官（sensory organ），最主要的感觉器官有眼、耳、前庭、鼻、舌等。

（二）分类

据接受刺激来源，分为内感受器和外感受器；据接受刺激性质，分为光感受器、机械感受器、温度感受器、化学感受器等；综合考虑刺激物所引起的感觉或效应，分为视觉、听觉、嗅觉、触－压觉、平衡觉、动脉压力感受器等。

二、感受器的一般生理特性

感受器都具有适宜刺激、换能作用、编码作用、适应现象等生理特性。

(一)感受器的适宜刺激

每种感受器通常只对某种特定形式的刺激最敏感,这种形式的刺激称为该感受器的适宜刺激(adequate stimulus)。例如,视网膜感光细胞的适宜刺激是一定波长的电磁波。然而感受器并不是只能感受适宜刺激,对非适宜刺激也可感受,但所需要的刺激强度要大得多,例如,压迫眼球也能产生光感。

适宜刺激作用于感受器,必须达到一定的刺激强度和持续一定的作用时间才能感觉。每种感受器都有其特定的感觉阈值,引起感受器兴奋所需的最小刺激强度称为强度阈值,而所需的最短作用时间称为时间阈值。对于同一性质的两个刺激,其强度的差异必须达到一定程度才能得以分辨,这种刚能分辨的两个刺激强度的最小差异,称为感觉辨别阈。

(二)感受器的换能作用

感受器将作用于它们的刺激能量转换为传入神经的动作电位称为感受器的换能作用(transduction receptor)。换能过程中,先在感受器细胞或传入神经末梢产生一种过渡性的局部膜电位变化,这种电位变化称为感受器电位(receptor potential)。感觉神经纤维末端和有些感受细胞(如嗅细胞)产生的感受器电位到达感觉神经的第一个郎飞结或轴突时,只要去极化达到阈电位水平,动作电位即可在这些部位暴发并沿感觉神经向远处传导;在另一些感受细胞(如感光细胞、毛细胞)产生的感受器电位则以电紧张形式传至突触,通过释放递质引起传入神经末梢发生膜电位变化,称为发生器电位(generator potential)。感受器电位或发生器电位的产生使该感受器的传入神经纤维发生去极化并产生"全或无"式的动作电位时,才标志着感受器或感觉器官换能作用完成。

(三)感受器的编码作用

感受器在将外界刺激转换为传入神经动作电位时,不仅发生了能量的转换,也将刺激所包含的环境变化信息转移到动作电位的序列中,起到信息的转移作用,这就是感受器的编码(coding)功能。如耳蜗受到声波刺激时,将声能转换成神经冲动,将声音的音调、音色等信息转移到神经冲动中。目前认为,感觉系统将刺激信号转变为可识别的感觉信号,主要包括刺激的类型、部位、强度和持续时间四种基本属性。由于不同的感受器具有不同的适宜刺激,感受特殊形式能量的感受器,对特定范围的能量带宽敏感,决定了感受器的刺激类型,允许机体感知多种刺激,如机械、热、化学和电磁刺激等。

(四)感受器的适应现象

当同一刺激持续作用于某种感受器时,其传入神经上的冲动频率会逐渐下降,称为感受器的适应现象(adaptation)。根据适应发生的快慢,将感受器分为快适应和慢适应感受器两类。快适应感受器以皮肤触觉感受器、嗅觉感受器为代表,有利于感受器及中枢再接受新事物的刺激,如触觉的作用一般在于探索新的物体或障碍物；慢适应感受器以肌梭、颈动脉窦压力感受器为代表，有利于机体对某些功能状态进行持久而恒定的调节（如长期持续的血压监测）或向中枢持续发放有害刺激信息以保护机体（如引起疼痛的刺激是潜在的伤害性刺激，具有报警和保护意义）。但适应并非疲劳，对某一刺激产生适应之后，如增加此刺激的强度，又可以引起传入冲动的增加。

第二节 视觉器官

视觉（vision）是人们从外部世界获得信息最主要的途径，至少有 70% 的外界信息来自视觉，由视觉器官、视神经、视觉中枢共同活动完成。眼是引起视觉的外周感觉器官，人眼的适宜刺激是波长为 380~760 nm 的电磁波。外界物体发出或折射的光线经眼的折光系统成像于视网膜，再由眼的感光换能系统将视网膜像所含的视觉信息转变为生物电信号，然后由视神经传入中枢，并在各级中枢分析处理，最终形成视觉（图 9-1）。

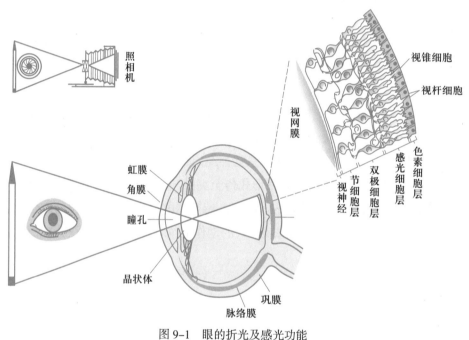

图 9-1　眼的折光及感光功能

一、眼的折光功能

（一）眼的折光与成像

眼的折光系统是一个复杂的光学系统，包括角膜、房水、晶状体和玻璃体。由于空气与角膜折射率之差最大，故入眼光线的折射主要发生在角膜前表面。由于晶状体的曲率半径可根据需要改变，故晶状体在眼的折光系统中发挥重要作用。

由于这四个折光体的曲率半径和折射率等不同，为方便研究，用简化眼（reduced eye）来说明其成像原理，即一种与正常眼折光系统等效的简单模型。简化眼是假定眼球的前后径为 20 mm，内容物为均匀的折光体，折光率为 1.333，外界光线进入眼时，只在球形界面折射一次。折射界面的曲率半径为 5 mm,即节点在折射界面后方 5 mm,后主焦点在节点后方 15 mm 处,相当于人眼视网膜的位置。此模型和正常静息时的人眼一样,正好能使平行光线聚焦在视网膜上,形成一个清晰的物像(图 9-2)。

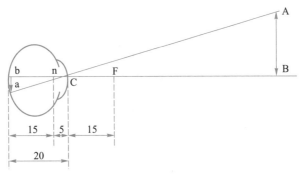

图 9-2　简化眼成像 /mm

利用简化眼模型能计算不同远近的物体在视网膜上成像的大小,其计算公式为:AB(物体大小)/Bn(物体至节点的距离)=ab(物像大小)/nb(节点至视网膜的距离)。

(二) 眼的调节

一般认为,当眼在看远处物体(>6 m)时,从物体上发出或反射的光线近似平行光线,这些平行光线无需调节即可在视网膜上形成清晰的像。人眼不做任何调节时所能看清物体的最远距离称为远点(far point)。理论上远点可以无限远,但实际上离眼太远的物体发出的光线过弱,光线被散射或被吸收,不足以兴奋感光细胞,或由于物体太远而使它们在视网膜上形成的物像过小,因此不能看清离眼太远的物体。

当眼看近物(<6 m)时,从物体上发出或反射的光线呈现某种程度的辐散,光线到达视网膜时未聚焦,只能产生一个模糊的视觉形象。为了能看清楚所观察的物体,需要根据情况进行适当调节,包括晶状体调节、瞳孔调节和视轴会聚。

1. 晶状体调节　视远物时,睫状肌松弛,悬韧带紧张,晶状体被悬韧带牵引,形状相对扁平;视近物时,视网膜上形成模糊的物像,反射性地引起睫状神经兴奋,睫状肌收缩,悬韧带松弛,晶状体变凸,折光能力增强,物像前移落在视网膜上,从而看清物体(图 9-3)。临床上进行眼科检查时,常用扩瞳药后马托品,阻断虹膜环行肌和睫状肌收缩,影响晶状体变凸而使视网膜成像变模糊。

晶状体弹性变形能力有限,眼在尽最大能力调节时所能看清物体的最近距离为近点(near point),反映晶状体弹性大小。近点越近,表示晶状体的弹性越好,调节能力越强。近点随年龄的增长而逐渐远移,例如 10 岁儿童的近点约为 9 cm,20 岁左右约为 11 cm,60 岁时为 83 cm。老年人由于晶状体弹性减小,硬度增加,眼的调节能力下降,称为老视(presbyopia),矫正方法是视近物时戴凸透镜增加折光能力。

2. 瞳孔调节　正常人瞳孔的直径可在 1.5~8.0 mm 之间变

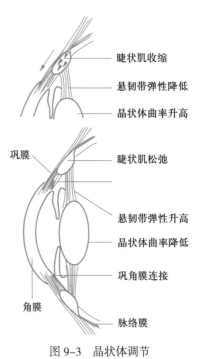

睫状肌收缩
悬韧带弹性降低
晶状体曲率升高

巩膜
睫状肌松弛

悬韧带弹性升高
晶状体曲率降低

巩角膜连接

角膜
脉络膜

图 9-3　晶状体调节

动,在生理状态下,引起瞳孔调节的情况有两种,由所视物体的远近或进入眼内光线的强弱引起调节。

(1) 瞳孔近反射:视近物时,反射性地引起双眼瞳孔缩小,称为瞳孔近反射(near reflex of the pupil),也称瞳孔调节反射。这种调节的意义在于减少由折光系统造成的球面像差和色像差,使成像更为清晰。

(2) 瞳孔对光反射:瞳孔在强光照射时缩小而在光线变弱时散大的反射称为瞳孔对光反射(pupillary light reflex),其意义在于调节进入眼内的光量。该反射的效应是双侧性的,即光照一侧眼的视网膜时,双侧眼的瞳孔均缩小,故又称互感性对光反射(consensual light reflex)。瞳孔对光反射的中枢位于中脑,临床上常将它用作判断麻醉深度和病情危重程度的一个指标。正常人瞳孔对光反射灵敏,病理状态下瞳孔对光反射迟钝或消失。例如,有机磷农药、氯丙嗪等药物中毒时,双侧瞳孔小于 2 mm;颅内压升高、颠茄类药物中毒时,双侧瞳孔大于 5 mm。

3. 视轴会聚　当双眼注视近物或被视物由远移近时,两眼视轴向鼻侧会聚,称为视轴会聚或辐辏反射(convergence reflex)。该反射使两眼视近物时,物像落在两眼视网膜的对称点上,避免形成复视。

(三) 眼的折光异常

正常人的眼无需调节就可使来自远处的平行光线聚焦在视网膜上,看清远处的物体;视近物时,只要物距不小于近点的距离,经过调节也可以看清楚,此为正视眼。若因折光能力或眼球形态异常,使平行光线不能聚焦在安静未调节眼的视网膜上,这种现象称为非正视眼,或称屈光不正(ametropia),包括近视、远视和散光(图 9-4)。

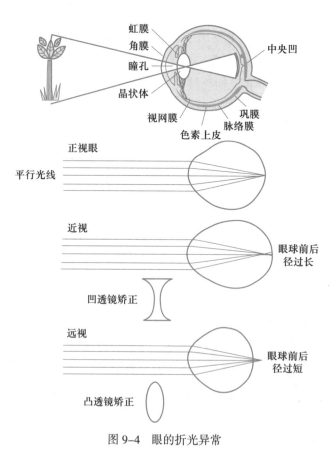

图 9-4　眼的折光异常

1. 近视（myopia） 是指看远物不清，只有当物体距眼较近时才能被看清。近视是由于眼球的前后径过长或折光系统的折光力过强引起。近视眼看远物时，由远物发来的平行光线聚焦在视网膜之前，导致视物不清。看近物时，无需调节或只需小幅度调节就能看清。近视眼可因先天遗传和后天用眼不当造成，通常配戴合适的凹透镜，使光线适度辐散后再进入眼内，矫正近视。

2. 远视（hyperopia） 是由于眼球的前后径过短或折光系统的折光能力过弱，使平行光线聚焦在视网膜的后方，不能在视网膜上形成清晰的像。常见于眼球发育不良，多系遗传因素；也可由于折光系统的折光力过弱引起，如角膜扁平等。远视眼的近点比正视眼远，视远物和近物都需调节才能看清，易发生调节疲劳，可因调节疲劳而产生头痛。远视眼可用凸透镜矫正。

3. 散光（astigmatism） 是由于角膜表面不同径线上的曲率不等所致。如角膜在某一方位上的曲率相对变大或变小，通过角膜进入眼内的光线不能在视网膜上形成焦点，导致视物不清或视物变形。矫正方法是配戴合适的圆柱形透镜，使角膜某一方位的曲率异常情况得到纠正。

（四）房水和眼内压

1. 房水（aqueous humor） 是充盈于眼的前房、后房中的透明液体。房水由脉络膜丛产生，由后房经瞳孔进入前房，流过前房角的小梁网，最终进入静脉，称为房水循环。

2. 眼内压 房水具有营养角膜、晶状体及玻璃体的功能，并维持一定的眼内压，并保持相对稳定。眼内压的正常值是 10~21 mmHg，24 h 波动不超过 8 mmHg。眼内压的相对稳定对保持眼球特别是角膜的正常形状与折光能力具有重要意义。若眼球被刺破，会使房水流失、眼内压下降、眼球变形，引起角膜曲度改变。房水循环障碍时会造成眼内压增高，病理性眼内压增高称为青光眼（glaucoma），除了出现折光异常，还会引起头痛、恶心等全身症状，严重时可导致角膜混浊、视力丧失。

二、眼的感光功能

外界物体成像于视网膜上后，被感光细胞感受，转变成生物电信号传入中枢，经视觉中枢分析处理形成主观意识上的感觉。视网膜的作用是感光换能和视觉信息编码。

（一）视网膜的结构功能

视网膜（retina）是位于眼球壁最内层锯齿缘以后的部分，包括色素上皮层和神经层，仅 0.1~0.5 mm 厚。视网膜在组织学上可分十层结构，其中神经层内主要含有视杆细胞和视锥细胞两种感光细胞及其他四种神经元，即双极细胞、神经节细胞、水平细胞和无长突细胞（图 9-5）。

色素上皮层位于视网膜最外层，含有黑色素颗粒，能防止强光对视觉影响和保护感光细胞。视网膜中含有两种感光细胞即视杆细胞（rod cell）和视锥细胞（cone cell），形态上均可分为外段、内段和突触部三部分（图 9-6）。其中，外段视色素集中，在感光换能中起重要作用。视杆细胞的外段呈圆柱状，视锥细胞的外段呈圆锥状。视杆细胞只有一种视色素，称为视紫红质（rhodopsin），而视锥细胞都含有三种不同的视色素，称为视锥色素，分别存于三种不同的视锥细胞中。

话重点：眼的感光功能

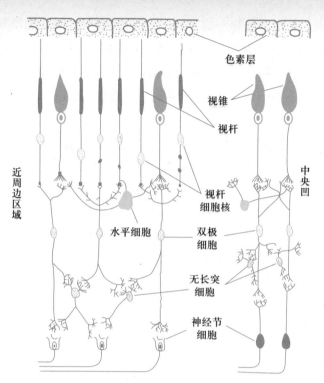

图 9-5　视网膜结构

　　两种感光细胞在视网膜中分布不均,黄斑中央凹的中心只有视锥细胞,且密度最高。从中央凹到周边视锥细胞逐渐减少,周边部主要为视杆细胞。视网膜由黄斑向鼻侧约 3 mm 处有一直径约 1.5 mm 的淡红色圆盘状结构,称为视神经乳头,是视网膜上视神经纤维汇集穿出眼球的部位,是视神经的始端。该处无感光细胞,无光感受作用,形成盲点(blind spot)。正常时,由于用双眼视物,一侧眼视野中的盲点可被对侧眼的视野所补偿,因此人们并不会感觉到视野中有盲点存在。

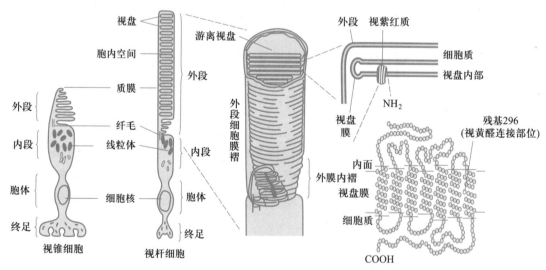

图 9-6　视锥细胞和视杆细胞结构

　　两种感光细胞都通过其突触终末与双极细胞形成化学性突触联系;双极细胞再和神经节细胞发生突触联系,神经节细胞发出的轴突构成视神经。在中央凹处可见到视锥细胞、双极细胞、神经节细胞呈现一对一的"单线联系",使视网膜中央凹具有高度视敏度。

(二)视杆细胞的感光换能机制

1. 视紫红质的光化学反应　视紫红质由视蛋白和视黄醛组成,对波长 500 nm 的光线吸收能力最强。在光照下视紫红质分解为视蛋白和视黄醛,导致视蛋白分子构型变化,诱发视杆细胞产生感受器电位。在暗处,视紫红质又重新合成(图 9-7)。

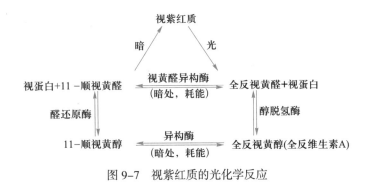

图 9-7　视紫红质的光化学反应

2. 感受器电位　视杆细胞的感受器电位是一种超极化型慢电位。静息电位为 $-30\sim40$ mV。在静息状态下,视杆细胞外段膜上有大量的 Na^+ 通道开放,形成持续的 Na^+ 内流,同时 Na^+ 泵不断将 Na^+ 泵出,维持细胞内外 Na^+ 平衡。当视杆细胞受到光照时,视紫红质构象改变,导致视网膜外段膜上的 Na^+ 通道开放减少,Na^+ 通透性降低,而 Na^+ 泵继续活动,形成超极化型感受器电位。此电位能以电紧张的形式扩布到细胞的终足部分,影响终足处的递质释放,诱发神经节动作电位,传入中枢引起视觉。

生理情况下,视紫红质的分解与合成处于动态平衡,光照强度决定反应的平衡点。弱光下,合成速度大于分解速度,视紫红质数量增加,对光线的敏感性增强,能感受弱光刺激;强光下,分解速度大于合成速度,视紫红质含量很少,视杆细胞感受光刺激的能力减弱。其中,维生素 A 可转变为视黄醛,若长期维生素 A 摄入不足,将影响人的暗视觉,导致夜盲症(nyctalopia)。

(三)视锥细胞的感光原理和色觉

视锥细胞的视色素也是由视蛋白和视黄醛结合而成,只是视蛋白的分子结构略有不同,决定了与它结合在一起的视黄醛分子对某种波长的色光最为敏感。当光线作用于视锥细胞时,其外段膜也发生超极化型感受器电位。感受器电位可影响细胞终足的递质释放,最终在相应的神经节细胞上产生动作电位。

1. 色觉和色觉原理　颜色视觉形成的原理主要为三原色学说。该学说认为在视网膜上存在三种不同的视锥细胞,分别对波长为 560 nm、430 nm、430 nm 的红、绿、蓝光最敏感。正常的视网膜视锥细胞可以分辨波长在 380~760 nm 之间的约 150 种不同颜色。一种颜色不仅可以由某一固定波长的光线引起,还能由不同比例的红、绿、蓝三种原色混合而成。如三者的比例为 2:8:1 时,产生绿色感觉。

2. 色盲和色弱　色盲是一种对全部颜色或部分颜色缺乏分辨能力的色觉障碍,可分为全色盲和部分色盲。全色盲表现为只能分辨光线明暗,呈单色视觉。部分色盲分为红色盲、绿色盲及蓝色盲,以红色盲和绿色盲最为多见。色盲属遗传缺陷疾病,可能由于缺乏某种视锥细胞而引起。色弱通常由后天因素引起,由于某种视锥细胞的反应能力较弱,使患者对某种颜色的识别能力较正常人稍差。

三、与视觉有关的生理现象

感光细胞是视觉通路的第一级感觉神经元,双极细胞和神经节细胞分别为第二级和第三级感觉神经元。在这些细胞之间还有水平细胞和无长突细胞。感光细胞—双极细胞—神经节细胞构成视觉信息传递的直接通路;而水平细胞和无长突细胞分别对感光细胞—双极细胞和双极细胞—神经节细胞之间的突触传递发挥调制作用。

(一)视力

视力也称视敏度(visual acuity),是指眼对物体细微结构的分辨能力,即物体上两点间最小距离的分辨能力,以视角的倒数衡量。视角是指物体上两点发出的光线射入眼球后,在节点上相交时形成的角。眼能辨别两点所构成的视角越小,视力越好。在眼前方 5 m 处,两个相距 1.5 mm 的光点所发出的光线入眼后,视网膜像约 4.5 μm,相当于一个视锥细胞的平均直径,形成的视角为 1 分角,如能看清,则视力正常。

视敏度与视锥细胞在视网膜中的分布密度及其在视锥系统中的会聚程度有关。中央凹视锥细胞密度最高,导致视网膜中央凹高于周边部的视敏度。

(二)视野

单眼固定不动正视前方一点时,该眼所能看到的范围,称为视野(visual field)。视野受面部结构的影响,鼻侧和上侧视野较小,颞侧和下侧视野较大。各种颜色的视野也不一致,白色视野最大,其次是黄色、蓝色、红色、绿色。临床上检查视野,可帮助诊断视网膜或视传导通路上的病变(图 9-8)。

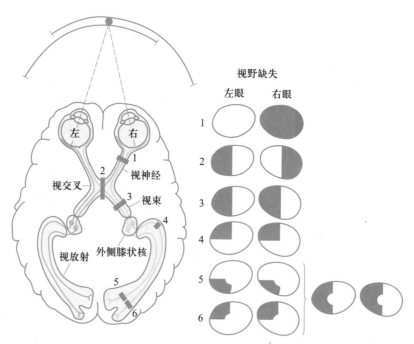

图 9-8 视觉通路不同部位损伤引起特征性的视野缺损

(三) 暗适应与明适应

1. 暗适应　从亮处突然进入暗处,最初看不清任何东西,经过一定时间后,视觉敏感度逐渐升高而看清在暗处的物体,这种现象称为暗适应(dark adaptation)。由于在亮处视杆细胞中的视紫红质大量分解,在暗处对光的敏感度下降,导致刚进入暗处时不能视物,随着视紫红质合成逐渐增多,对暗光的敏感度逐渐提高,在暗处的视觉得以恢复。研究表明,人眼感知光线的视觉阈,在进入暗处后的最初 5~8 min 内明显下降,在进入暗处 25~30 min 时,视觉阈下降到最低点,并稳定于这一水平。

2. 明适应　从暗处突然来到亮处,最初只感到耀眼的光芒,看不清物体,稍待片刻才能恢复视觉,这种现象称为明适应(light adaptation)。明适应在几秒钟内即可完成,其机制是由于视杆细胞在暗处蓄积了大量的视紫红质,遇到强光时迅速分解,产生耀眼的光感。视紫红质迅速分解之后,视锥色素在亮处感光而恢复视觉。

(四) 双眼视觉和立体视觉

双眼视觉为两眼同时观看物体时所产生的视觉。双眼视物时,两眼视网膜上各形成一个完整的像,来自物体同一部分的光线成像于双眼视网膜的对称点上,并在主观上产生单一物体的视觉,称为单视。眼外肌瘫痪或眼球内肿瘤压迫时,物像落在两眼视网膜的非对称点上,主观上产生有一定程度互相重叠的两个物体的感觉,称为复视。双眼视觉的优点是可以弥补单眼视野中的盲区缺损,扩大视野,并产生立体视觉。

立体视觉是主观上产生被视物体的厚度及空间的深度或距离等感觉。当两眼注视同一物体时,两眼视网膜上所形成的物像并不完全相同,来自两眼的图像信息经过视觉中枢处理后,通过物像的大小、眼球运动、远近调节等获得一定程度的立体感,产生一个有立体感的物体形象。另外,这种立体感觉与生活经验、物体表面的阴影等也有关,良好的立体视觉只有在双眼观察时才有可能获得。

第三节　听觉器官

听觉器官由外耳、中耳和内耳的耳蜗组成,其适宜刺激是声源振动时发出的声波。声波经外耳、中耳传至内耳,被耳蜗中的毛细胞感受,经蜗神经传入大脑皮层听觉中枢处理后产生听觉(图 9-9)。

一、外耳和中耳的功能

1. 外耳的功能　外耳由耳郭和外耳道组成。耳郭利于集音,还能帮助判断声音发出的方向。外耳道是声波传导的通路,一端开口于耳郭,一端终止于鼓膜。根据物理学共振原理,一端封闭的充气管道对波长为其管长 4 倍的声波产生最大的共振,增强声压。外耳道长约 2.5 cm,那么它作为一个共鸣腔的最佳共振频率约为 3 800 Hz。

2. 中耳的功能　中耳包括鼓膜、鼓室、听小骨和咽鼓管等结构,中耳的主要功能是将声波振动能量高效地传给内耳,鼓膜和听骨链在传音过程中还起增压作用(图 9-9)。

（1）鼓膜呈椭圆形，面积为 50~90 mm²，厚约0.1 mm，呈顶点朝向中耳的浅漏斗状。鼓膜本身没有固有振动，其振动与声波振动同始同终，如实将声波振动传递给听骨链。

（2）听骨链：由锤骨、砧骨、镫骨构成。锤骨柄附着于鼓膜内面的中心，镫骨底与前庭窗膜相接，砧骨居中，三块听小骨形成一个固定角度的杠杆，称为听骨链。锤骨柄为长臂，砧骨长突为短臂，杠杆的支点刚好在听骨链的重心上，在能量传递过程中惰性最小，效率最高。

声波由鼓膜经听骨链传至前庭窗膜时，声压增强而振幅减小。这是因为鼓膜和前庭窗膜的有效振动面积分别为 55 mm² 和 3.2 mm²，两者之比为 17.2 : 1。若听骨链传递声波时的总压力不变，则作用于前庭窗膜上的压强为鼓膜上压强的 17.2 倍。听骨链杠杆的长、短臂之比为 1.3 : 1，杠杆作用下，短臂一侧的压力将增大 1.3 倍（图 9-10）。声波在中耳传递过程中将增压 22.4倍（17.2 × 1.3）。若没有中耳的增压效应，声波从空气传入耳蜗内淋巴液时，约有 99.9% 的声能将被反射回空气。中耳的增压效应可使透射入内耳淋巴液的声能从 0.1% 增加到 46%，引起耳蜗内淋巴液发生位移和振动。

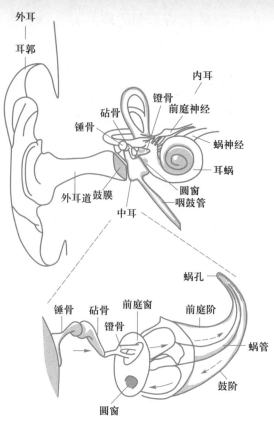

图 9-9　耳的结构及听觉通路

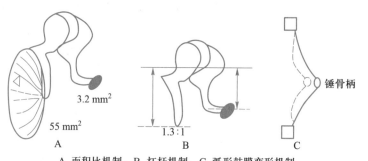

A. 面积比机制；B. 杠杆机制；C. 弧形鼓膜变形机制
图 9-10　中耳的阻抗匹配的三种机制

（3）咽鼓管：为连接鼓室和鼻咽部的管道，其鼻咽部开口常处于闭合状态，当吞咽、打哈欠时开放，空气经咽鼓管进入鼓室，使鼓室内气压与外界大气压相同，维持鼓膜两侧气压的平衡。当咽鼓管被阻塞后，鼓室内原有空气被吸收，鼓室内压力下降，导致鼓膜内陷，患者出现鼓膜疼痛、听力下降、耳闷等症状。当人们乘坐飞机或潜水时，如果咽鼓管不及时开放，同样可因鼓室两侧出现巨大的压力差而产生鼓膜疼痛，严重者可致鼓膜破裂，做吞咽动作可以缓解。

3. 声波传入内耳的途径　声波传入内耳有气传导和骨传导两种途径（图 9-11）。

（1）气传导：声波经外耳道空气传导引起鼓膜振动，再经听骨链和前庭窗传入耳蜗，这种途径称为气导，是引起正常听觉的主要途径。鼓膜的振动也可引起鼓室内空气的振动，经前庭窗膜传入耳蜗，也属气传导，但仅在听骨链运动障碍时才发挥作用，听力较正常时明显降低。

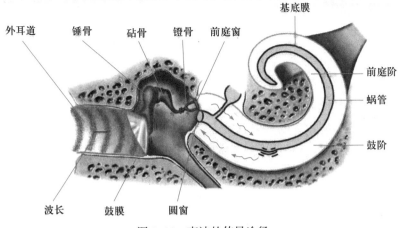

图 9-11 声波的传导途径

（2）骨传导：声波直接引起颅骨的振动，经颅骨和耳蜗骨壁传入耳蜗使内淋巴振动，这种传导方式称为骨传导。骨传导的效率比气传导的效率低得多，只有较强的声波，或者是自己的说话声，才能引起颅骨较明显的振动。

在临床工作中，常检查患者气传导和骨传导的情况，协助诊断听觉障碍的病变部位和性质。当鼓膜或中耳病变时，气传导明显受损，但骨传导不受影响，甚至相对增强，为传音性耳聋；耳蜗发生病变所引起的听力障碍称为感音性耳聋，此时气传导和骨传导均减弱。

二、内耳耳蜗的功能

内耳包括耳蜗和前庭器官两部分，其中感受声音的装置位于耳蜗内。耳蜗与听觉有关，是感音换能的主要结构。前庭器官与平衡觉有关。

1. 耳蜗功能结构　耳蜗由蜗螺旋管围绕锥形骨蜗轴盘旋而成。蜗管被前庭膜和基底膜分成三个管腔，分别为前庭阶、蜗管（也称中阶）、鼓阶（图 9-12）。前庭阶和鼓阶内都充满外淋巴，在蜗顶部通过蜗孔相沟通；蜗管内充满内淋巴，内淋巴与外淋巴不相通。听觉感受器（螺旋器）在基底膜上，由内毛细胞、外毛细胞及支持细胞等组成。毛细胞与听神经相连，细胞表面有纤毛称为听毛，听毛上方的盖膜游离于内淋巴中。

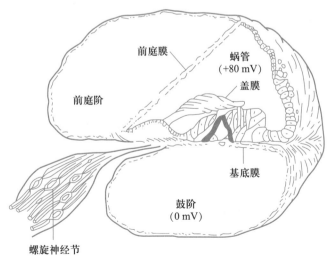

图 9-12 耳蜗蜗管切面

2. 耳蜗的感音换能作用

(1) 基底膜的振动和行波理论：声波通过传音系统进入内耳,引起外淋巴振动,进而影响前庭膜与内淋巴,使基底膜发生振动。振动从基底膜的底部开始,按照物理学中的行波原理沿基底膜向蜗顶方向传播。行波都从基底膜的底部开始,但声波频率不同,行波传播的距离和最大振幅出现的部位不同。声波频率越高,行波传播越近,最大振幅出现的部位越靠近蜗底;声波频率越低,行波传播越远,最大振幅出现的部位越靠近蜗顶。每一声波频率在基底膜上都有一个特定的行波传播范围和最大振幅区,位于该区的毛细胞受到的刺激最强,与这部分毛细胞相联系的听神经纤维的传入冲动也就最多。来自基底膜不同部位的听神经纤维冲动传到听觉中枢的不同部位,就可产生不同音调的感觉(图9-13)。

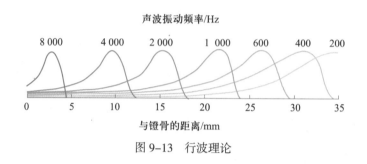

图 9-13 行波理论

(2) 耳蜗的感音换能机制：当声波引起基底膜振动时,盖膜与基底膜便沿着各自的轴上、下移动,在盖膜和基底膜之间产生剪切运动,使外毛细胞纤毛发生弯曲或偏转引起毛细胞兴奋并将机械能转变为生物电,使与毛细胞相连的听神经产生动作电位并传入听觉中枢,产生听觉。其中,内毛细胞的作用是将不同频率的声波振动转变为听神经纤维动作电位;而外毛细胞则起到耳蜗放大器作用,提高内毛细胞对相应振动频率的敏感性。

3. 耳蜗和听神经的生物电现象

(1) 耳蜗内电位：耳蜗未受刺激时,如果把一个电极放在鼓阶外淋巴中,并接地使之保持在零电位,那么用另一个测量电极可测出蜗管内淋巴中的电位为 +80 mV 左右,此电位称为内淋巴电位。耳蜗静息电位是螺旋器中的毛细胞未受刺激时存在于膜内、外的电位差,为 -80~-70 mV 之间。

(2) 耳蜗微音器电位：当耳蜗接受声音刺激时,在耳蜗及其附近结构可记录到一种与声波的频率和幅度完全一致的电位变化,称为微音器电位。微音器电位无阈值,无潜伏期,无不应期,不容易产生适应现象。

(3) 听神经动作电位：听神经纤维的动作电位是耳蜗对声音刺激一系列反应中最后出现的电变化,是耳蜗对声音刺激进行换能和编码作用的总结果,其作用是传递声音信息。听神经动作电位的波幅和形状无法反映声波特性,但能通过神经纤维上传导着的动作电位的编码作用来传递声波信息。

耳蜗与听神经的生物电总结为：耳蜗在没有声音刺激时存在耳蜗静息电位,是产生其他电变化的基础。当耳蜗受到刺激时,耳蜗及其附近结构中记录到耳蜗微音器电位,诱发听神经纤维产生动作电位,并传入听觉中枢,经分析处理产生听觉。

4. 听阈和听域　人类能听到的声波频率范围为 16~20 000 Hz,每种频率的声波都有一个产生听觉所必需的最低振动强度,称为听阈。如果振动频率不变,振动强度超过一定限度时,人的听觉不再能正常感受声波中所包含的各种信息,会产生鼓膜的疼痛感,这个限度称为最大可听阈。由不同频率的听阈和最大可听阈包括的范围称为听域(图9-14),也称听力范围,即人耳所能感受到声音的频率和强度范围。正常人在声音频率为 1 000~3 000 Hz 时听阈最低,听觉最敏感。

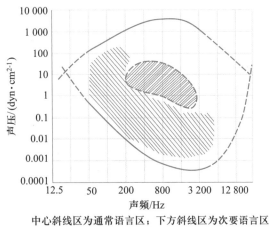

中心斜线区为通常语言区;下方斜线区为次要语言区

图 9-14　听域

知识拓展

人 工 耳 蜗

　　人工耳蜗是仿生学工具,是一种神经补偿系统,由体外言语处理器将言语等声信号转换为一定编码形式的电信号,通过植入耳蜗中的电极系统直接刺激听神经,使听神经产生活动来重建患者的听觉功能,是人类历史上第一个"真正意义上的人工器官",能帮助患者解决听力问题。我国的人工耳蜗植入开始于 20 世纪 90 年代,目前这项技术已经较为成熟拥有自主知识产权的国产人工耳蜗于 2005 年面世,打破国外产品的垄断局面,为我国 2 700 多万听力残疾患者带来了福音。

求真知:
人工耳蜗
的发展

第四节　前庭器官

　　前庭器官包括椭圆囊、球囊和三个半规管,功能为维持身体平衡(图9-15)。

一、前庭器官的功能

　　前庭器官的感受细胞也称为毛细胞,每个毛细胞顶部有两种纤毛,最长的一条为动纤毛,其余的纤毛较短,有 60~100 条,呈阶梯状排列,为静纤毛。毛细胞的底部分布有感觉神经末梢。其适宜刺激是与纤毛的生长面呈平行方向的机械力。毛细胞的静息电位为 –80 mV,其底部的传入神经纤维有一定频率的持续放电;当外力使静纤毛向动纤毛一侧弯曲或偏转时,细胞膜即发生去极化,当去极化达阈电位(–60 mV)水平时,传入神经纤维兴奋;反之,外力使动纤毛向静纤毛一侧弯曲或偏转时,细胞膜发生超极化(-120 mV),神经纤维抑制。当机体的运动状态和头部在空间的位置发生改变时,能以特定的方式改变前庭器官中毛细胞纤毛的倒向,使相应的传入神经纤维冲动发放频率发生改变,信息传到中枢后,引起特殊的运动觉和位置觉,并出现躯体和内脏功能的反射性变化(图9-16)。

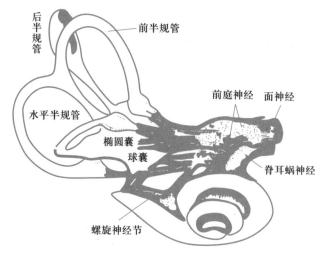

图9-15 前庭器官

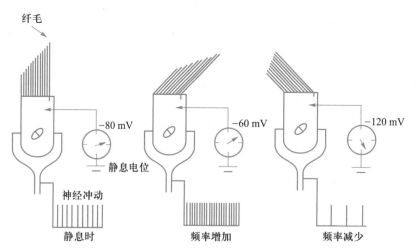

图9-16 毛细胞顶部纤毛受力情况与电位变化关系

(一)椭圆囊和球囊

椭圆囊和球囊的毛细胞存在于囊斑结构中,其纤毛埋植于位觉砂膜内。位觉砂比重大于内淋巴,有较大的惯性。囊斑的适宜刺激是直线加速运动。人体直立时,椭圆囊囊斑呈水平位,位觉砂膜在纤毛上方;而球囊囊斑呈垂直位,位觉砂膜悬在纤毛外侧。在囊斑中,每个毛细胞排列方向不完全相同,使它们可分辨人体在囊斑平面所做的各种方向的直线变速运动。例如,当人体在水平方向以任何角度做直线变速运动时,由于位觉砂的惯性作用,椭圆囊囊斑上总会有一些毛细胞的纤毛向动纤毛侧弯曲,引起相应的传入神经纤维的冲动发放增加,产生水平方向的直线变速运动的感觉。而球囊囊斑以类似的机制感受垂直方向的直线加速度运动。

（二）半规管

三个半规管的形状大致相同，各处于一个平面，这三个平面又互相垂直。每个半规管与椭圆囊连接处有膨大的壶腹，壶腹内有隆起的壶腹嵴。壶腹嵴的适宜刺激为正、负角加速度运动。当身体围绕不同方向的轴做旋转运动时，相应半规管中的毛细胞因管腔中内淋巴的惯性作用受到冲击，顶部纤毛向某一方向弯曲，当旋转停止时，由于惯性作用使顶部纤毛向相反方向弯曲。这些信息经前庭神经传入中枢，引起眼震颤和躯体、四肢骨骼肌紧张性发生变化，促进机体调整姿势保持平衡，同时大脑皮层接受信息引起旋转的感觉。

二、前庭反应

来自前庭器官的传入冲动，除引起运动觉和位置觉外，还引起各种姿势调节反射和内脏功能活动的改变，统称前庭反应。

（一）姿势调节反射

由前庭参与的姿势调节反射有运动姿势反射、状态反射和翻正反射等，例如人乘车而车突然加速时，会有背肌紧张增强而后仰，车突然减速时又有相反的情况。其意义在于维持一定的姿势和躯体平衡。

（二）自主神经反射

当前庭器官受到过强或过长刺激，或刺激未过量而前庭功能过敏时，常会引起恶心、呕吐、眩晕、皮肤苍白等现象，称为前庭自主神经性反应，表现为晕船、晕车等。

（三）眼震颤

躯体做正、负角加速运动时出现的眼球不随意运动，为眼震颤（nystagmus）。眼震颤主要由半规管的刺激引起，且眼震颤的方向也由于受刺激半规管的不同而不同。生理情况下，两侧水平半规管受到刺激（如绕身体纵轴旋转）时可引起水平方向的眼震颤，前骨半规管受到刺激（如侧身翻转）时可引起垂直方向的眼震颤，后骨半规管受到刺激（如前、后翻滚）时可引起旋转性眼震颤。当头前倾30°、身体绕纵轴开始向左旋转时，在内淋巴的惯性作用下，左侧半规管壶腹嵴上的毛细胞受刺激，右侧半规管未受刺激，反射性地引起部分眼外肌兴奋，部分眼外肌抑制，两侧眼球缓慢向右移动，称为眼震颤的慢动相；当眼球移动到两眼裂右侧端而不能再移动时，又突然快速返回到眼裂正中，称为眼震颤的快动相；以后再出现新的慢动相和快动相，反复不已（图9-17）。当旋转变为匀速转动时，虽旋转继续，但眼震颤停止。当旋转突然停止时，内淋巴因惯性不能立刻停止运动，出现与旋转开始时方向相反的慢动相和快动相组成的眼震颤。正常人眼震颤持续时间为20~40 s。前庭功能过敏时眼震颤的持续时间增长；前庭功能减弱时眼震颤的持续时间缩短；某些前庭器官有病变的患者，眼震颤消失；脑干损伤的患者在未进行正、负角加速度运动时也出现眼震颤，为病理性眼震颤。

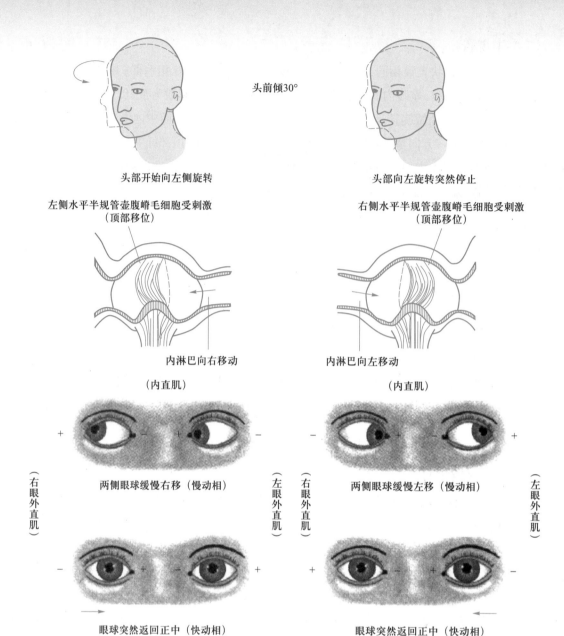

头前倾30°

头部开始向左侧旋转　　　　　　　　　头部向左旋转突然停止

左侧水平半规管壶腹嵴毛细胞受刺激　　　右侧水平半规管壶腹嵴毛细胞受刺激
（顶部移位）　　　　　　　　　　　　　　（顶部移位）

内淋巴向右移动　　　　　　　　　　　　内淋巴向左移动

（内直肌）　　　　　　　　　　　　　　（内直肌）

（右眼外直肌）　两侧眼球缓慢右移（慢动相）　（左眼外直肌）　（右眼外直肌）　两侧眼球缓慢左移（慢动相）　（左眼外直肌）

眼球突然返回正中（快动相）　　　　　　眼球突然返回正中（快动相）

图 9-17　眼震颤

敬大师：
古尔斯特
兰德

第五节　其他感觉器官

一、嗅觉器官

　　嗅觉感受器位于上鼻道及鼻中隔后上部的嗅上皮中的嗅细胞,两侧总面积约 5 cm^2。嗅细胞顶端有纤毛,底端为嗅丝,嗅丝穿过筛板后进入嗅球。嗅觉器官的适宜刺激是空气中有气味的化学物质,即嗅质。嗅质可使嗅细胞受到刺激而兴奋产生去极化,再以电紧张方式触发轴突膜产生动作电位,电位沿轴突传至嗅球,最终传向嗅觉中枢引起嗅觉。人的嗅觉感受器属于快适应感受器。人类嗅觉灵敏度随着年龄增长会逐渐下降,某些疾病(如鼻炎)会使嗅觉的灵敏度下降。

二、味觉器官

味觉感受器是味蕾,分布于舌背部表面和舌缘,口腔和咽部黏膜的表面也有散在的味蕾。味蕾表面的孔伸出的味觉细胞顶端有纤毛,称为味毛,是味觉感受的关键部位。儿童味蕾较成年人多,老年时因萎缩而逐渐减少。味觉的敏感度往往受食物或刺激物本身温度的影响。在20~30℃之间,味觉的敏感度最高。人的味觉由酸、甜、苦、咸四种基本味觉组成,其他复杂的味觉是这四种味觉不同比例的组合。其中,舌尖对甜味、软腭和舌根对苦味、舌两侧前部对咸味、舌两侧对酸味敏感。

敬大师:
巴拉尼

三、皮肤的感觉功能

皮肤内分布着多种感受器,能产生多种感觉,主要有触 – 压觉、冷觉、温觉和痛觉。触觉是微弱的机械刺激兴奋皮肤浅层的触觉感受器引起的,压觉是较强的机械刺激导致深部组织变形时引起的感觉,两者在性质上类似,统称触 – 压觉。冷觉和热觉合称温度觉,这起源于两种感受范围不同的温度感受器。痛觉是由伤害性刺激所引起的,它们引起不愉快的痛苦感觉,伴有强烈情绪反应。

(金卫华)

【应用案例】

患者,女,35 岁,3 年前开始出现头顶部跳痛,近半年左眼发胀,视力逐渐下降,同时左眼睑下垂,复视,左眼直接和间接对光反射均下降。

诊断:颅底海绵窦旁皮样囊肿。

思考:

1. 何为复视?导致该患者复视的原因有哪些?

2. 正常视觉如何产生?该患者为何出现视力下降?

3. 何为瞳孔对光反射?该患者为何出现左眼直接和间接对光反射下降?

本章要点

* 内环境、外环境刺激作用于感受器或感觉器官,通过感受器的换能作用将信息以神经冲动形式沿特定的传导通路传至感觉中枢,产生主观感觉,这是机体接受刺激的主要方式。

* 可见光波通过眼的折光系统在视网膜形成物像,再经过感光换能系统将信息转变为神经冲动,并通过视神经传至视觉中枢而引起视觉。视觉传导通路的任一环节出现异常即可引起视觉障碍。临床常见视觉障碍有近视、远视、散光、老视、色盲、色弱等。

* 声波振动通过外耳(耳郭→外耳道)、中耳(鼓膜听小骨→前庭窗)将信息传至内耳,引起耳蜗中毛细胞兴奋,经听神经传入中枢而引起听觉。声频不同时,行波传播的远近和最大振幅的出现部位亦有所不同。前庭器官感受人体在空间的位置及运动情况并参与维持身体平衡。

215

随堂测

第十章　神经系统的功能

思维导图

【学习目标】

（一）知识目标

1. 掌握：神经纤维传导兴奋的特征；突触的概念、结构及突触传递过程；兴奋性突触后电位和抑制性突触后电位；中枢兴奋传播的特征；神经递质、特异性投射系统和非特异性投射系统的概念和功能；内脏痛的特点；脊髓休克、牵张反射的概念、类型和机制；基底神经节和小脑对躯体运动的调节功能；自主神经系统的主要递质、受体与功能；脑干和下丘脑对内脏活动的调节功能。

2. 熟悉：突触后抑制与突触前抑制；大脑皮层的感觉分析功能；锥体系和锥体外系的功能；外周神经递质；条件反射的概念及意义；第一信号系统、第二信号系统。

3. 了解：神经纤维的传导速度、分类；中枢神经递质；屈反射和交叉伸肌反射；各级中枢对内脏活动的调节；正常脑电波组成及特点；睡眠时相及主要生理意义。

（二）技能目标

1. 能运用本章所学的痛觉方面的相关知识，在今后的临床实践中，通过问诊准确描述和记录患者疼痛的性质。

2. 能运用本章所学递质与受体方面的知识，分析临床常用的受体激动剂和阻滞剂的作用机制。

（三）素质目标

1. 具有辩证唯物主义的生命观和整体观。

2. 具有健康的体魄、心理和健全的人格，养成良好的健身习惯，以及良好的行为习惯。

神经系统（nervous system）由中枢神经系统和周围神经系统两部分构成，是机体最重要的功能调节系统。神经系统能借助各种感受器接受发生在人体内外的所有信息，并指导人体内各器官对这些信息做出相应的反应。此外，神经系统还可以在内外环境的变化中维持内环境稳态。人类的神经系统还具有思维、学习、记忆、语言和文字等高级功能。在神经系统的作用下，人类不仅能够被动地适应环境，还能够主动地认识环境和改造环境。

学知识：
神经系统
功能活动
的基本
原理

敬大师：
张香桐

第一节　神经系统功能活动的基本原理

一、神经元和神经胶质细胞

构成机体神经系统的主要是两类细胞：神经元和神经胶质细胞。除此以外，还存在少量其他类型的细胞，如室管膜细胞、脉络膜上皮细胞等。

（一）神经元

1. 神经元的一般结构及主要功能　神经元（neuron）又称为神经细胞，是神经系统结构和功能的基本单位。神经元的形态和体积大小差异较大，但其基本结构都包括突起和胞体两部分（图 10-1）。

（1）突起：单个神经元通常只有一个轴突，但会有一个或几个树突。神经元的胞体发出轴突的起始部位，膨大且向外凸起，称为轴丘。不同类型的神经元轴突长短不一，但同一轴突全长直径均匀一致。轴突的主要功能是传导神经冲动。树突是由神经元的胞体发出的高度分支化的突起，在分支上形成众多的树突棘，树突的主要功能是接收来自其他神经元的信号输入。

（2）胞体：神经元的胞体包含细胞核和核糖体，能合成蛋白质和酶，是神经元的营养和代谢中心，对神经递质和神经分泌物的形成及执行神经元的功能活动具有重要意义。

2. 神经纤维及其功能　轴突和感觉神经元的长树突与包绕在其外面的膜鞘组成的结构称为神经纤维（nerve fiber），它们有些被胶质细胞形成的髓鞘或神经膜包裹严密形成所谓有髓神经纤维；另一些由于胶质细胞包裹稀疏，髓鞘单薄或不严密，形成所谓无髓神经纤维。神经纤维的主要功能是兴奋传导和物质运输。

（1）神经纤维的分类：常见的分类方法主要有两种（表10-1）。一种是根据神经纤维兴奋传导速度的差异，将其分为A、B、C三类，其中A类纤维又分为α、β、γ、δ四个亚类，这种分类主要用于传出纤维。另一种是根据神经纤维的来源及直径大小将感觉神经纤维分为Ⅰ、Ⅱ、Ⅲ、Ⅳ四类，其中Ⅰ类纤维又分为Ⅰa和Ⅰb两种，这种分类方法主要用于传入纤维。

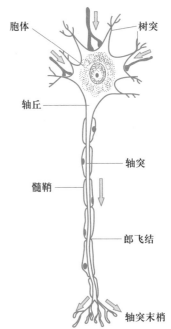

图 10-1　神经元结构

表 10-1　神经纤维的分类

按传导速度分类		传导速度 /(m/s)	纤维直径 /μm	来源	按来源与直径分类
A 类（有髓）	Aα	70~120	13~22	肌梭、腱器官传入纤维 支配梭外肌的传出纤维	Ⅰ
	Aβ	30~70	8~13	皮肤的触压觉传入纤维	Ⅱ
	Aγ	15~30	4~8	支配梭内肌的传出纤维	
	Aδ	12~30	1~4	皮肤痛、温觉传入纤维	Ⅲ
B 类（有髓）		3~15	1~3	自主神经节前纤维	
C 类（无髓）	sC	0.7~2.3	0.3~1.3	自主神经节后纤维	Ⅳ
	drC	0.6~2.0	0.4~1.2	背根中痛觉传入纤维	

（2）神经纤维的传导速度：不同类型的神经纤维传导兴奋的速度可因神经纤维有无髓鞘、髓鞘的薄厚、直径大小而有较大差别。一般来说，神经纤维直径与传导的速度成正比，有髓神经纤维传导的速度比无髓神经纤维快。在一定范围内，神经纤维的传导速度还受温度高低影响，在一定范围内温度升高可使神经纤维传导速度加快，温度降低可使传导速度减慢甚至发生传导阻滞，局部可暂时失去感觉，这就是冷冻麻醉的基础。临床上可以通过测定神经纤维的传导速度评估神经损伤程度和预后，例如辅助诊断神经纤维的疾病如吉兰-巴雷综合征。

（3）神经纤维传导兴奋的特征：沿神经纤维传导的兴奋即动作电位，称为神经冲动（nerve impulse）。神经纤维传导兴奋的特征如下。① 完整性：神经纤维只有保持其结构和功能的完整性，才能正常传导兴奋。对完整的神经纤维结构和功能的依赖性，常简称为"完整性"。如果神经纤维被切断、受损，或经麻醉、低温处理后，就会发生传导阻滞。低温麻醉及药物麻醉即根据此原理用以减轻患者疼痛。② 绝缘性：一条神经干内包含着许多根神经纤维，神经纤维彼此间"浸泡"在大量的细胞外液中，且单根神经纤维上传导神经冲动的局部电流又很微弱，故这些神经纤维在传导冲动时，一般互不干扰，如同相互之间"绝缘"。由于兴奋在神经纤维上的传导是一个抽象的过程，用"绝缘性"来描述其特征其实并不准确。③ 双向性：离体实验中发现人为刺激神经纤维上任何一点所产生的兴奋，可沿神经纤维向两端同时传导。多数轴突总是将神经冲动由胞体传向末梢，但作为轴突的感觉神经周围突则将神经冲动传向胞体。④ 相对不疲劳性：是指神经纤维能够长时间保持传导兴奋的能力。实验研究发现，连续电刺激神经纤维 9~12 h，神经纤维仍然保持着传导兴奋的能力。神经纤维这种特性是相对于突触传递而言的，因为神经纤维上传导动作电位时以局部电流的形式进行，消耗的能量较少，而且不涉及神经递质消耗的问题。

(4) 神经纤维的轴浆运输功能：轴突内的细胞质称为轴浆。轴浆具有运输物质的作用，称为轴浆运输。轴浆运输对于维持神经元的解剖和功能的完整性有重要意义。轴浆运输是双向的。自胞体向轴突方向流动，称为顺向轴浆运输；而自末梢到胞体的方向流动则称为逆向轴浆运输。顺向轴浆运输可分为快速和慢速轴浆运输两种。前者主要运输具有膜结构的细胞器，如线粒体、含有神经递质的囊泡和分泌颗粒等的运输；后者主要指轴浆内的可溶性成分伴随微管和微丝等结构向前延伸，轴浆的其他可溶性成分也随着向前运输。一些能被轴突末梢摄取的物质，如神经营养因子、狂犬病病毒、破伤风毒素等，在入胞后可沿着轴突逆向运输到神经元的胞体，从而影响神经元的功能和存活。神经科学研究中常利用辣根过氧化物酶进行神经通路的逆向追踪。轴浆运输障碍已在多种神经退行性疾病中发现，提示其可能与这些疾病的发生有关。

(5) 神经纤维的营养性作用：神经通过末梢释放神经递质使其所支配的组织迅速执行其主要功能，例如肌肉收缩、腺体分泌，称为神经的功能性作用。此外，神经末梢经常释放某些营养性因子，持续地调节所支配组织的内在代谢活动，从而对其形态结构、新陈代谢和生理功能等产生缓慢而持久的影响，这一作用称为神经纤维的营养性作用。神经纤维的营养性功能与神经传导的冲动无关。临床上，脊髓灰质炎患者脊髓前角运动神经元受损，所支配的肌肉由于失去运动神经的营养性作用而发生萎缩。

(二) 神经胶质细胞

神经胶质细胞 (neuroglial cell) 是神经系统中的另一类主要细胞，它们约占大脑重量的一半，其数量为神经元的 10~50 倍。中枢神经系统的神经胶质细胞有星形胶质细胞、少突胶质细胞和小胶质细胞 (图 10-2)；周围神经系统的神经胶质细胞有包绕轴索形成髓鞘的施万细胞和脊神经节中的卫星细胞。神经胶质细胞也有突起，但无树突和轴突之分，与相邻的细胞不形成化学性突触，但在神经胶质细胞之间普遍存在缝隙连接，神经胶质细胞不能产生动作电位。

神经胶质细胞的功能虽仍知之甚少，但越来越引起人们的关注，目前认为主要有以下作用：① 支持、修复和再生作用，星形胶质细胞以其突起在脑和脊髓内交织成网，构成支架，支持神经元的胞体和轴突。神经胶质细胞终生具有分裂能力，当脑和脊髓受伤时能大量增殖，填充缺损，从而起到修复的作用。② 绝缘和屏障作用，可防止神经冲动在传导时电流扩散，有很好的绝缘作用；此外，神经胶质细胞参与血-脑屏障的形成。③ 稳定细胞外 K^+ 浓度，维持神经元的正常活动。④ 参与神经递质和生物活性物质的代谢，星形胶质细胞能摄取谷氨酸和 γ- 氨基丁酸等神经递质,以减弱其持续作用,同时将其转变为可利用的前体物质以合成其他神经递质;此外,星形胶质细胞还能合成多种生物活性物质。

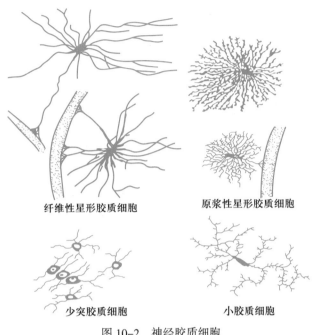

纤维性星形胶质细胞　　　　原浆性星形胶质细胞

少突胶质细胞　　　　小胶质细胞

图 10-2　神经胶质细胞

二、突触生理

　　神经调节是通过反射的方式来执行的,即使最简单的反射也要牵涉两个神经元。神经元与神经元之间发生功能接触的部位称为突触(synapse),是神经元之间信息传递的重要结构。神经元与效应器细胞之间的突触也称接头,例如神经肌肉接头。根据传递媒介的性质,又可分为化学性突触(包括定向突触和非定向突触)和电突触。其中,化学性突触传递方式在神经系统内最为普遍和重要。

（一）经典化学性突触

1. **突触的基本结构和分类**　经典突触是由突触前膜、突触间隙和突触后膜三部分构成（图10-3）。电镜下可见，参与突触形成的两个细胞或其突起的细胞膜特化增厚，分别称为突触前膜、突触后膜，在两者间存在宽为20~40 nm的突触间隙。在突触小体的轴浆内含有较多的线粒体和囊泡，不同突触内的囊泡形态、大小及所含有的递质种类不同。

一个神经元的轴突末梢可反复分成许多分支，同时与许多神经元的胞体或突起形成突触。根据神经元互相接触部位的不同，将经典突触分为轴－体突触、轴－树突触、轴－轴突触（图10-4）。其中，轴－树突触最为常见。此外，由于中枢内存在大量由局部神经元构成的神经回路，还存在树－树突触、树－体突触、树－轴突触、体－树突触、体－体突触、体－轴突触。除上述分类方法外，还可根据突触前神经元对突触后神经元功能活动影响的不同分为兴奋性突触和抑制性突触。

222

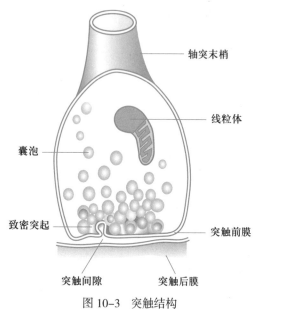

图10-3　突触结构

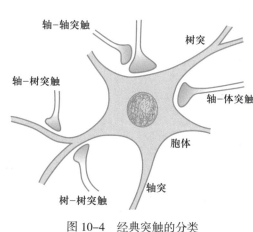

图10-4　经典突触的分类

2. **突触传递**（synaptic transmission）　是指兴奋由突触前神经元传递给突触后神经元的过程。突触传递是神经系统中信息交流的一种重要方式，其基本过程是电—化学—电的过程，与神经肌肉接头处的传递过程非常相似。

（1）突触传递的过程：当神经冲动传导到突触前神经元的轴突末梢时，突触前膜去极化引起膜上的电压门控 Ca^{2+} 通道开放，因为细胞外 Ca^{2+} 浓度远远高于细胞内，胞外 Ca^{2+} 进入末梢轴浆内，导致轴浆内 Ca^{2+} 浓度瞬时增高，促使突触囊泡移近突触前膜，并与前膜接触、融合，通过出胞方式将囊泡内的神经递质量子式释放到突触间隙中，递质经扩散抵达突触后膜，与突触后膜上的特异性受体或配体门控通道结合，引起突触后膜对某些离子的通透性增大，导致某些带电离子进出突触后膜，从而使突触后膜发生一定程度的去极化或超极化，这种发生在突触后膜上的局部电位变化称为突触后电位，最终引起突触后神经元的兴奋或抑制（图10-5）。释放到突触间隙的神经递质通过不同途径被及时清除或者灭活，其生理意义在于保证突触部位信息传递的精确性和特异性。

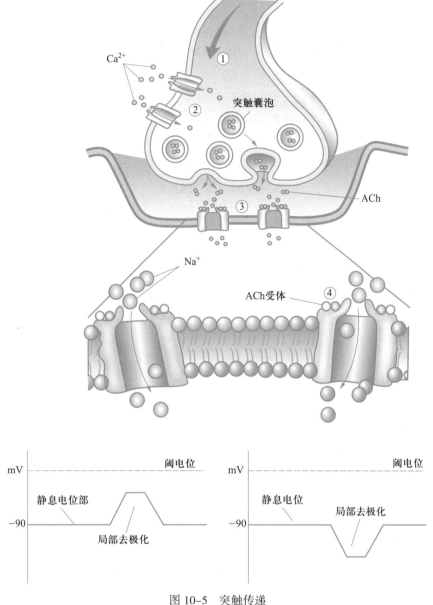

图 10-5 突触传递

（2）突触后电位：根据突触后电位发生的是去极化或超极化，可将突触后电位分为兴奋性突触后电位和抑制性突触后电位两种。

兴奋性突触后电位：如果神经纤维传导神经冲动到达突触前膜时，突触前神经元末梢释放的是兴奋性递质，其与突触后膜相应受体结合后，增加了突触后膜对 Na^+、K^+（尤其是 Na^+）的通透性，引发 Na^+ 内流和 K^+ 外流，由于 Na^+ 内流大于 K^+ 的外流，使突触后膜去极化，这种局部去极化电位称为兴奋性突触后电位（excitatory postsynaptic potential，EPSP）（图 10-6）。

抑制性突触后电位：如果神经纤维传导神经冲动到达突触前膜时，突触前神经元末梢释放的是抑制性递质，其与突触后膜受体结合后，就使突触后膜对 Cl^-、K^+（尤其是 Cl^-）的通透性增大，使突触后膜超极化，这种局部去极化电位称为抑制性突触后电位（inhibitory postsynaptic potential，IPSP）（图 10-7）。

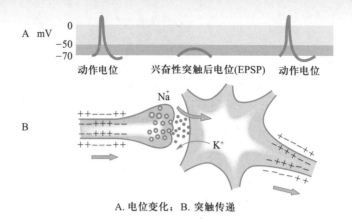

A. 电位变化；B. 突触传递

图 10-6　兴奋性突触后电位产生机制

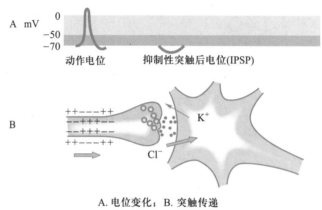

A. 电位变化；B. 突触传递

图 10-7　抑制性突触后电位产生机制

(二) 非定向突触

除经典突触外,在神经元之间还存在另一种突触。这类神经元的轴突末梢有许多分支,在分支上有大量串珠状的膨大结构,称为曲张体。曲张体并不与突触后成分直接接触,而是位于他们的近旁,称为非定向突触。当神经冲动到达曲张体时,引起曲张体内的囊泡释放其贮存的神经递质,递质经扩散到达附近的突触后成分,与膜受体结合而发挥作用。此种细胞间信息的传递也通过神经递质,但并不是通过经典突触后结构实现的,故称为非定向突触传递,也称为非突触性化学传递(图 10-8)。

(三) 电突触传递

电突触是以电流为传递媒介的突触,其结构基础是缝隙连接(图 10-9)。当缝隙连接开放时,可直接将一个细胞的电紧张电位和有些有机小分子物质传递给另一个细胞。因此,这种连接部位的信息传递是一种电传递,与经典突触的化学递质传递完全不同。而且电突触无突触前膜和突触后膜之分,多为双向性传递。电突触的功能可能是促进不同神经元产生同步性放电,传递的速度快,几乎不存在潜伏期,只需 15 ms 就可做出反应,有利于某些快速反应。电突触可广泛存在于神经元、神经胶质细胞、平滑肌细胞、心肌、肝细胞、晶状上皮细胞、感受器细胞和感觉轴突之间。

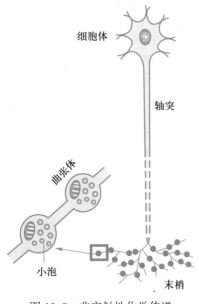

图 10-8　非突触性化学传递

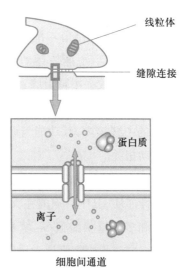

图 10-9　缝隙连接

三、神经递质

(一) 神经递质的基本概念

神经系统内多数神经元的信息传递是化学性突触传递,均通过神经递质作为信息传媒。神经递质(neurotransmitter)是指由突触前神经元合成并在末梢处释放,能特异性地作用于突触后神经元或效应器细胞上的受体,使信息从突触前传递到突触后的信息传递物质。在神经系统中还有一类化学物质,虽然由神经元产生,也作用于特定的受体,但它们并非在神经元之间起直接传递信息的作用,而是调节信息传递的效率,增强或者减弱递质的效应,这类化学物质称为神经调质。目前已经报道的神经递质(包括神经调质)有 100 多种。由于神经元是以动作电位的形式来编码信息的,所以神经递质实际上是把突触前的电变化转化为突触间隙的化学信号,通过与受体的作用,再转化为突触后的信号。根据其存在部位不同分为外周神经递质和中枢神经递质。

以往的观点认为,一个神经元内只存在一种递质,其全部末梢只释放同一种递质,现在研究已经发现可有两种或两种以上的递质(包括调质)共存于同一神经元内,这种现象称为递质共存。递质共存的意义在于协调某些生理功能活动。

(二) 中枢神经递质

神经递质可根据其存在部位不同,分为中枢神经递质和外周神经递质。外周神经递质包括自主神经递质和躯体运动神经纤维释放的递质(见本章第三节和第四节)。中枢神经系统内递质的种类很多,这里简要介绍几类中枢神经递质。

1. 乙酰胆碱(acetylcholine,ACh)　以乙酰胆碱为递质的神经元称为胆碱能神经元,在中枢神经系统内主要分布于脊髓和脑干内的运动神经细胞、脑干网状结构上行激活系统、丘脑向皮层投射的神经细胞、纹状体和边缘系统等部位。乙酰胆碱在中枢神经系统的作用以兴奋为主,包括参与对机体感觉和运动功能、心血管和呼吸运动、摄食与饮水、觉醒和睡眠、镇痛、学习与记忆等的调节。

2. 单胺类 单胺类递质包括多巴胺、去甲肾上腺素(norepinephrine,NE)和5-羟色胺,它们分别组成不同的递质系统。多巴胺属于儿茶酚胺类物质,多巴胺能神经元主要分布于黑质-纹状体、中脑边缘系统和结节-漏斗三部分。多巴胺作用于纹状体内的神经细胞,主要起抑制作用。多巴胺在脑电活动、躯体运动、思维和精神活动、垂体内分泌功能及心血管等功能活动中具有重要作用。大多数去甲肾上腺素能神经元位于低位脑干,与觉醒与睡眠、学习与记忆、体温、情绪、摄食、躯体运动、心血管活动调节等多种功能均有联系。5-羟色胺能神经元主要位于低位脑干近中线区的中缝核内,其功能与调节痛觉、精神活动、情绪、睡眠、体温调节、性行为、垂体内分泌等功能活动相关。

3. 氨基酸类 氨基酸类递质包括谷氨酸、门冬氨酸、γ-氨基丁酸和甘氨酸等。谷氨酸、门冬氨酸为兴奋性递质,其中谷氨酸在大脑皮层和脊髓背侧部含量较高,而门冬氨酸则多见于视皮层的锥体细胞和多棘星状细胞;γ-氨基丁酸和甘氨酸为抑制性递质,其中γ-氨基丁酸在大脑皮层浅层和小脑皮层浦肯野细胞层含量较高,而甘氨酸主要分布于脑干和脊髓中。

4. 神经肽 神经肽是指分布于神经系统起递质或调质作用的肽类物质,包括速激肽、阿片肽、下丘脑调节肽、神经垂体肽和脑肠肽等。它们的种类和功能较为复杂,在人体内发挥重要的作用。

(三)递质的代谢

一般认为,经典的神经递质在体内的活动均经历递质的合成、贮存、释放、降解、再摄取和再合成等步骤。在突触前神经元内,在相应的前体物质和合成酶系的作用下,递质得以合成。例如乙酰胆碱和胺类递质的合成是在有关酶的催化下进行的,合成多在胞质中进行,然后被摄入囊泡内贮存,以防止被胞质内其他酶系破坏。肽类递质的合成由基因调控,并在核糖体上通过翻译而合成。递质与受体结合及生效后很快被消除。消除的方式主要有酶促降解和被突触前末梢重摄取等。如乙酰胆碱等递质主要通过突触间隙中特异性水解酶迅速降解(酶解)而失活;去甲肾上腺素的消除则通过末梢的重摄取和酶解失活,重摄取是其消除的主要方式。肽类递质的消除主要依靠酶促降解。

四、反射活动的基本规律

(一)反射的分类

反射是指在中枢神经系统参与下的机体对内外环境刺激的规律性应答。17世纪,人们已经注意到机体对一些环境的刺激具有规律性反应,例如机械刺激角膜可以规律性地引起眨眼。当时就借用了物理学中"反射"一词表示刺激与机体反应间必然的因果关系。后来,俄国生理学家巴甫洛夫发展了反射概念,把反射区分为非条件反射和条件反射两类。非条件反射是指生来就有、无需训练就具备的反射。按生物学意义的不同,它可分为防御反射、食物反射、性反射等。这类反射是人和动物在长期的种系发展中形成的,这类反射能使机体初步适应环境,对个体生存与种系生存有重要的生理意义。条件反射是指通过后天学习、训练而形成的反射。条件反射是神经系统的一种高级活动方式。条件反射的建立扩大了机体的反应范围,当生活环境改变时条件反射也跟着改变。因此,条件反射较非条件反射有更大的灵活性,更适应复杂变化的生存环境。

(二) 中枢神经元的联系方式

1. **辐散式联系**　是指一个神经元的轴突可通过其分支与多个神经元建立突触联系的方式。该方式可使一个神经元的兴奋同时引起与之联系的神经元的兴奋或抑制。此种联系方式在感觉传入通路上较多见(图 10-10)。

2. **聚合式联系**　是指多个神经元通过其轴突末梢同时与同一个神经元建立突触联系的方式。聚合式联系可使来自多个不同神经元的兴奋或抑制在同一神经元上发生整合或总和,导致多个神经元的作用同时影响一个神经元的活动。此种联系方式在传出通路中较多见(图 10-10)。

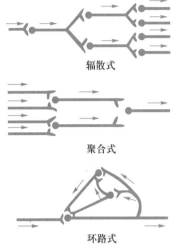

图 10-10　神经元联系方式

3. **环式与链锁式**　在神经通路中,一个神经元通过轴突侧支与若干中间神经元构成突触联系,中间神经元又通过其轴突末梢与发出侧支的神经元构成突触联系,形成闭合环路,这种联系方式称为环式联系(图 10-10)。此外,神经元之间还存在着链锁式的联系,神经冲动通过链锁式联系,可在空间上扩大作用范围。兴奋通过环式联系,可对原先发出兴奋的神经元进行正反馈或者负反馈调节,使兴奋得以加强或及时终止。

(三) 中枢抑制

中枢神经系统的活动不仅包括兴奋过程,也有抑制过程,正因如此,反射活动才能协调地进行。中枢抑制与中枢兴奋一样,都是主动过程,且都具有重要的生理意义。中枢抑制根据其产生的机制不同,可分为突触后抑制(postsynaptic inhibition)和突触前抑制(presynaptic inhibition)。

1. **突触后抑制**　是由抑制性中间神经元的活动所引起的一类抑制。当抑制性中间神经元兴奋时,其末梢释放抑制性递质,使突触后神经元产生抑制性突触后电位,从而使突触后神经元的活动受到抑制。突触后抑制又可分为以下两种类型。

(1) 传入侧支抑制:传入冲动进入中枢后,在直接兴奋某一中枢神经元的同时,通过其分支兴奋另一抑制性中间神经元,再通过后者的活动抑制另一中枢神经元,这种抑制称为传入侧支抑制(afferent collateral inhibition),又称为交互抑制。例如,引起屈肌反射的传入纤维进入脊髓后,一方面直接兴奋屈肌运动神经元,使屈肌收缩;另一方面又通过侧支兴奋抑制性中间神经元,进而抑制伸肌运动神经元的活动,使在屈肌收缩的同时,其拮抗肌即伸肌舒张(图 10-11)。其意义是使不同中枢之间的活动协调起来。

(2) 回返性抑制(recurrent inhibition):是指神经元通过轴突侧支和抑制性中间神经元对自身的抑制,其神经联系方式是某一中枢神经元兴奋时,其传出冲动沿轴突外传的同时,又经轴突侧支兴奋抑制性中间神经元,该抑制性中间神经元兴奋后通过轴突末梢释放抑制性递质,反过来抑制原先发动兴奋的神经元及同一中枢其他神经元的活动。例如,脊髓前角运动神经元兴奋时,其传出冲动一方面经轴突引起所支配的骨骼肌收缩,同时又通过兴奋闰绍细胞释放抑制性递质,反过来抑制脊髓前角运动神经元的活动(图 10-12)。回返性抑制的生理意义在于能使神经元的活动及时终止,或使同一中枢内许多神经元的活动同步化。

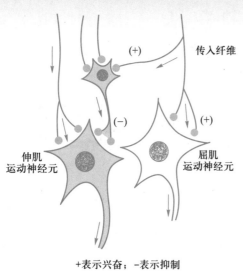

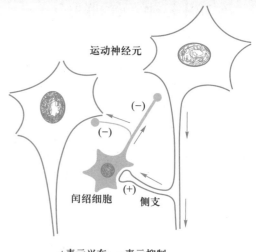

+表示兴奋；-表示抑制

图 10-11　传入侧支抑制

+表示兴奋；-表示抑制

图 10-12　回返性抑制

2. 突触前抑制　通过改变突触前膜的活动,使突触后神经元的活动减弱,称为突触前抑制。其结构基础是轴-轴-突触和轴-体突触。如图 10-13 所示,轴突 1 与神经元 3 构成轴-体突触,轴突 2 与轴突 1 构成轴-轴突触,轴突 2 与神经元 3 不直接发生联系。当刺激轴突 1 时,可使神经元 3 产生 10 mV 的兴奋性突触后电位,若先刺激轴突 2,紧接着再刺激轴突 1,则神经元 3 产生的兴奋性突触后电位就只有 5 mV。说明轴突 2 的活动能抑制神经元 3 的兴奋作用。这说明轴突 2 的活动能降低轴突 1 的兴奋作用,即产生突触前抑制。突触前抑制是由于突触前膜产生的动作电位幅度减小,引起突触后膜功能的抑制,因而是一种去极化抑制。突触前抑制在中枢神经系统中广泛存在,尤其多见于感觉传入通路,其意义在于调节感觉传入活动。

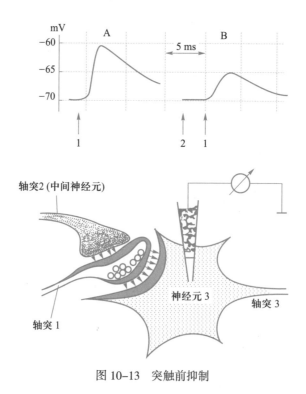

图 10-13　突触前抑制

(四) 反射中枢内兴奋传递的特征

兴奋在中枢内传递时,往往要经过多次的突触接替,由于突触结构、神经元之间联系方式及化学递质参与等因素的影响,故兴奋在反射中枢内的传递要比在神经纤维上复杂得多,主要表现在以下几个方面的特征。

1. 单向传播　在反射活动中,兴奋通过突触传递只能从突触前神经元传向突触后神经元而不能逆向传递,这一现象称为单向传播。这是因为神经递质只能由突触前末梢释放来影响位于突触后膜的受体。化学性突触传递限定了神经兴奋传导所携带信息的路线方向,具有重要意义。而电突触因其结构无极性,一般可沿着两个方向进行传播。

2. 中枢延搁　兴奋通过中枢部分时,传递往往需要较长时间,这一现象称为中枢延搁 (central delay)。据测定,兴奋通过一个化学性突触通常耗时 0.3~0.5 ms,与兴奋在神经纤维上传导同样的距离相比要慢得多,这是因为化学性突触传递的环节较多,故反射活动中通过的突触数目越多,中枢延搁的时间也就越长。

3. 兴奋的总和　在反射活动中,单根神经纤维的传入冲动引起的兴奋性突触后电位为局部电位,一般不能引发突触后神经元产生动作电位。但是如果多根传入纤维引起多个兴奋性突触后电位,并且在时间和空间总和后达到阈电位水平,就可以产生动作电位。如果总和后未达到阈电位,此时膜电位与静息状态下相比,兴奋性有所提高,表现为易化。

4. 兴奋节律的改变　反射过程中,兴奋在通过反射中枢时,由于突触后电位具有总和的特征,因而突触前神经元和突触后神经元在兴奋传递过程中的放电频率往往不同。这是因为突触后神经元的兴奋节律与突触后神经元自身的功能状态有关,且突触后神经元常与多个突触前神经元发生联系,再者反射中枢常经过多个中间神经元接替,因此最后传出冲动的频率取决于各种影响因素的综合效应。

5. 后发放　在反射活动中,当传入刺激停止后,传出神经仍继续发放冲动,使效应器活动持续一段时间,这种现象称为后发放。后发放可发生在环式联系的反射通路中,也可见于各种神经反馈的活动中。

6. 对内环境变化的敏感和易疲劳　突触部位易受内环境理化因素变化的影响(如缺氧、CO_2 增多、麻醉剂及某些药物)而改变突触传递的能力。此外,突触部位也是反射弧中最易发生疲劳的环节。实验表明,用较高频率的电刺激连续作用于突触前神经元时,几秒钟后突触后神经元放电频率即很快下降,这可能与递质耗竭有关。

第二节　神经系统的感觉功能

感觉的产生是由于机体感受器感受刺激后,将刺激的能量转变成传入神经纤维上的动作电位,并分别由相应的感觉传入纤维到达各级感觉中枢,产生相应的感觉。

一、脊髓的感觉传导功能

脊髓是接受躯干、四肢和一些内脏器官感觉传入冲动的基本部位。由脊髓上传的感觉传导通路大致分为两类,即浅感觉传导通路和深感觉传导通路。浅感觉传导通路传导躯干、四肢及颈部皮肤的痛觉、温度和轻触觉,其传入纤维经后根外侧部进入脊髓后角,先交换神经元,发出纤维在中央管前交叉到达对侧,分别经脊髓丘脑侧束(痛、温觉)和脊髓丘脑前束(轻触觉)上行抵达丘脑。深感觉传导通路传导肌肉、肌腱及关节的本体感觉和精细触觉,其传入纤维经后根的外侧部进入脊髓后角,先经同侧后索上行,抵达延髓下部薄束核和楔束核后再进行神经元换元,发出纤维进行交叉到对侧,经内侧丘系抵达丘脑。上述脊髓传导束若受损,相应的躯干、四肢部分就会丧失感觉。

二、丘脑及感觉投射系统

除嗅觉以外的各种感觉传入信息都要经丘脑进行换元后再发出投射纤维投射到大脑皮层,故丘脑对于人体而言是最重要的感觉接替站(图 10-14)。根据在丘脑核群换元后的纤维投射到大脑皮层的特征和引起的功能不同,把丘脑的感觉投射系统分为特异性和非特异性投射系统。

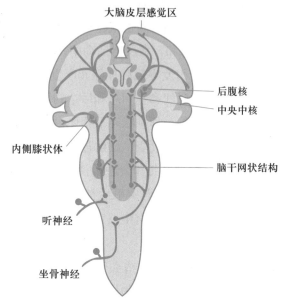

(一)特异性投射系统

各种感觉(除嗅觉外)传入信息到达丘脑后,由丘脑的感觉接替核接受,经换元后再发出纤维投射到大脑皮层特定的感觉区域,产生特定感觉的功能系统,称为特异性投射系统(specific projection system)。每一种感觉信息的传导投射途径都具有专一性,与大脑皮层之间具有点对点的投射关系。特异性投射系统的主要功能是引起特定的感觉,并激发大脑皮层发出神经冲动。

图 10-14 感觉投射系统

(二)非特异性投射系统

各种特异性感觉传导纤维上行经过脑干时,发出侧支与脑干网状结构中的神经元发生突触联系,经多次换元后到达丘脑髓板内核群,再由髓板内核群发出投射纤维弥散地投射到大脑皮层的广泛区域,因为不产生特定的感觉,故这一感觉投射系统称为非特异性投射系统(non-specific projection system)。非特异性投射系统主要起着维持或改变大脑皮层的兴奋性,使机体处于清醒状态的作用。

实验证明,脑干网状结构内存在着有上行唤醒作用的功能系统,称为脑干网状结构上行激动系统。正常情况下,由于各种感受器在受到足够强的刺激时,均可激活该系统,引起动物的唤醒和清醒状态的脑电图改变,而该系统主要是通过非特异性投射系统而发挥作用的。脑干网状结构上行激动系统是一种多突触联系,因而易受一些药物的影响而发生传导阻滞。临床上常用的巴比妥类催眠药及麻醉药,就是通过阻断了上行激动系统的传导而发挥作用的。

生理条件下,特异性与非特异性投射系统之间协同作用有助于高级中枢的调节功能实现,使人既能处于觉醒状态,又能产生各种特定的感觉。

三、大脑皮层的感觉分析功能

大脑皮层是感觉分析的最高级中枢。来自身体不同部位和不同性质的各种感觉信息投射到大脑皮层的不同区域，经分析、整合后才能产生各种特定的感觉。

（一）体表感觉代表区

1. 第一体表感觉区　由顶叶中央沟后壁和中央后回表面的皮质构成第一体表感觉区。此区的投射规律是：① 交叉性投射，即一侧体表感觉冲动投射到对侧大脑皮层的相应区域，但头面部的感觉投射是双侧的；② 投射区域具有精确的定位，总体上呈倒置人体投影，即下肢的感觉区在顶部，上肢感觉区在中间部，头面部感觉区在底部，但头面部感觉区内部的排布是正立的；③ 投射区的大小与体表相应部位感觉的精细程度有关，感觉精细程度愈高，代表区愈大，如拇指、示指和口唇代表区大，而感觉精细程度低的背部代表区小。（图 10-15）。

2. 第二体表感觉区　所谓第二体表感觉区是因为其发现在第一体表感觉区之后而得名，位于中央前回与岛叶之间。第二体表感觉区的面积远远小于第一体表感觉区，体表感觉在此区的投射是正立的和双侧性的，仅对感觉作粗糙的分析，定位性也较差。

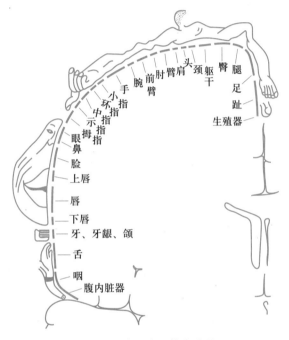

图 10-15　大脑皮层体表感觉区

（二）本体感觉区

本体感觉是指肌肉、关节等的运动觉和位置觉。目前认为，皮层的本体感觉代表区就是运动区，位于中央前回（4 区）。刺激人脑中央前回能引起受试者试图发动肢体运动的主观感觉。

（三）内脏感觉区

内脏感觉的代表区混杂在第一体表感觉区中，与第二体表感觉区、运动辅助区及边缘叶系统有关，分布范围较为弥散，这可能是内脏感觉定位不够准确的原因。

（四）视觉区

视觉代表区位于枕叶距状裂的上下缘。视神经入颅后，来自两眼颞侧视网膜的纤维不交叉，来自鼻侧视网膜的纤维则发生交叉而形成视交叉，故一侧枕叶受损时，可引起双眼对侧偏盲，双侧枕叶受损，可造成全盲。距状裂的上缘接受视网膜上半部投射，下缘则接受下半部投射；视网膜中央的黄斑区投射到距状裂的后部，周边区投射到距状裂的前部。

（五）听觉区

听觉代表区位于颞横回和颞上回,其投射具有双侧性,即一侧皮层代表区接受双侧耳蜗听觉感受器传入的冲动。因此,一侧听觉代表区受损不会导致全聋。

（六）嗅觉与味觉区

嗅觉代表区随着进化而逐渐缩小,在高等动物仅存在于边缘叶的前底部区域。味觉代表区位于中央后回头面部感觉区下侧。

四、痛觉

痛觉是机体受到伤害性刺激后所引起的一种不愉快的主观体验,常伴有一系列的防御反应及情绪反应。痛觉能使机体警觉到所处的危险,有保护机体免受进一步伤害的作用。痛觉也是常见的临床症状,所以研究疼痛发生的规律及机制,对帮助临床诊断和镇痛都有重要意义。

（一）痛觉感受器

痛觉感受器又称伤害感受器,是一种分布于真皮内的游离神经末梢,感受组织液中某些化学物质的刺激,是一种化学感受器。一般认为,引起痛觉不需要特殊的适宜刺激,任何形式的刺激只要达到一定的强度,均可以使感受器激活而产生痛觉。当伤害性刺激作用于机体时,导致局部组织受损,会释放出 K^+、H^+、组胺、5- 羟色胺、缓激肽等致痛物质,这些致痛物质进入组织液,刺激痛觉感受器,使感受器发生去极化,触发动作电位,神经冲动传入中枢神经系统,在脊髓、延髓、下丘脑及大脑皮层等部位激活不同的神经环路,从而引起痛觉。

（二）痛觉的分类

从不同的角度对痛觉有不同的分类方法。① 根据疼痛的性质,可分为刺痛(也称快痛)、灼痛(也称慢痛)和钝痛(或胀痛、绞痛);② 根据疼痛的病因,可分为外周性痛、中枢性痛和原因不明的痛;③ 根据疼痛的产生部位,痛觉可分为躯体痛和内脏痛,躯体痛又包括体表痛和深部痛。

（三）内脏痛与牵涉痛

1. 内脏痛　是伤害性刺激作用于内脏器官引起的疼痛。内脏无本体感觉,温度觉和触觉也很少,主要是痛觉,但感受器分布明显比躯体稀疏。内脏痛与皮肤痛相比具有以下特征:① 疼痛缓慢持续,定位不准确,因内脏痛呈灼痛或钝痛,发生较慢,持续时间较长,痛区的边缘难以确定,常伴有牵涉痛和情绪反应;② 对牵张、缺血、炎症等刺激敏感,而对切割、烧灼刺激不敏感,直接切割、切断和烧灼内脏均不引起内脏痛。

2. 牵涉痛　某些内脏疾病往往引起远离体表部位发生疼痛或痛觉过敏,这种现象称为牵涉痛(referred pain)。如严重心肌缺血时,可引起心前区、左肩和左上臂尺侧疼痛;胆囊炎、胆结石时,可出现右肩疼痛等,这些现象对临床诊断很有意义。关于牵涉痛产生的机制,有会聚学说和易化学说。会聚学说认为,患病内脏的传入纤维与被牵涉部位的皮肤传入纤维,由同一后根进入脊髓后角,聚合于同一脊髓神经元形成突触联系(会聚),并由同一纤维上传入脑,在中枢内分享共同的传导通路。由于大脑皮层习惯于识别来自体表的刺激信息，因而误将内脏痛当作皮肤痛，故产生了牵涉痛。易化学说认为，传入神经纤维到达脊髓后角同一区域，更换神经元的部位很靠近，内脏痛觉传入冲动，可提高内脏躯体会聚神经元的兴奋性，易化了相应皮肤区域的传入，可导致牵涉性痛觉过敏（图 10-16）。

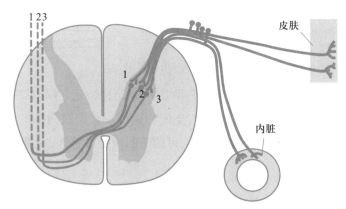

图 10-16　牵涉痛产生机制

学知识：
神经系统
对躯体运动
的调节

第三节　神经系统对躯体运动的调节

人体的运动包括由骨骼肌收缩引起的躯体运动和由心肌、平滑肌收缩引起的内脏活动。躯体运动是人类最基本的功能之一。人体的躯体运动，有三种不同的类型：反射运动、随意运动及节律运动，都需要中枢神经系统各级中枢，特别是高级中枢的精细调节。

一、脊髓对躯体运动的调节

（一）脊髓的运动神经元与运动单位

脊髓是控制和调节躯体运动的最基本中枢，它由一个灰质中央区和包围着灰质的白质所组成。在脊髓灰质前角中有大量运动神经元，根据这些运动神经元胞体的体积大小和对肌纤维支配的情况不同，分为 α 运动神经元和 γ 运动神经元，其释放的递质都是乙酰胆碱。

1. α 运动神经元和运动单位　α 运动神经元的胞体较大，直径最大达 150 μm。α 运动神经元的轴突经前根离开脊髓后，支配骨骼肌的梭外肌纤维。其中体积大的 α 运动神经元支配快肌纤维，小的 α 运动神经元支配慢肌纤维。由一个 α 运动神经元及其所支配的肌纤维所组成的一个完成肌肉收缩活动的功能单位，称为运动单位（motor unit）（图 10-17）。不同运动单位的肌纤维是交叉分布的，有利于产生均衡的肌张力。运动单位的大小，决定于神经元轴突末梢分支数目的多少。分支数目越多，支配肌纤维的数量就越多，运动单位就越大，有利于产生巨大的肌张力；如果分支数目少（如眼外肌只有 6~12 根肌纤维），则有利于做精细运动。α 运动神经元接受来自皮肤、关节和肌肉等的传入信息，也接受来自大脑皮层运动区的指令。躯体运动反射的传出信息最后要通过 α 运动神经元传给骨骼肌，因此，α 运动神经元是躯体运动反射的最后通路。

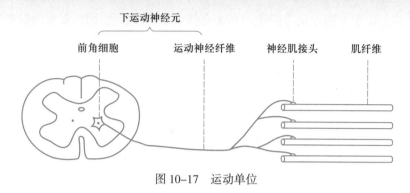

图 10-17　运动单位

2. γ运动神经元　γ运动神经元的胞体分散在α运动神经元之间,其胞体比α运动神经元小。γ运动神经元的轴突经前根离开脊髓后,支配的是位于骨骼肌内部的梭内肌纤维。γ运动神经元的兴奋性较高,常以较高频率持续放电,可调节肌梭的敏感性,在维持肌张力上起着重要作用。

(二) 脊髓休克

实验证明,当动物的脊髓与高位中枢突然离断时,断面以下脊髓的一切反射活动暂时消失进入无反应状态,这种现象称为脊髓休克(spinal shock)。脊髓休克的主要表现是:横断面以下脊髓所支配的躯体运动反射和内脏反射均减退甚至消失,例如肌紧张减弱或消失、外周血管扩张、血压下降、发汗反射消失、直肠和膀胱中粪尿潴留等。脊髓休克是暂时性的,经过一段时间后,一些以脊髓为基本中枢的反射活动可以逐渐恢复,但损伤面以下的知觉和随意运动永远丧失,而且这些恢复后的脊髓反射再也不受高位中枢的调节。此外,脊髓休克后,不同种类动物恢复的速度也不一致,低等动物恢复快,高等动物恢复较慢,而人类恢复最慢,往往需要数周乃至数月之久。

实验证明,切断猫的网状脊髓束、前庭束和猴的皮层脊髓束,均可以产生类似脊髓休克的表现。这些现象说明脊髓休克产生的原因是离断的脊髓突然失去了高位中枢的调控,使离断面以下的脊髓暂时处于兴奋性极低的状态,以致对任何刺激都失去反应。至于离断面以下的脊髓为何在一定的时间内又能恢复其反射活动,可能与脊髓神经元在血液中某些化学物质(如儿茶酚胺等)作用下,逐渐提高了其兴奋性有关。脊髓休克恢复后,通常是伸肌反射减弱而屈肌反射增强,说明正常情况下高位中枢对脊髓反射既有易化作用,也有抑制作用。

(三) 屈肌反射与对侧伸肌反射

当肢体的皮肤受到伤害性刺激时,可反射性地引起受刺激一侧肢体屈肌收缩,伸肌舒张,肢体屈曲,称为屈肌反射。屈肌反射的意义在于使肢体脱离有害刺激,具有保护作用。屈肌反射的程度与刺激强度有关,如果伤害性刺激的刺激强度较大,则可在同侧肢体屈曲的基础上,出现对侧肢体伸直的反射活动,称为对侧伸肌反射。对侧伸肌反射的意义是维持身体姿势平衡,是一种姿势反射。

(四) 牵张反射

当骨骼肌受到外力牵拉而伸长时,能反射性地引起该肌肉收缩,这一反射活动称为牵张反射(stretch reflex)。

1. 牵张反射的反射弧组成　① 感受器:牵张反射的感受器是骨骼肌中的肌梭,肌梭长

话重点:
牵张反射

4~10 mm,中部膨大而两端缩小成梭状,因此根据形状称为肌梭。肌梭外层为一结缔组织囊,囊内一般含有 2~12 根肌纤维,为梭内肌纤维,梭内肌纤维的两端有横纹,具有收缩能力,中间部分是感受装置,无收缩功能,肌梭与梭内肌纤维之间呈串联关系。一般的肌纤维称为梭外肌纤维。肌梭附着于肌腱或梭外肌纤维上,与外肌纤维平行排列,呈并联关系。当梭内肌纤维收缩时,使感受器对牵拉刺激的敏感性增高。当梭外肌纤维收缩时,肌梭所受的牵拉刺激减弱。
② 传入神经:肌梭的传入神经纤维有两类。一种是快传导纤维(Ⅰa 类),另一种是慢传导纤维(Ⅱ类)。两种纤维的传入信号都抵达脊髓前角的 α 运动神经元。③ 中枢:牵张反射的中枢主要在脊髓内,来自肌梭感受器的传入冲动同支配同一肌肉的 α 运动神经元细胞形成兴奋性突触联系。④ 传出神经:支配梭外肌纤维的传出神经源自脊髓前角的 α 运动神经元。
⑤ 效应器:牵张反射的效应器是该肌肉的肌纤维。牵张反射的反射弧组成如图 10-18 所示。

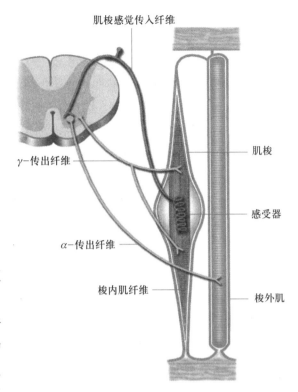

图 10-18 牵张反射弧

2. 牵张反射的过程 当肌肉受到外力牵拉时,梭外肌纤维被牵拉变长,肌梭被动拉长,使Ⅰa 纤维的螺旋形末梢发生变形,从而激活这些神经末梢上的牵拉敏感离子通道,使得离子电流发生了改变,导致细胞膜去极化并产生动作电位,即导致Ⅰa 纤维的传入冲动增加,可引起支配同一肌的运动神经元的活动增强,导致梭外肌收缩,产生一次牵张反射。当梭外肌纤维收缩变短时,肌梭也变短而放松,它的中间部分感受装置感受到刺激减弱的变化,传入冲动减少甚至停止,梭外肌纤维又恢复原来的长度。γ 运动神经元支配梭内肌,当它兴奋时,可使梭内肌从两端收缩,中间部位的感受装置被牵拉而提高肌梭的敏感。因此,γ 运动神经元对调节牵张反射有重要的意义。

除肌梭外,肌肉内还有一种感受牵拉刺激的感受装置,称为腱器官。腱器官分布在肌腱胶原纤维之间,与梭外肌纤维呈串联关系。腱器官对肌张力变化敏感,是一种张力感受器。当梭外肌收缩时,腱器官受刺激而兴奋,发放的传入冲动增加,经Ⅰb 类纤维传入脊髓后根,通过中间神经元抑制 α 运动神经元,使牵张反射活动受到抑制,导致该腱器官所在肌肉的肌紧张减弱,这个反射称为反牵张反射,其生理意义在于避免被牵拉肌肉因过度收缩而受到损伤。

3. 牵张反射的类型 牵张反射是脊髓所介导的一种最简单的运动反射,根据外力牵拉方式和肌肉收缩形式的不同,可分为腱反射(tendon reflex)和肌紧张(muscle tonus)两种形式类型。

(1)腱反射:外力快速牵拉肌腱,由此引起受牵拉的同一肌肉发生一次快速地收缩,并造成相应关节的移位动作,称为腱反射。例如,快速叩击股四头肌肌腱,可使股四头肌受到牵拉而发生一次快速收缩,引起膝关节伸直称为膝反射。此外,叩击跟腱使腓肠肌收缩称为跟腱反射。叩击肱二头肌引起肘部屈曲称为肘反射。由于腱反射的反射时很短,仅约相当于一个突触的传递时间,因而认为此反射为单突触反射。由于各种腱反射的中枢位于脊髓的不同节段,临床检查腱反射可以帮助了解神经系统的某些功能状态及病变所在的部位。若腱反射亢进,表明高位中枢病变或作用减弱;若腱反射减弱或消失,常提示该反射弧本身的某个环节损伤。

(2) 肌紧张:缓慢持续牵拉肌腱,使受牵拉肌肉处于持续微弱的收缩状态称为肌紧张。例如,人体取直立位时,由于重力的作用,头将向前倾,胸、腰将不能挺直,弯曲的关节使伸肌肌腱受到牵拉,从而发生牵张反射,使伸肌的紧张性增强,保持直立的姿势。肌紧张反射弧的中枢为多突触接替,是一种多突触反射。由于肌紧张是骨骼肌纤维轮流交替收缩引起的,所以不易疲劳。在外力作用或身体运动时,身体某一部位肌肉的张力发生变化,其他部位的张力通过牵张反射活动也发生相应的改变,以保持身体的平衡和维持一定的姿势。所以,肌紧张的生理意义在于保持躯体一定的姿势。

二、脑干对肌紧张的调节

脑干是控制和调节躯体运动的较高级中枢,对肌紧张有重要的调节作用。脑干网状结构内加强肌紧张及肌运动的区域,称为易化区(facilitatory area),也有抑制肌紧张及肌运动的区域,称为抑制区(inhibitory area)(图 10-19)。

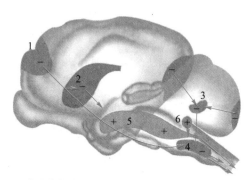

+表示易化区;-表示抑制区;1.网状结构易化区;2.延髓前庭核;3.网状结构抑制区;4.大脑皮层;5.尾状核;6.小脑

图 10-19　猫脑干网状结构下行抑制和易化系统

(一) 脑干网状结构易化区的作用

脑干网状结构易化区的范围较广,包括延髓网状结构的背外侧部分、脑桥的被盖、中脑的中央灰质及被盖、下丘脑和丘脑中线核群等部位。易化区是通过网状脊髓束兴奋脊髓前角的 γ 运动神经元(对 α 运动神经元也有一定的易化作用),再通过 γ- 环路间接地加强肌紧张。其易化作用也是双侧性的,该区兴奋可使伸肌牵张反射增强及时程延长。此外,前庭核、小脑前叶两侧可通过加强脑干网状结构易化区的活动,使肌紧张增强。

(二) 脑干网状结构抑制区的作用

脑干网状结构抑制区范围较小,主要位于延髓网状结构的腹内侧部分,抑制区也是通过网状脊髓束抑制脊髓前角 γ 运动神经元的活动,使梭内肌纤维抑制,收缩强度减小,使肌梭敏感性降低,传入冲动减少,对 α 运动神经元的兴奋作用减弱,传出冲动减少,从而抑制肌紧张。其抑制作用是双侧性的,以同侧为主。大脑皮层运动区、纹状体和小脑前叶蚓部等处对肌紧张的抑制作用可能是通过加强脑干网状结构抑制区的作用而实现的。

脑干网状结构易化区和抑制区的功能既对立又统一。在正常情况下,易化区的活动较强,抑制区的活动较弱,两者在一定的水平上保持相对平衡,共同维持正常的肌紧张。当两者之间的平衡关系被打破时,将导致肌紧张亢进或减弱。实验条件下,在猫或狗的中脑上、下丘之间切断脑干,由于切断了大脑皮层运动区和纹状体等部位与脑干网状结构抑制区的功能联系,使易化区的活动更加增强,抑制区的活动大大减弱,出现伸肌肌紧张亢进,动物立即出现全身伸肌肌紧张加强、四肢伸直、颈后伸、头尾昂起,呈现角弓反张状态称为去大脑僵直(decerebrate rigidity)。人类也可出现类似现象,当蝶鞍上囊肿可引起出现明显的下肢伸肌僵硬及上肢的半屈状态,称为去皮层僵直(decorticate rigidity)。临床上,脑损伤、脑炎等患者,由于病变严重侵犯脑干,可出现典型的去大脑僵直的表现,具体表现为头后仰、上下肢僵硬伸直、上臂内旋及手指屈曲,出现去皮质僵直往往提示病变已严重侵犯脑干,是预后不良的信号(图10-20)。

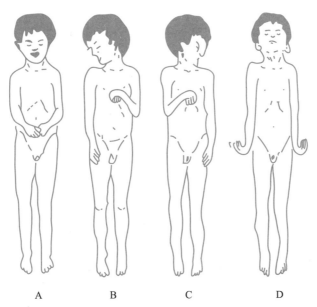

A, B, C. 去皮层僵直;A. 仰卧, 头部姿势正常时, 上肢半屈;
B和C. 转动头部时的上肢姿势;D. 去大脑僵直, 上下肢均僵直

图10-20 人类去大脑僵直的表现

三、小脑对躯体运动的调节

小脑是躯体运动的重要调节中枢,根据与小脑联系的传入和传出纤维情况,可将小脑分为前庭小脑、脊髓小脑、皮层小脑三个主要的功能部分。小脑本身并不能发起运动,它通过与大脑皮层、丘脑、脑干网状结构、红核、前庭核和脊髓等处保持广泛的联系,维持躯体平衡、调节肌张力和协调随意运动(图10-21)。

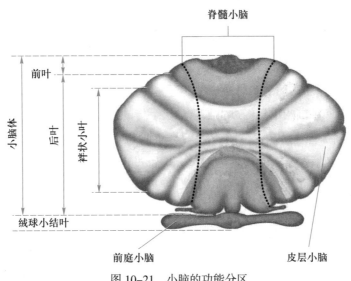

图10-21 小脑的功能分区

（一）前庭小脑

前庭小脑主要由绒球小结叶构成，它通过与前庭器官、前庭核的密切联系，实现维持身体平衡的功能。前庭小脑是通过反射来调节的，其调节途径是：前庭器官→前庭神经核→前庭小脑→前庭神经核→脊髓前角运动神经元→肌肉。前庭神经核是维持身体直立和平衡的重要结构。实验证明，绒球小结叶损伤时，由于前庭神经核进入小脑的冲动受阻，小脑也失去了对前庭神经核的控制平衡功能障碍，出现身体歪斜、站立不稳的表现，但其他随意运动仍很协调。临床上观察到，第四脑室肿瘤的患者，由于肿瘤压迫绒球小结叶，患者可出现上述平衡功能障碍。

（二）脊髓小脑

脊髓小脑包括小脑前叶和后叶中间带。脊髓小脑接受大脑皮层和脑桥的纤维投射及前庭器官和深部感受器等的传入冲动，传出冲动到达前庭神经核和脑干网状结构等部位，经前庭脊髓束和网状脊髓束实现对肌紧张的调节。小脑前叶在调节肌紧张方面表现出双重作用，小脑前叶蚓部通过脑干网状结构抑制肌紧张，小脑前叶两侧部通过脑干网状结构加强肌紧张，后叶中间带也有控制肌紧张的作用。人类脊髓小脑对肌紧张的调节中，易化作用占优势，损伤这部分小脑后，随意运动的力量、方向及准确度将发生变化，动作不是过度便是不及。不能完成精巧动作，肌肉在运动过程中发生震颤(称为意向性震颤)，行走摇晃，步态蹒跚，且动作越迅速协调障碍越明显，但当静止时则看不出肌肉有异常的表现，以上这些动作性协调障碍统称为小脑共济失调(cerebellar ataxia)。

（三）皮层小脑

皮层小脑是指半球外侧部。皮层小脑不接受外周感觉的输入，其输入来自大脑皮层的广大区域，包括感觉区、运动区、运动前区和感觉联络区，其传出纤维先后经齿状核、红核小细胞部、丘脑外侧腹核换元后，再回到大脑皮层运动区；还有一类纤维投射到红核小细胞部，经换元后发出纤维投射到下橄榄核主核和脑干网状结构。投射到下橄榄核主核的纤维换元后经橄榄小脑束返回皮层小脑，形成小脑皮层的自身回路；而投射到脑干网状结构的纤维换元后经网状脊髓束下达脊髓。

由于皮层小脑与大脑皮层运动区和运动前区有广泛的纤维联系，它被认为在运动的计划和发起上起着特殊的作用，与大脑皮层感觉联络区、运动前区及基底神经节一道参与了参与随意运动计划的形成和运动程序的编制。任何随意运动的产生都需要两个不同的阶段，即运动的策划和执行，并需要大脑皮层和小脑在策划和执行之间不断进行联合活动、反复协调而逐渐熟练起来。例如，在学习某种精巧运动的开始阶段，动作往往不甚协调，这是因为小脑尚未发挥其协调功能。但在反复学习过程中，骨骼肌运动的结果通过深部感受器将信息传递至小脑和大脑，也可以通过视、听系统返回大脑。返回小脑的信息经过小脑与皮层下传的信息进行比较后，再经过丘脑上行到达皮层，大脑皮层根据小脑整合的信息对下传冲动不断地进行控制，逐步纠正运动过程中发生的偏差，从而贮存了一套运动程序，运动逐步协调起来。当大脑皮层发动精巧运动时，首先通过环路从皮层小脑提取程序，再通过皮层脊髓束发动运动。这样，运动就变得非常协调精巧和快速。

四、基底神经节对躯体运动的调节

基底神经节是指大脑皮层下一些核团的总称，包括尾状核、壳核、苍白球、丘脑底核、黑质和红核,参与运动的发起和执行。尾状核、壳核、苍白球称为纹状体(苍白球是较为古老的部分,称为旧纹状体;尾核和壳核在发生上较新,称为新纹状体)。苍白球是基底神经节同其他部位广泛联系的中心。基底神经节具有重要的运动调节功能,为随意运动提供肌紧张和配合大脑皮层调节随意运动的稳定。

话重点:
基底神经节对躯体运动的调节

(一)基底神经节的神经通路联系

基底神经节接受大脑皮层的纤维投射,其传出纤维经丘脑前腹核和外侧腹核接替后又回到大脑皮层,构成基底神经节与大脑皮层之间的平行环路网络;该环路负责整合大脑皮层区、基底神经节和丘脑核团的神经元活动。根据从新纹状体至苍白球内侧部投射途径的不同,可分为直接通路和间接通路两条途径。

1. 直接通路　直接通路指新纹状体直接通向苍白球内侧部的通路。其途径为:大脑皮层广泛区域→新纹状体→苍白球内侧部→丘脑前腹核和外侧腹核→皮层运动前区的神经通路。此通路中,皮层对新纹状体及丘脑对皮层运动前区的作用均是兴奋性的;而从新纹状体到苍白球内侧部及从苍白球内侧部再到丘脑的纤维则是抑制性的。因此,当大脑皮层发放的神经冲动增加时,苍白球内侧部的活动受到抑制,使其对丘脑前腹核和外侧腹核的抑制性作用减弱,而丘脑和皮层运动前区的活动增加,这种现象称为去抑制(disinhibition)。

2. 间接通路　间接通路指新纹状体先后经过苍白球外侧部和丘脑底核中继后间接到达苍白球内侧部的通路,其途径为:皮层广泛区域→新纹状体→苍白球外侧部→丘脑底核→苍白球内侧部→丘脑前腹核和外侧腹核→皮层运动前区。在新纹状体 – 苍白球外侧部 – 丘脑底核这条通路中同样存在去抑制现象。因此,当间接通路兴奋时,苍白球外侧部的活动受到抑制,使其对丘脑底核的抑制作用减弱,加强苍白球内侧部对丘脑 – 皮层投射系统的抑制,从而对大脑皮层发动运动产生抑制的作用。

对机体的运动功能调节,直接通路具有兴奋作用,间接通路则产生抑制效应。正常情况下,以直接通路的活动为主,两者的功能处于动态平衡。

(二)黑质 – 纹状体投射系统

目前已知,黑质、纹状体之间有环路联系(图 10-22)。黑质是多巴胺能神经元存在的主要部位,而新纹状体内细胞密集,主要有投射神经元和中间神经元两类细胞。中型多棘神经元属于投射神经元,是新纹状体内的主要神经元,其递质是 γ- 氨基丁酸(GABA)。中型多棘神经元除接受来自大脑皮层的谷氨酸能投射纤维外,还接受来自中脑黑质致密部的多巴胺能投射系统的纤维。此外,中型多棘神经元也接受新纹状体内 γ- 氨基丁酸能和胆碱能中间神经元的纤维投射。中型多棘神经元的细胞膜上存在两种多巴胺受体(D_1 和 D_2),其纤维分别投射到苍白球内侧部和外侧部。当 D_1 受体激活时可增强直接通路的传出效应;而当 D_2 受体激活时则抑制间接通路的传出效应。

(三)与基底神经节损害有关的疾病

基底神经节的病变将导致严重的运动障碍,主要表现为运动计划和运动执行的困难,可出现两种类型的症状,一类是帕金森病;另一类是亨廷顿病。

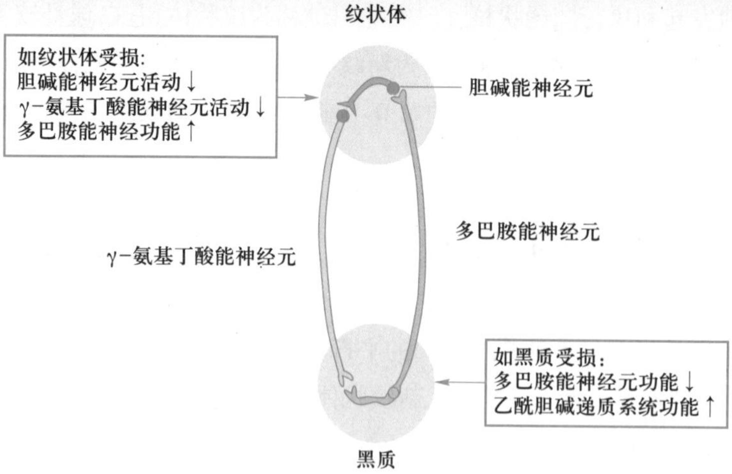

图 10-22　黑质 - 纹状体环路

1. **帕金森病**　又称为震颤麻痹,表现为全身肌紧张过强,肌肉强直,随意运动减少,动作缓慢,面部表情呆板,并常伴有静止性震颤。静止性震颤多见于上肢,即手和手臂在静止时发生抖动,在患者进行定向性运动时有所好转,情绪激动时会加重病情。这种震颤与小脑损伤导致的意向性震颤不同。

帕金森病患者的病变部位主要在中脑的黑质,是由于黑质投射到纹状体的多巴胺能神经元的退行性病变所造成的,黑质 - 纹状体多巴胺能纤维末梢释放的多巴胺通过激活新纹状体的中型多棘神经元 D_1 受体增强直接通路的活动,而通过激活 D_2 受体抑制间接通路的活动,它们都能使丘脑 - 皮层投射系统的活动加强,从而易化大脑皮层发动运动。但由于帕金森病是因为黑质多巴胺能神经元的退化,导致多巴胺合成减少,对纹状体的抑制作用减弱,而胆碱能神经元的兴奋作用增强。有研究表明,帕金森病患者,黑质多巴胺能神经元病变 >80%,脑内多巴胺含量降低。如果将患者脑内的多巴胺水平恢复正常,患者的症状就能有所缓解,故临床上常用多巴胺的前体左旋多巴来治疗帕金森病,不过左旋多巴并不能治愈帕金森病,只能减轻帕金森病患者的症状,且高浓度的左旋多巴有一定副作用。

2. **亨廷顿病**　又称舞蹈病,是一种肌紧张降低而运动过多的疾病,患者会出现不自主的上肢和头部舞蹈样动作,特别是四肢的痉挛性和蠕动样运动。患者的病变部位主要在纹状体,纹状体内胆碱能和 γ- 氨基丁酸(GABA)能神经元的功能明显减退,对黑质多巴胺能神经元的抑制减弱,使黑质多巴胺能神经元的功能亢进,而黑质 - 纹状体通路和脑内多巴胺含量正常,临床上用利血平耗竭多巴胺可缓解症状。

五、大脑皮层对躯体运动的调节

大脑皮层是运动调控的最高级中枢,它接受感觉信息的传入,并根据机体对环境变化的反应和意愿,策划和发动随意运动。

(一)大脑皮层的运动区

大脑皮层运动区主要有初级运动皮层和运动前区(布罗德曼分区的 4 区和 6 区)。运动区接受来自骨骼肌、关节和肌腱等深部的感觉传入冲动,以感受躯体在空间的姿势、位置和躯体各部分在运动中的状态,并根据这些信息来控制全身的运动。它对躯体运动的控制有以下特征。

1. 交叉支配 一侧皮层主要支配对侧躯体肌肉的运动,但在头面部,除下部面肌和舌肌主要受对侧面神经和舌下神经支配外,其余部分均为双侧性支配。当一侧内囊或一侧中央前回受损时,对侧躯体骨骼肌麻痹,失去随意运动的能力,而头面部肌肉并不完全麻痹,仅对侧眼裂以下表情肌与舌肌发生麻痹。

2. 功能定位精细,并呈现倒置的人体投影 运动区所支配的肌肉定位精细,即运动区的不同区域支配相应部位的肌肉,总体排列是倒置的,但头面部代表区内部排列仍正立分布。

3. 代表区的大小与运动的精细程度有关 运动愈精细复杂,在皮层运动区所占的面积愈大(图 10-23)。

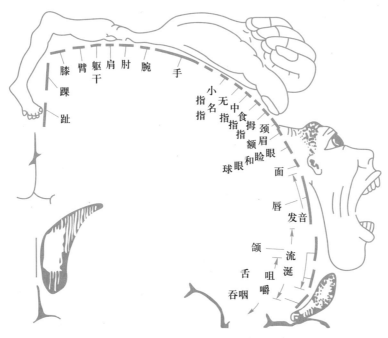

图 10-23 大脑皮层运动区

(二)运动信号下行通路

大脑皮层对躯体运动的调节可通过皮层脊髓束、皮层脑干束及其他下行传导通路的协调活动完成。

1. 皮层脊髓束及皮层脑干束 大脑皮层运动区发出的下行纤维经内囊、脑干下行到达脊髓前角的下行运动传导束,其中 80% 的纤维在延髓锥体下部交叉到对侧,沿脊髓外侧索下行,纵贯脊髓全长,组成皮质脊髓侧束;其余约 20% 的纤维不跨越中线,沿脊髓同侧前索下行,为皮质脊髓前束。皮质脊髓前束通过中间神经元的接替后,与脊髓前角内侧部的运动神经元构成突触联系,控制躯干和四肢近端的肌肉,尤其是屈肌,与姿势的维持和粗大动作的完成有关。皮质脊髓侧束与脊髓前角外侧部的运动神经元构成突触联系,控制四肢远端的肌肉,与精细的、技巧性的运动有关。由大脑皮层发出经内囊下行到达脑干躯体运动神经核的传导束,称皮质脑干束。

上述下行传导通路发出的侧支与一些起源于大脑皮层运动区的纤维一起经脑干内某些核团接替后形成顶盖脊髓束、网状脊髓束和前庭脊髓束,其功能与皮质脊髓前束相似,参与对四肢近端肌肉粗略运动和姿势的调节;而红核脊髓束的功能与皮质脊髓侧束相似,参与四肢远端肌肉有关精细运动的调节。

2. 运动传出通路损伤时的表现　大脑皮层控制躯体运动的下行传导通路传统上分为锥体系和锥体外系两个系统。锥体系包括皮层脊髓束和皮层脑干束,锥体系神经元分为上运动神经元和下运动神经元,分别位于大脑皮层运动区和脊髓前角和脑干;锥体外系是指除锥体系以外的控制躯体运动的下行传导通路。运动传导通路损伤后,临床上常出现肌紧张的变化,出现柔软性麻痹(软瘫)和痉挛性麻痹(硬瘫)两种表现。柔软性麻痹(软瘫)伴有牵张反射的减退和消失,肌肉松弛,并逐渐出现肌肉萎缩的状况,巴宾斯基征阴性。痉挛性麻痹(硬瘫)伴有牵张反射的亢进,肌肉萎缩的状况不明显,但巴宾斯基征阳性。目前认为,锥体系和锥体外系在皮层的起源上相互重叠,且两者在脑内下行途中不断地发生纤维联系,所以运动传导通路的损伤往往难以区分是锥体系还是锥体外系的功能受损。

第四节　神经系统对内脏活动的调节

神经系统中调节内脏活动的结构称为内脏神经系统,也称自主神经系统(autonomic nervous system)。自主神经的活动在很大程度上不受个体意识控制,其神经纤维广泛分布于全身各内脏器官(图 10-24),支配平滑肌、心肌和腺体。根据结构和功能的不同,可将自主神经系统分为交感神经系统(sympathetic nervous system)和副交感神经系统(parasympathetic nervous system)两大部分。

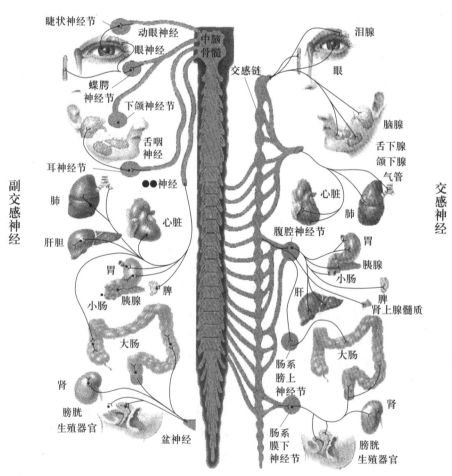

图 10-24　自主神经的分布

一、自主神经系统的结构功能特征

（一）节前纤维和节后纤维

交感神经系统起源于脊髓胸腰段（胸1~腰3）灰质侧角；副交感神经系统起源于脑干内副交感神经核和脊髓骶段（骶2~骶4）灰质侧角部位。自主神经纤维自中枢发出后，不直接到达效应器，绝大多数在外周自主神经节内换元后再到达效应器，故有节前纤维和节后纤维之分。交感神经节离效应器较远，因此节前纤维短，节后纤维长；而副交感神经节通常位于效应器壁内，所以其节前纤维长，节后纤维短。一根交感节前纤维往往与多个节后神经元联系，故刺激交感节前纤维，反应比较弥散；而副交感神经则不同，其节前纤维与较少的节后神经元联系，因此引起的反应比较局限。

（二）双重神经支配

自主神经系统的功能主要是调节心肌、平滑肌和腺体（消化腺、汗腺、部分内分泌腺）的活动。人体多数器官接受交感神经和副交感神经双重支配，但肾、肾上腺髓质、皮肤和肌肉的血管、汗腺、竖毛肌等只接受交感神经单一支配。

（三）功能相互拮抗

交感神经和副交感神经对同一器官的作用往往相互拮抗。例如，对于心脏，迷走神经具有抑制作用，而交感神经具有兴奋作用；对于小肠平滑肌，迷走神经具有增强其运动的作用，而交感神经却具有抑制作用。这种拮抗性使神经系统能够从加强和减弱两个方面调节内脏的活动，拮抗作用的对立统一是神经系统对内脏活动调节的特点。在某些外周效应器上，交感和副交感神经的作用是一致的。例如，支配唾液腺的交感神经和副交感神经都促进其分泌，但两者的作用也有差别，前者促使分泌黏稠唾液，后者促使分泌稀薄唾液。

（四）紧张性作用

自主神经对内脏器官持续发放低频率神经冲动，使效应器经常维持一定的活动状态，这种作用称为紧张性作用。各种功能调节都是在紧张性活动的基础上进行的。例如，支配心脏的交感神经和副交感神经，在安静时都具有紧张性作用。切断交感神经可使心率减慢，而切断副交感神经则使心率加快。

（五）受效应器功能状态影响

自主神经对内脏活动的调节作用明显受效应器功能状态的影响。例如，刺激交感神经对动物子宫运动的作用明显受子宫功能状态的影响，对有孕子宫增强其运动，而对未孕子宫则抑制其运动。又如，胃幽门如果原来处于收缩状态，则刺激迷走神经使之舒张；如原来处于舒张状态，则刺激迷走神经使之收缩。

二、自主神经的递质及其受体

自主神经通过神经末梢释放递质与相应的受体结合而发挥对内脏器官的作用。自主神经释放的递质主要是乙酰胆碱(acetylcholine,ACh)和去甲肾上腺素(norepinephrine,NE)。

(一) 自主神经的递质

1. 乙酰胆碱 末梢释放乙酰胆碱作为递质的神经纤维,称为胆碱能纤维。胆碱能纤维包括所有自主神经的节前纤维、大多数副交感神经的节后纤维、少数交感神经节后纤维(支配汗腺的交感神经节后纤维和支配骨骼肌的交感舒血管纤维)。此外,还包括躯体运动神经纤维。

2. 去甲肾上腺素 末梢释放去甲肾上腺素作为递质的神经纤维,称为肾上腺素能纤维。肾上腺素能纤维包括大部分交感神经节后纤维。

除上述两类主要的外周神经递质外,还有嘌呤类和肽类递质。它们主要分布于胃肠,其神经元细胞体位于壁内神经丛中,受副交感神经节前纤维的支配。

(二) 受体

受体是指存在于突触后膜或效应器细胞上,能与某些化学物质发生特异性结合而产生生理效应的特殊蛋白质。在自主神经节细胞和效应器细胞膜上存在着能与乙酰胆碱和去甲肾上腺素递质结合的受体(表10-2)。

表 10-2 自主神经递质的受体分布及其效应

效应器	胆碱系统		肾上腺素系统	
	受体	效应	受体	效应
自主神经节	N_1	节前－节后兴奋传递		
眼				
虹膜环形肌	M	收缩(缩瞳)		
虹膜辐射状肌			α_1	收缩(扩瞳)
睫状肌	M	收缩(视近物)	β_2	舒张(视远物)
心				
窦房结	M	心率减慢	β_1	心率加快
房室传导系统	M	传导减慢	β_1	传导加快
心肌	M	收缩力减慢	β_1	收缩力增强
血管				
冠状血管	M	舒张	α_1	收缩
			β_2	舒张
皮肤黏膜血管	M	舒张	α_1	收缩
骨骼肌血管	M	舒张	α_1	收缩
			β_2	舒张
脑血管	M	舒张	α_1	收缩
腹腔内血管			α_1	收缩
			β_2	舒张
唾液腺血管	M	舒张	α_1	收缩

效应器	胆碱系统		肾上腺素系统	
	受体	效应	受体	效应
支气管				
平滑肌	M	收缩	β_2	舒张
腺体	M	促进分泌	α_1	抑制分泌
			β_2	促进分泌
胃肠道				
胃平滑肌	M	收缩	β_2	舒张
小肠平滑肌	M	收缩	α_2	舒张
			β_2	舒张
括约肌	M	舒张	α_1	收缩
腺体	M	促进分泌	α_2	抑制分泌
胆囊和胆道	M	收缩	β_2	舒张
膀胱				
逼尿肌	M	收缩	β_2	舒张
三角区和括约肌	M	舒张	α_1	收缩
输尿管平滑肌			α_1	收缩
子宫平滑肌			α_1	收缩(有孕)
			β_2	舒张(无孕)
皮肤				
汗腺	M	促进汗腺分泌		
竖毛肌			α_1	收缩(竖毛)
唾液腺		分泌稀薄唾液	α_1	分泌黏稠唾液
代谢				
糖酵解			β_2	加强
脂肪分解			β	加强

求真知：
乙酰胆碱
的发现

245

1. 胆碱受体　能与乙酰胆碱结合的受体称为胆碱受体(cholinergic receptor)。胆碱受体可分为两种类型：毒蕈碱受体(muscarinic receptor，M 受体)和烟碱受体(nicotinic receptor，N 受体)。

(1) 毒蕈碱受体(M 受体)：主要存在于大多数副交感神经节后纤维(除少数释放肽类或嘌呤类递质的纤维外)和少数交感神经节后纤维支配(汗腺和骨骼肌血管的平滑肌)的效应器细胞膜上。乙酰胆碱与 M 受体结合后引起的效应，类似于毒蕈碱与其结合引起的效应，故称为毒蕈碱样作用(M 样作用)，如支气管平滑肌、消化管平滑肌、膀胱逼尿肌和瞳孔括约肌收缩，消化腺分泌增加等，但心脏活动被抑制。汗腺和骨骼肌血管上也有 M 受体，故可引起汗腺分泌增多、骨骼肌血管舒张等反应。阿托品是 M 受体阻滞剂，能阻断乙酰胆碱的 M 样作用。

(2) 烟碱受体(N 受体)：分为 N_1 和 N_2 两种亚型，前者存在于中枢神经系统和自主神经节后神经元上，后者位于神经肌肉接头处的终板膜上。乙酰胆碱与 N 受体结合引起的效应，类似于烟碱与其结合引起的效应，故称为烟碱样作用(N 样作用)。乙酰胆碱与 N_1 受体结合，可引起自主神经节的节后神经元兴奋，与 N_2 受体结合，则引起终板膜去极化，导致骨骼肌兴奋。

六羟季胺主要是 N_1 受体阻滞剂,十羟季胺主要是 N_2 受体阻滞剂,筒箭毒是 N_1 和 N_2 受体阻滞剂。

2. 肾上腺素受体　能与肾上腺素、去甲肾上腺素等相结合并产生生物效应的受体称为肾上腺素受体(adrenergic receptor),可分为 α 肾上腺素受体(简称 α 受体)和 β 肾上腺素受体(简称 β 受体)两类。

(1) α 受体:可分为 α_1 和 α_2 两个亚型。α_1 受体主要分布在小血管的平滑肌,尤其是在皮肤、胃肠和肾等内脏血管的平滑肌,也分布于子宫平滑肌、胃肠道括约肌和瞳孔扩大肌。去甲肾上腺素(NE)与 α_1 受体结合主要产生兴奋效应,引起血管、子宫平滑肌、胃肠道括约肌和瞳孔括约肌的收缩等。此外,也有少数产生抑制性的效应,如去甲肾上腺素与胃肠平滑肌 α_1 受体结合则引起胃肠平滑肌舒张。α_2 受体是主要分布在肾上腺素能神经纤维末梢突触前膜上的一种自身受体,对突触前去甲肾上腺素的合成和释放起负反馈性的调节作用。酚妥拉明是 α 受体阻滞剂,它对 α_1 和 α_2 受体都有阻断作用;哌唑嗪可以选择性阻断 α_1 受体;育亨宾可以选择性阻断 α_2 受体。

(2) β 受体:可分为 β_1 和 β_2 两个亚型。β_1 受体主要分布于心肌组织中,如窦房结、房室传导组织、心肌等处。儿茶酚胺与 β_1 受体结合,其效应是兴奋性的,促使心率加快,心内兴奋传导加快,心肌收缩力增强。β_2 受体分布于支气管、胃肠、子宫及许多血管平滑肌细胞上,其效应是抑制性的,促使这些平滑肌舒张。普萘洛尔是重要的 β 受体阻滞剂,它对 β_1 和 β_2 受体都有阻断作用。阿替洛尔能阻断 β_1 受体,而对 β_2 受体作用很小。丁氧胺主要阻断 β_2 受体。β 受体拮抗剂在临床上已经被广泛地使用,如心绞痛和心动过速可用普萘洛尔来降低心肌的代谢及活动,以达到缓解治疗疾病目的。因为普萘洛尔可同时阻断 β_1 和 β_2 受体,因此在使用普奈洛尔时,可能引起支气管痉挛,故不宜用于伴有哮喘等呼吸系统疾病的患者。

(三) 自主神经的功能和意义

自主神经在体内分布广泛,对许多内脏器官都有调节作用,具体内容在前面各章节中已有介绍。交感神经和副交感神经的主要功能按人体系统、器官的分类综述见表10-3。

表 10-3　交感神经和副交感神经的主要功能

器官系统	交感神经	副交感神经
循环系统	心率加快,心肌收缩力加强,冠状动脉、腹腔内脏、皮肤、唾液腺、外生殖器的血管收缩,骨骼肌血管收缩(肾上腺素受体)或舒张(胆碱受体)	心率减慢,心房收缩减弱,部分血管(如分布于外生殖器的血管)舒张
呼吸系统	支气管平滑肌舒张	支气管平滑肌收缩,促进黏液腺分泌
消化系统	分泌黏稠唾液,抑制胃肠运动,促进括约肌收缩,抑制胆囊活动	分泌稀薄唾液,促进胃液、胰液分泌,促进胃肠运动和使括约肌舒张,促进胆囊收缩
泌尿生殖系统	促进肾小管重吸收,使逼尿肌舒张和括约肌收缩,使有孕子宫收缩,无孕子宫舒张	使逼尿肌收缩和括约肌舒张
眼	瞳孔扩大,环状睫状肌松弛,上睑平滑肌收缩	瞳孔缩小,环状睫状肌舒张,促进泪腺分泌
皮肤	竖毛肌收缩,汗腺分泌	
代谢	促进糖原分解和肾上腺髓质分泌	促进胰岛素分泌,肝糖原分解

交感神经系统分布广泛，常作为一个完整的系统进行活动。当人体遭遇紧急情况，如剧痛、失血、窒息、恐惧等急骤变化时，交感神经系统的活动明显增强，同时常伴有肾上腺髓质激素分泌增多，即交感肾上腺系统作为一个整体参与反应，这一反应称为应急反应（emergency reaction）。应急反应包括：呼吸加快，肺通气量增大；心率加快，心肌收缩力加强，心输出量增多，血压升高；内脏血管收缩，骨骼肌血流量增多，血液重新分配；代谢活动加强，肝糖原分解增加，血糖浓度升高，为肌肉收缩提供充分的能量等。另外，肾上腺髓质激素分泌增多，可使以上反应进一步加强。这些活动均有利于机体动员各器官的储备力，以适应环境的急剧变化。

与交感神经相比，副交感神经系统的活动范围相对比较局限，它常伴有胰岛素的分泌，故称为迷走－胰岛素系统。这个系统活动的主要生理意义在于保护机体、休整恢复、促进消化、积蓄能量及加强排泄和生殖功能等，保证机体静息时基本生命活动的正常进行。

三、各级中枢对内脏活动的调节

（一）脊髓对内脏活动的调节

脊髓是诸多内脏反射活动的初级中枢，如基本的血管张力反射、排尿反射、排便反射、发汗反射和勃起反射等活动都可在脊髓水平完成。脊髓损伤的患者，在脊髓休克期过后，上述内脏反射可以逐渐恢复，说明脊髓对内脏活动具有一定的调节能力，但由于失去了高位中枢的控制，这些反射远不能适应正常生理需要。例如容易出现直立性低血压，排尿反射不受意识控制，且排尿不尽等。

（二）低位脑干对内脏活动的调节

脑干中具有许多重要的内脏活动中枢，存在许多与内脏活动功能有关的神经元，其下行纤维支配脊髓，调节着脊髓的自主神经功能。延髓内存在着心血管活动、呼吸运动、消化活动等反射活动的基本中枢，同时也是吞咽、咳嗽、喷嚏、呕吐等反射活动的整合中枢。临床观察和动物实验观察证明，延髓由于受压、出血等原因而受损时，可引起心搏呼吸停止，迅速导致死亡，因此延髓有"生命中枢"之称。中脑有瞳孔对光反射中枢，因此严重疾病时对光反射消失是病变侵害中脑的表现，是生命垂危的标志。

（三）下丘脑对内脏活动的调节

下丘脑是内脏活动的较高级中枢，内有许多神经核团，与边缘系统、脑干网状结构及垂体之间保持着紧密的联系，共同调节内脏的活动，是内脏活动的一个整合中枢。下丘脑的调节涉及摄食、水平衡、体温、情绪反应和内分泌活动、生物节律等生理过程。

1. 摄食行为调节　动物实验证实，破坏下丘脑外侧区，动物拒绝摄食；电刺激该区时，动物食量大增，因此认为这个区域内存在摄食中枢（feeding center）。刺激下丘脑腹内侧核时，动物停止摄食活动；而损毁腹内侧核，动物食量增大，且体重逐渐增加，因此认为这个区域中存在饱中枢（satiety center）。一般情况下，摄食中枢与饱中枢神经元的活动具有相互抑制的关系，而且这些神经元对血糖敏感，血糖水平的高低可调节摄食中枢和饱中枢的活动。

2. 水平衡调节　人体对水平衡的调节包括摄水与排水两个方面。实验证明，控制摄水的区域也在下丘脑外侧区，与摄食中枢靠近。破坏下丘脑外侧区，动物除拒食外，饮水量也明显减少。

但是,控制摄水的中枢确切部位目前尚不清楚。下丘脑控制排水的功能是通过改变血管升压素的分泌来实现的。下丘脑内存在渗透压感受器,可根据血浆渗透压的变化来调节血管升压素的分泌。一般认为,下丘脑控制摄水的区域和控制血管升压素分泌的核团存在功能上的联系,共同参与水平衡的调节。

3. 体温调节　体温调节的基本中枢位于视前区－下丘脑前部,此处存在温度敏感神经元,它们通过感受温度变化并对温度信息进行整合处理,调节机体的产热和散热活动,以维持体温的相对稳定。

4. 情绪反应　实验证明,下丘脑存在与情绪反应密切相关的神经结构。在间脑水平以上切除大脑的猫,可出现一系列交感神经活动亢进的现象,如张牙舞爪、毛发竖起、心搏加速、呼吸加快、瞳孔扩大、血压升高等,好似发怒一样,称为"假怒"。通常情况下,下丘脑的这种活动受到大脑皮层的抑制,不易表现出来。切除大脑后,抑制被解除,轻微的刺激即可引发"假怒"。研究表明,在下丘脑近中线两旁的腹内侧区存在"防御反应区",刺激该区,可表现出防御行为。因此,人类的下丘脑出现病变时,常常表现出异常的情绪反应。

5. 腺垂体和神经垂体激素分泌调节　下丘脑促垂体区中的小细胞肽能神经元合成的多种调节腺垂体功能的肽类物质,称为下丘脑调节肽(hypothalamic regulatory peptide,HRP)。这些肽类物质经轴浆运输到达正中隆起,再经垂体门脉抵达腺垂体,进一步调节腺垂体激素的分泌。下丘脑视上核和室旁核大细胞肽能神经元合成血管升压素和催产素,经下丘脑垂体束运送至神经垂体贮存。

6. 对生物节律的控制　机体内的许多活动能按一定的时间顺序发生周期性变化,称为生物节律(biorhythm)。日节律是最重要的生物节律,例如动脉血压、体温、血细胞数、某些激素的分泌等。目前认为,日节律的控制中心可能在下丘脑的视交叉上核,它通过与视觉感受装置发生联系,使体内日周期与外环境昼夜周期同步。若人为改变昼夜的光照变化,可使一些功能的日周期发生位相移动。

(四) 大脑皮层对内脏活动的调节

大脑皮层与内脏活动关系密切的结构是边缘系统和新皮层的某些区域。

边缘系统包括大脑皮层边缘叶及与其有密切联系的皮层和皮层下结构。由于边缘叶在结构和功能上与大脑皮层的岛叶、颞极、眶回,以及皮层下的杏仁核、隔区、下丘脑前核等是密切相关的,故统称为边缘系统,它是调节内脏活动的高级中枢,可以调节呼吸、胃肠、瞳孔、膀胱等的活动,此外还与情绪、食欲、性欲、生殖、防御、学习和记忆等活动有密切关系。

新皮层中的运动区域及其周围区域也与内脏活动密切相关。电刺激这些区域除能引起躯体运动外,也能引起内脏活动的改变。例如,刺激皮层外侧面一定部位,产生呼吸、血管运动的变化,出现竖毛、出汗及上下肢血管的舒张反应等。

第五节　脑的高级功能

脑除了在产生感觉、调节躯体运动和内脏活动中发挥重要作用以外,还有一些更为复杂的高级功能,如语言、思维、学习、记忆和睡眠等,这些高级功能的完成与脑电活动有密切关系。

一、大脑皮层的电活动

大脑皮层神经元活动会产生生物电,应用电生理学方法可记录到两种不同形式的脑电活动。一种是在静息状态,无特殊外来刺激下,大脑皮层持续性自发地产生节律性电变化,这种电变化称为脑的自发电位;另一种是在外来刺激引起感觉传入冲动的激发下,在大脑皮层某一区域产生的较为局限的电变化,称为皮层诱发电位。

(一)正常脑电图的波形和意义

将双极或单极引导电极放置在头皮表面上,通过脑电图机所记录下来的皮层自发电位变化的波形,称为脑电图(electroencephalogram,EEG)。通常根据脑电波的频率、振幅不同,将正常的脑电图分为四种基本波形(图 10-25)。

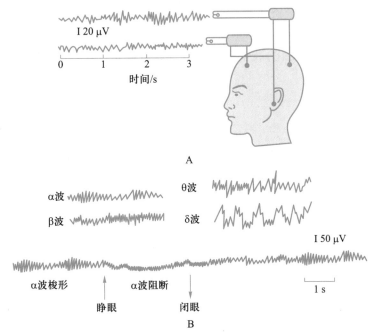

A.脑电图描记方法〔参考电极放置在耳壳(R)上,由额叶电极(Ⅰ)导出的脑电波振幅低,由枕叶电极(Ⅱ)导出的脑电波振幅高,频率较慢〕;B.正常脑电图的基本波形

图 10-25　正常脑电图的描记和几种基本波形

1. α 波　频率为 8~13 次 / 秒,波幅为 20~100 μV。正常成年人在清醒、安静、闭目时出现。波形常由小逐渐变大,再由大变小,如此反复,形成梭形波,每一梭形持续的时间为 1~2 s,在枕叶最为显著。睁眼或接受其他刺激时,α 波立即消失转为 β 波,这一现象称为 α 波阻断。再次安静、闭目时,α 波又重现。

2. β 波　频率为 14~30 次 / 秒,波幅为 5~20 μV。睁眼或接受其他刺激时出现,在额叶、顶叶比较明显。β 波是大脑皮层兴奋时的主要脑电活动表现。

3. θ 波　频率为 4~7 次 / 秒,波幅为 100~150 μV。一般在困倦、缺氧或深度麻醉时出现。

4. δ 波　频率为 0.5~3 次 / 秒,波幅为 20~200 μV。正常成年人在清醒期间见不到 δ 波,但在睡眠期间可以。婴儿常可见到 δ 波。成年人缺氧或深度麻醉时亦可出现 δ 波。

脑电波是随大脑皮层不同的生理情况而变化的。当许多皮层神经元的电活动不一致时,就会出现高频率低振幅的波,称为去同步化。当许多皮层神经元的电活动趋于一致时,就会出现低频率高振幅的波,称为同步化。一般认为,脑电波由高振幅的慢波转化为低振幅的快波时,表示皮层兴奋过程的增强;反之,由低振幅的快波转化为高振幅的慢波时,则表示皮层抑制过程的加深。

脑电图对某些疾病如癫痫、脑炎、颅内占位性病变等,有一定的诊断意义,尤其是癫痫患者脑电图可出现异常波形,因此脑电图对癫痫患者有较重要的诊断价值。

(二)皮层诱发电位

大脑皮层诱发电位是指感觉传入系统受刺激时,在皮层上某一局限区域引发的电位变化。由于皮层随时活动并产生自发脑电波,因此诱发电位是出现在自发脑电波的背景之上的。在动物大脑皮层相应的感觉运动区表面引起的诱发电位可分为两部分,一部分为主反应,另一部分为后发放(图 10-26)。主反应出现的潜伏期是稳定不变的,为先正后负的电位变化,波幅较大,潜伏期长短取决于感觉冲动传导通路的长短、传导速度的快慢、传入路径中突触数目的多少。主反应主要是皮层锥体细胞电活动的综合表现。后发放在主反应后出现,为一系列正相的周期性电位变化,波幅较小。后发放可能是皮层与丘脑转换核之间环路活动的结果。

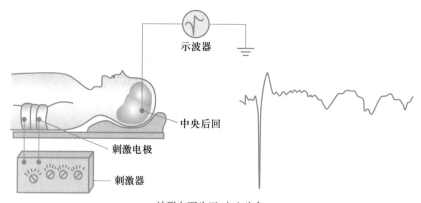

波形向下为正,向上为负

图 10-26　大脑皮层感觉运动区诱发电位

二、觉醒与睡眠

觉醒与睡眠是脑的重要功能活动之一,是机体所处的两种正常的生理状态。

(一)觉醒

机体只有在觉醒状态下才能从事各种体力和脑力劳动。觉醒状态有脑电觉醒状态(呈现快波)与行为觉醒状态之分。脑电觉醒状态是指脑电图波形由睡眠时的同步化慢波转变成觉醒时的去同步化快波,而行为上不一定呈觉醒状态。行为觉醒状态是指动物觉醒时的各种行为表现。这两种觉醒状态维持的原因不同。目前认为,黑质的多巴胺递质系统可能参与行为觉醒状态的维持。脑干网状结构上行激动系统、乙酰胆碱递质系统、蓝斑上部的去甲肾上腺素递质系统可能参与脑电觉醒状态的维持。

（二）睡眠

睡眠时机体的意识暂时丧失，失去了对环境的精确适应能力。睡眠的主要功能是促进精力和体力的恢复，有助于保持良好的觉醒状态。人每天所需的睡眠时间因年龄、个体而不同，成年人每天需 7~9 h，儿童需 10~12 h，新生儿需 18~20 h，老年人所需时间较短，为 5~7 h。若发生睡眠障碍，常导致中枢神经特别是大脑皮层活动失常，发生幻觉、记忆力和工作能力下降等。

1. 睡眠的时相　睡眠可分为两种时相：一是脑电波呈现同步化慢波的时相，称为正相睡眠，又称慢波睡眠（slow-wave sleep，SWS）；二是脑电波呈现去同步化快波的时相，称为异相睡眠，又称快波睡眠（fast-wave sleep，FWS），快速眼动睡眠。

慢波睡眠表现为一般熟知的睡眠状态。慢波睡眠期间人的嗅、视、听、触等感觉功能暂时减退，骨骼肌反射运动和肌紧张减弱，伴有一系列自主神经功能的改变，如瞳孔缩小、心率减慢、血压下降、体温下降、呼吸变慢、尿量减少、胃液分泌增多、唾液分泌减少、发汗功能增强等。此期生长激素分泌明显增多，有利于促进生长和恢复体力。

快波睡眠期间脑电图表现为去同步化快波，与觉醒时相似，但在行为表现上却处于熟睡状态。在此期间人体的各种感觉功能进一步减退，以致唤醒阈提高，骨骼肌反射活动和肌紧张进一步减弱，肌肉几乎完全松弛，睡眠更深。此外，还会出现间断性阵发性表现，如部分躯体抽动、血压升高、心率加快、呼吸加快而不规则，这可能与某些疾病（如心绞痛、哮喘、阻塞性肺气肿缺氧等）在夜间发作有关。动物脑灌流实验观察到，快波睡眠期间脑内蛋白质合成加快。因此，认为快波睡眠与幼儿神经系统的成熟有密切关系，并认为快波睡眠有助于建立新的突触联系而促进学习、记忆活动。

在睡眠期间，慢波睡眠与快波睡眠交替出现，成年人睡眠一开始首先进入慢波睡眠，慢波睡眠持续 120 min 后转入快波睡眠；快波睡眠持续 30 min 后又转入慢波睡眠；以后又转入快波睡眠。整个睡眠期间，这种反复转化出现 4~5 次，越接近睡眠后期，快波睡眠持续时间越长。若在快波睡眠期间被唤醒，80% 左右的人会说正在做梦，可见做梦是快波睡眠的特征之一。

2. 睡眠发生的机制　睡眠是由中枢内发生主动抑制过程而造成的，中枢内存在产生睡眠的中枢。实验观察到，在脑桥中部离断脑干可以增加大脑皮层的觉醒活动，动物处在长期觉醒状态而很少睡眠；如果用低频电刺激来刺激脑干尾端，可导致脑电慢波的出现。由此认为，在脑干尾端存在能引起睡眠和脑电波同步化的中枢，并与上行激动系统的作用相对抗，从而调节着睡眠与觉醒的相互转化。中枢神经递质研究发现，慢波睡眠可能与脑干内 5- 羟色胺递质系统有关，快波睡眠可能与脑干内 5- 羟色胺和去甲肾上腺素递质系统有关。

三、学习与记忆

学习和记忆是两个相互联系的神经活动过程。学习是指人和动物获得外界信息的神经活动过程。记忆是将获得的信息加以储存和读出的神经活动过程。

（一）学习的分类

1. 非联合型学习　是指刺激和反应之间不形成某种明确联系的学习形式，是一种简单的学习形式。习惯化和敏感化就属于这种类型的学习。习惯化是指一种刺激反复出现，如果不引起某种奖赏或惩罚，机体对该刺激的反应逐渐减弱的过程。例如，人们对有规律出现的强噪声会逐渐减弱反应，即为习惯化。习惯化有助于免除机体对无意义信息的应答。敏感化则是指对刺激的反应增强。例如，在强的伤害性刺激之后，对弱刺激的反应会加强。敏感化有助于强化机体对有意义信息的应答。

2. 联合型学习　是指两种不同刺激在时间上很接近地重复发生，最后在脑内逐渐形成联系。经典的条件反射和操作式条件反射都属于联合型学习，从这个意义上说，学习的过程实际上就是建立条件反射的过程。

(二) 记忆的分类及过程

1. 记忆的分类　根据保留的时间长短，记忆可分为短时性记忆和长时性记忆。在短时性记忆中，信息的储存是不牢固的，记忆保留时间长短仅满足于完成某项极为简单的工作，其保留时间仅几秒到几分钟。长时性记忆保留几分钟至数年。例如，对于一个电话号码，当人们刚刚看过但没有通过反复运用而转入长时性记忆的话，很快便会遗忘。但如果通过较长时间的反复使用，则所形成的痕迹将随每一次的使用而加强起来，最后可形成一种非常牢固的记忆，这种记忆不易受干扰而发生障碍。

2. 记忆过程　人类的记忆过程可以分成四个阶段 (图 10-27)，即感觉性记忆、第一级记忆、第二级记忆和第三级记忆。前两个阶段相当于上述的短时性记忆，后两个阶段相当于长时性记忆。感觉性记忆是指通过感觉系统获得信息后，首先在脑的感觉区内储存的阶段，这个阶段储存的时间很短，一般不超过 1 s，如果信息在这个阶段经过加工处理，整合成新的连续的印象，就可以从短暂的感觉性记忆转入第一级记忆。但是信息在第一级记忆中停留的时间仍然很短暂，平均约几秒，通过反复运用学习，信息在第一级记忆中循环，延长了信息在第一级记忆中停留的时间，使信息容易转入第二级记忆之中。第二级记忆是一个大而持久的储存系统，持续时间可由数分钟至数年。有些记忆的痕迹，如自己的名字和每天都在进行操作的手艺等，通过长年累月的反复运用，不易遗忘，这一类记忆储存在第三级记忆中。

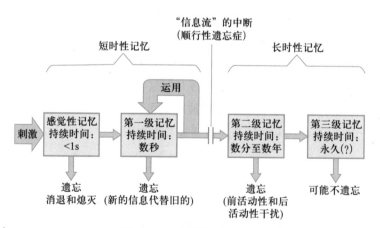

图 10-27　人类的记忆过程

(三) 遗忘

遗忘 (amnesia) 是伴随学习和记忆的一种正常生理现象，指部分或全部丧失回忆和再认识的能力。遗忘在学习后就已经开始，最初遗忘的速率很快，以后逐渐减慢。遗忘并不意味着记忆痕迹的完全消失，因为复习已遗忘的信息或知识总比学习新的信息或知识容易。产生遗忘的原因一方面是条件刺激久不强化、久不复习所引起的消退抑制,另一方面是后来信息的干扰。

临床上把遗忘分为两类,即顺行性遗忘和逆行性遗忘。不能保留新近获得的信息的称为顺行性遗忘,患者易忘近事,而远的记忆仍存在。不能回忆脑功能障碍发生之前一段时间内的经历的称为逆行性遗忘。一些非特异性脑疾患(如脑震荡、电击等)和麻醉均可引起本症。

四、大脑皮层的语言中枢

(一)大脑皮层语言中枢的分区

人类大脑皮层一定区域的损伤可引起具有不同特点的语言中枢障碍,可见,大脑皮层的语言中枢具有一定的分区(图10-28)。W语言书写区:在额中回后部接近中央前回手部代表区的部位,此区损伤会引起失写症,患者可以听懂别人的谈话,看懂文字,自己也会讲话,但不会书写,然而其手部的其他运动并不受影响。S语言运动区:在中央前回底部前方(Broca三角区),此区损伤会引起运动性失语症,患者能看懂文字和听懂别人谈话,但不会讲话,然而其与发音有关的肌肉并不麻痹,就是不能用"词"来表达自己的意思。V语言视觉区:在接近视区的角回,此处损伤会引起失读症,患者其他语言功能正常,但看不懂文字的含义。H语言听觉区:在颞上回后部,此区损伤会引起感觉性失语症,患者能讲话、书写、看懂文字、听到别人谈话,但听不懂其含义。因此,语言活动的完整功能与大脑皮层各区域的功能密切相关,严重的失语症可同时出现上述四种语言活动(写、说、读、听)功能的障碍。

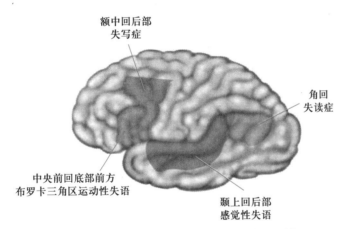

图 10-28　大脑皮层与语言功能有关的主要区域

(二)大脑皮层语言中枢的一侧优势

人类两侧大脑半球的功能是不对称的,语言中枢主要集中在一侧大脑半球,称为语言中枢的优势半球。这种一侧优势的现象仅出现于人类,它的出现虽与遗传因素有关,但主要是在后天生活实践中逐渐形成的,与人类习惯于使用右手有密切关系。人类的左侧优势自10~12岁起逐步建立,若一侧半球在出生时严重损伤,语言中枢通常在功能完整的另一侧半球中发育,一般5岁前可以进行有效的转移,至15岁停止。左侧半球若在成年后受损,就很难在右侧半球再建语言中枢。

右侧大脑皮层在非语词性认识功能上占优势,如对空间的辨认、深度知觉、触觉认识、音乐欣赏分辨等。但是这种优势也是相对的,左侧半球也有一定的非语词性认识功能,右侧半球也有一定的简单的语词活动功能。

（吴隽松　王兴红）

【应用案例】

　　患者,女,18 岁,在运动过程中从高处跌落,头部着地,造成第 6、7 颈椎开放向、粉碎性骨折并严重错位。四肢和胸以下躯体失去知觉和运动功能。

　　诊断:高位截瘫。

　　思考:

1. 脊髓的正常功能有哪些?

2. 脊髓休克期间患者整体功能活动有哪些改变?

3. 脊髓休克后有哪些功能可恢复或部分恢复? 为什么?

随堂测

本章要点

　　*神经系统是由神经元和神经胶质细胞构成的复杂的机能系统,是人体内最重要的功能调节系统。

　　*神经系统参与感觉的形成和分析,使人类能够认识内部和外部的世界;参与生活过程中所进行的各种形式的躯体运动,尤其是按一定目的进行的随意活动,使运动的方向、力量、速度等都能达到互相协调;还能对内脏活动进行调节,通过交感和副交感两个系统之间的相互联系和相互制约,协调机体各个器官间的活动以适应整体的需要。

　　*神经系统还有睡眠、觉醒、学习、记忆、思维、语言等更为复杂的高级功能,这些功能的完成与脑电活动有密切关系。人类不但能适应环境,还能认识和改造世界,但探索和解决脑的奥秘仍然是自然科学界面临的重大挑战之一。

第十一章 内分泌

思维导图

【学习目标】

（一）知识目标

1. 掌握：激素的概念及作用的一般特征；腺垂体激素的种类；生长激素、甲状腺激素、糖皮质激素和胰岛素的生理作用及其分泌调节；调节钙、磷代谢的激素的生理作用。

2. 熟悉：激素的作用方式及作用机制；下丘脑与垂体之间的功能联系；神经垂体激素的种类及其生理作用。

3. 了解：催乳素、促黑素和肾上腺髓质激素的生理作用；胰高血糖素的生理作用及其分泌调节。

（二）技能目标

1. 能运用生长激素的相关知识解释侏儒症、巨人症及肢端肥大症的发病机制。

2. 会运用糖皮质激素分泌调节的相关知识，正确指导长期大量使用糖皮质激素的患者停药。

（三）素质目标

1. 学会关心、爱护患者，养成良好的医学职业道德和行为规范。

2. 使学生建立整体观念，树立健康意识，逐渐养成健康的生活方式与行为习惯。

学知识：
内分泌

第一节 概述

相对于外分泌而言，内分泌（endocrine）指内分泌细胞分泌的物质直接进入血液或其他体液的过程。内分泌系统由经典的内分泌腺和散在分布于某些组织器官中的内分泌细胞（或兼有内分泌功能的细胞）组成。人体主要的内分泌腺包括垂体、甲状腺、甲状旁腺、肾上腺、胰岛、松果体和性腺等。散在于组织器官中的内分泌细胞分布广泛，如下丘脑、胃肠道黏膜、肺、心、血管、肾、皮肤和胎盘等组织的某些细胞都具备内分泌功能。

内分泌系统与神经系统是人体内的两大重要调节系统。内分泌系统与神经系统在功能上紧密联系、相互配合，共同调节机体的各种生理功能，维持内环境稳态。

一、激素及其作用方式

（一）激素及其信息传递方式

激素（hormone）一般指由内分泌腺或散在的内分泌细胞分泌的高效能的生物活性物质。激素作用的细胞、组织、器官分别称为靶细胞、靶组织和靶器官。近年大量的研究证实，除激素外，人体内还存在很多化学信使物质，如生长因子、肽类、细胞因子等。现代内分泌学将激素定义为能与靶细胞的受体结合，并将所携带的信息传递给靶细胞以调节靶细胞功能的所有化学信使物质。其中，分子结构明确者称为激素，尚不明确者称为因子。激素主要通过以下方式实现其信息传递作用，如图 11-1 所示。

1. 远距分泌 大多数激素借助血液的运输到达远距离的靶组织或靶细胞而发挥作用，称为远距分泌（telecrine）。如垂体、甲状腺、肾上腺、性腺等内分泌腺分泌的激素。

敬大师：
肯德尔

第十一章 内分泌

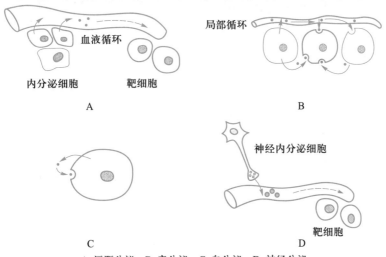

A. 远距分泌；B. 旁分泌；C. 自分泌；D. 神经分泌

图 11-1 激素传递信息的主要方式

2. 旁分泌 某些激素不经血液运输,而由组织液扩散作用于邻近细胞发挥作用,称为旁分泌(paracrine)。如胃黏膜的 D 细胞分泌的生长抑素。

3. 自分泌 内分泌细胞所分泌的激素在局部扩散,并作用于该内分泌细胞而发挥反馈作用,称为自分泌(autocrine)。如下丘脑分泌的生长激素释放激素。

4. 神经分泌 下丘脑有多种神经细胞既能产生和传导神经冲动,又能合成和释放激素,称神经内分泌细胞,由其所产生的激素称为神经激素。该激素可沿轴突借轴浆流动运送至末梢而释放入血液,称为神经分泌(neurocrine)。如下丘脑合成的血管升压素和催产素。

(二) 激素的分类

人体内激素种类繁多,根据其化学性质可分为下列三大类。

1. 含氮激素 此类激素分子结构中含有氮元素,包括蛋白质类激素(如腺垂体分泌的激素、甲状旁腺激素和胰岛素)、肽类激素(如神经垂体激素、降钙素、胰高血糖素等)及胺类激素(如甲状腺激素、去甲肾上腺素和肾上腺素)。含氮激素易被消化酶分解而破坏,因此临床使用此类激素时一般不宜口服,应注射给药。

2. 类固醇激素(甾体激素) 此类激素常以胆固醇为原料合成,其化学结构与胆固醇相似。类固醇激素包括肾上腺皮质激素(如皮质醇、醛固酮)和性激素(如雄激素、雌激素及孕激素)。此类激素不易被消化酶破坏,故可口服给药。

3. 脂肪酸衍生物 如前列腺素、白细胞三烯和血栓素等。

二、激素作用的一般特征

激素种类繁多,作用机制各不相同,然而,它们在对靶组织发挥调节作用的过程中,具有以下共同特征。

(一) 相对特异性

激素选择性作用于某些靶腺或靶细胞的特性,称为激素作用的特异性。其本质是由于靶细胞膜或胞浆内存在与该激素发生特异性结合的受体。体内激素作用的特异性高低不同，其作用范围亦有很大差别。有些激素作用的特异性很高，只局限作用于某一靶腺或者靶细胞，如促甲状腺激素只作用于甲状腺的腺泡细胞。而有些激素的特异性较低，靶器官和靶细胞数量多而广泛，作用范围较大，如生长激素、甲状腺激素等。

（二）信息传递作用

作为携带信息的生物活性分子，激素在实现其调节作用的过程中，只能将调节信息以化学方式传递给靶细胞，从而加强或减弱靶细胞的生理生化过程。在此过程中，激素既不引起新的功能活动，也不提供能量，仅作为细胞的信息传递者，起着"信使"作用。在信息传递完成后，激素即被分解失活。

（三）高效能生物放大作用

生理状态下，激素在血液中的含量很低，一般在纳摩尔（nmol/L），甚至皮摩尔（pmol/L）数量级，但产生的生物效能却非常显著。其原因是激素与受体结合后，通过引发细胞内的信号转导程序，经逐级放大，形成效能极高的生物放大系统。例如，1 分子的胰高血糖素，通过环磷酸腺苷（cAMP）- 蛋白激酶等途径逐级放大，可激活 10 000 分子的磷酸化酶；再进一步作用于肝糖原，分解生成 3×10^6 分子葡萄糖，其生物效应放大了 300 万倍。因此，内分泌腺分泌的激素稍有过量或不足，即可引发相应的生理功能显著异常，临床上分别称为内分泌腺的功能亢进或功能减退。

（四）激素间的相互作用

体内各激素之间总是存在相互影响及相互作用，主要表现为协同作用、拮抗作用、允许作用和竞争作用，以维持机体功能活动的稳态。

1. 协同作用　表现为多种激素联合作用时产生的效应大于各激素单独作用所产生效应的总和。如糖皮质激素、胰高血糖素与肾上腺素具有协同升高血糖的作用。

2. 拮抗作用　是指两种激素作用的效应相反。例如，胰高血糖素和胰岛素通过各自作用的酶系以相反方向影响糖代谢，前者促进糖原分解，使血糖升高；后者促进糖原合成，使血糖降低，表现出不同程度的拮抗作用。

3. 允许作用　有的激素本身并不能直接对某些器官组织或细胞产生生物效应，但在它存在的条件下，却可使另一种激素的作用明显增强，这种现象称为激素的允许作用（permissive action）。如糖皮质激素本身无收缩血管平滑肌的作用，但在糖皮质激素存在时，儿茶酚胺的缩血管作用显著增强。临床上，某些低血压患者单独使用去甲肾上腺素升压时，效果欠佳，但若同时给予少量糖皮质激素，可明显增强升压效果。

4. 竞争作用　化学结构相似的激素可竞争同一受体位点，它取决于激素与受体的亲和力及激素的浓度。如孕激素与盐皮质激素受体亲和力很小，但当孕激素浓度升高时则可与醛固酮竞争同一受体而减弱醛固酮的生理作用。

三、激素的作用机制

激素与靶细胞上的受体结合后把信息传递到细胞内，经过一系列复杂的反应过程，最终产生生物效应。激素化学性质不同,其作用机制也不同。下面主要介绍含氮激素和类固醇激素的作用机制。

(一) 含氮激素的作用机制——第二信使学说

含氮激素的分子量大,且有较强的极性,因此它们到达靶细胞后,并不能直接进入细胞内发挥作用。"第二信使学说"解释含氮激素的作用机制:携带调节信息的激素作为"第一信使"先与靶细胞膜上的特异性受体结合;激素与受体结合后,激活细胞内的腺苷酸环化酶;在 Mg^{2+} 存在的条件下,腺苷酸环化酶催化 ATP 转变为 cAMP;cAMP 作为"第二信使"使胞浆中无活性的蛋白激酶等下游功能蛋白质逐级活化,最终引起生物效应,如膜电位的改变、细胞膜通透性增大及腺细胞的分泌等(图 11-2)。近年的研究表明,除 cAMP 外,细胞内的环磷酸鸟苷(cGMP)、三磷酸肌醇(IP_3)、二酰甘油(DG)及 Ca^{2+} 等均可作为第二信使,在细胞内发挥信息传递作用。

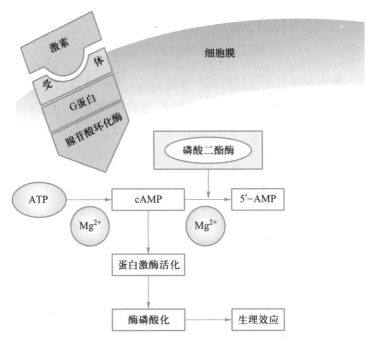

ATP. 三磷酸腺苷;cAMP. 环磷酸腺苷;5′-AMP. 5′-腺苷-磷酸

图 11-2 含氮激素作用机制

(二) 类固醇激素作用机制——基因表达学说

类固醇激素分子量小,呈脂溶性,能透过细胞膜进入细胞。激素进入细胞,与胞浆受体结合,形成激素 - 胞浆受体复合物,使受体变构,同时获得穿过核膜的能力而进入核内与核受体结合形成复合物。此激素 - 核受体复合物结合在染色质的非组蛋白的特异位点上,从而启动或抑制该部位的 DNA 转录,促进或抑制 mRNA 的形成,结果诱导或抑制某种特定蛋白质(主要是酶)的合成,引起相应的生理效应(图 11-3)。通常情况下,这种"基因效应"需要数小时甚至数天才能完成。

研究发现,除了这种经典的基因效应,类固醇激素还可以通过细胞膜受体或离子通道产生非常快速的反应(数分钟甚至数秒钟),此效应称为类固醇激素的"非基因效应"。

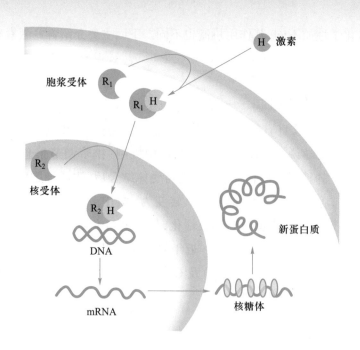

图 11-3　类固醇激素作用机制

上述含氮激素与类固醇激素的作用机制并非绝对的。如甲状腺激素虽属含氮激素,却可进入细胞内,通过基因表达发挥作用;某些类固醇激素,如糖皮质激素,也可作用于细胞膜上的受体而发挥作用。

第二节　下丘脑与垂体

一、下丘脑的内分泌功能联系

下丘脑的一些神经元具有内分泌细胞的作用,它们既能分泌激素,又保持典型神经细胞的功能。这些神经元可将来自大脑或中枢神经系统其他部位的神经信息转变为激素信息,从而以下丘脑为"枢纽",将神经调节与体液调节紧密联系起来。

下丘脑和垂体位于大脑基底部,两者在结构和功能上联系非常密切,可将其视为一个下丘脑 – 垂体功能单位。根据形态、发育来源与功能的不同,垂体可分为腺垂体和神经垂体。因此,下丘脑 – 垂体功能单位可分为下丘脑 – 腺垂体系统和下丘脑 – 神经垂体系统(图 11-4)。

(一)下丘脑 – 腺垂体系统

下丘脑与腺垂体之间并无直接的神经纤维联系,而是通过特殊的血管系统——垂体门脉系统联系起来,构成了下丘脑 – 腺垂体系统。

下丘脑内侧基底部存在"促垂体区",主要包括正中隆起、视交叉上核、弓状核、室周核和腹内侧核等核团。这些核团的神经元能合成和分泌具有活性的多肽,故又称为肽能神经元。肽能神经元分泌的肽类激素的主要作用是调节腺垂体的活动,统称为下丘脑调节肽(hypothalamic regulatory peptide, HRP)。下丘脑调节肽经由垂体门脉系统运送至腺垂体,其生理作用是促进或抑制腺垂体激素的分泌。目前已发现的下丘脑调节肽主要有九种,其化学性质及主要作用见表11–1。

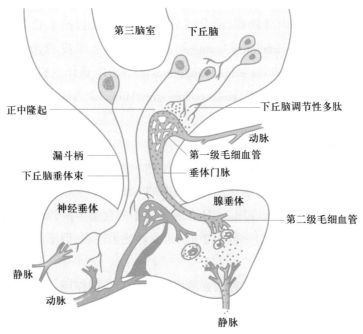

图 11–4　下丘脑 – 垂体功能单位

表 11–1　下丘脑调节肽的化学性质与主要作用

种类	英文缩写	主要作用
促甲状腺激素释放激素	TRH	促进促甲状腺激素分泌
促性腺激素释放激素	GnRH	促进卵泡刺激素、黄体生成素分泌
生长激素释放激素	GHRH	促进生长激素分泌
生长激素释放抑制激素(生长抑素)	GHIH(SS)	抑制生长激素分泌
促肾上腺皮质激素释放激素	CRH	促进促肾上腺皮质激素分泌
催乳素释放因子	PRF	促进催乳素分泌
催乳素释放抑制因子	PIF	抑制催乳素分泌
促黑素释放素	MRF	促进促黑素分泌
促黑素抑释素	MIF	抑制促黑素分泌

话重点:
下丘脑与
垂体

　　值得注意的是,下丘脑调节肽不仅产生于下丘脑“促垂体区”,还产生于中枢神经系统其他部位及许多组织中。此外,除了腺垂体激素的分泌外,下丘脑调节肽几乎都具有垂体外调节作用。

(二)下丘脑 – 神经垂体系统

　　下丘脑与神经垂体存在直接的神经联系。下丘脑的视上核和室旁核的神经纤维下行到神经垂体,构成了下丘脑 – 垂体束。神经垂体激素由下丘脑视上核和室旁核等神经元合成,包括血管升压素(vasopressin,VP)和催产素(oxytocin,OXT)。神经垂体激素经轴浆运输至神经垂体贮存,在适宜刺激下,由神经垂体释放入血液循环。

二、腺垂体

腺垂体是体内最重要的内分泌腺,能合成分泌七种激素,包括生长激素(growth hormone, GH)、促甲状腺激素(thyroid stimulating hormone,TSH)、促肾上腺皮质激素(adrenocorticotropic hormone,ACTH)、卵泡刺激素(follicle-stimulating hormone,FSH)、黄体生成素(luteinizing hormone, LH)、催乳素(prolactin,PRL)和促黑素(melanophore stimulating hormone,MSH)。

(一)生长激素

人生长激素(human growth hormone,hGH)是由 191 个氨基酸残基组成的蛋白质激素。GH 具有显著的种属差异,除猴外,从其他哺乳动物提取的 GH 对人均无效。近年来,人们利用 DNA 重组技术可大量生产 hGH,供临床应用。GH 在腺垂体中的含量丰富,安静、空腹的情况下,成年人男性血浆 GH 浓度不超过 5 μg/L(一般为 2 μg/L),女性比男性高,但不超过 10 μg/L。

1. GH 的生理作用

(1)促进生长:机体生长发育受多种激素的影响,GH 起关键作用。实验证明,幼年动物摘除垂体后,生长立即停滞;若及时补充 GH,其生长发育可恢复。GH 对各组织、器官的生长均有促进作用,尤其对骨骼、肌肉及内脏器官作用更为显著,故 GH 亦称为躯体刺激素。然而,GH 对脑的生长影响不大。人在幼年时期若 GH 分泌不足,将出现生长停滞,身材矮小,但智力发育多属正常,称侏儒症;反之,若幼年时期 GH 分泌过多则将生长过度,身材高大,称巨人症。若在成年后 GH 分泌过多,此时由于骨骺已闭合,长骨不再生长,但可刺激软骨成分较多的手、足、肢端短骨、面骨及其软组织异常生长,以致出现手足粗大、下颌突出、鼻大、唇厚与肝、肾等内脏器官增大等现象,称肢端肥大症。

GH 的作用机制比较复杂。GH 可直接与靶细胞上的 GH 受体结合,介导多种生物效应产生,包括调节基因转录、代谢物质转运、改变蛋白激酶活性等,从而直接促进机体的生长。GH 的部分效应也可通过诱导靶细胞(如肝细胞)生成生长调节肽(somatomedin,SOM)而间接实现。SOM 因其化学结构与胰岛素近似,故又称为胰岛素样生长因子(insulin-like growth factor,IGF),其主要作用是促进软骨细胞增殖和骨化,使长骨增长。蛋白质缺乏时,GH 不能刺激 SOM 生成,因此营养不良的儿童出现生长迟缓的现象。

(2)调节代谢:① 蛋白质代谢,GH 能促进蛋白质合成,抑制蛋白质分解,这是因为它可促进氨基酸进入细胞,加强 DNA 及 RNA 的合成。② 糖代谢,生理水平的 GH 可刺激胰岛素分泌,加强糖的利用,然而过量的 GH 则可抑制糖的利用,使血糖升高。GH 分泌过多时,可因血糖升高而引起糖尿,称为垂体性糖尿。③ 脂肪代谢,GH 能促进脂肪的分解,增强脂肪酸的氧化,减少机体脂肪量。

2. GH 分泌的调节

(1)下丘脑对 GH 分泌的调节:GH 分泌受下丘脑生长激素释放激素(GHRH)与生长抑素(SS)的双重调节,前者促进 GH 分泌,后者则抑制其分泌。正常情况下,GHRH 对 GH 的分泌起经常性的调节作用,SS 则主要在应激等刺激引起 GH 分泌过多时才抑制 GH 的分泌。GH 呈脉冲式分泌,每隔 1~4 h 出现一次波动,此现象与下丘脑 GHRH 的脉冲式释放有关(图 11-5)。

(2)反馈调节:GH 与 SS 能对下丘脑和腺垂体起负反馈调节作用。SS 可直接抑制 GH 的基础分泌和 GHRH 刺激引起的分泌,也能通过刺激 SS 释放来抑制 GH 的分泌。

(3) 代谢:运动、禁食等所致的机体能量缺乏及应激反应均可促进 GH 分泌,其中以低血糖刺激 GH 分泌的作用最显著。高蛋白饮食和血中氨基酸增多可使 GH 分泌增加,而游离脂肪酸增多时 GH 分泌减少。

(4) 睡眠时相:人在觉醒状态下,GH 分泌较少;进入慢波睡眠后,GH 分泌明显增加,利于机体生长及体力恢复;转入快波睡眠后,GH 分泌又减少。

(5) 激素:甲状腺激素、雄激素与雌激素均能促进 GH 分泌。在青春期,血中雌激素或雄激素浓度增高,能明显增加 GH 分泌,这是在青春期 GH 分泌较多的一个重要因素。皮质醇则能抑制 GH 分泌。

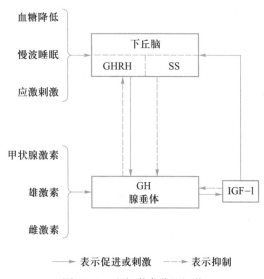

图 11-5　生长激素分泌调节

(二) 催乳素

催乳素(prolactin,PRL)是一种由 199 个氨基酸组成的蛋白质激素,其结构与 GH 近似,故两者作用有交叉,即 GH 有较弱的泌乳始动作用,PRL 也有较弱的促生长作用等。

1. PRL 的生理作用　PRL 作用很广泛,且随动物种属而有所不同。

(1) 对乳腺的作用:PRL 能促进乳腺发育,引起并维持泌乳。在女性的不同时期,PRL 的作用有所不同:在青春期,女性乳腺的发育主要是雌激素的刺激作用,糖皮质激素、GH、孕激素、甲状腺激素及 PRL 也起一定协同作用;在妊娠期,PRL、雌激素和孕激素分泌增加,促使乳腺进一步发育,但由于此时血中雌激素和孕激素水平很高,可抑制 PRL 的泌乳作用,故此时乳腺虽已具备泌乳能力却不泌乳;分娩后,血中雌激素、孕激素水平明显下降,PRL 才能与乳腺细胞受体结合,发挥始动和维持泌乳作用。

(2) 对性腺的作用:PRL 对卵巢黄体功能与性激素合成有一定作用。小剂量 PRL 能促进排卵和黄体生长,并刺激雌激素、孕激素分泌,但大剂量 PRL 却表现为抑制作用。高浓度的 PRL 可负反馈抑制下丘脑分泌 GnRH,腺垂体 FSH 和 LH 的分泌减少,导致卵巢无排卵及激素水平低下,临床上称为闭经溢乳综合征,患者出现溢乳、闭经与不孕。对于男性,PRL 可促进前列腺和精囊腺的生长,促进睾酮合成。

(3) 参与应激反应:在应激状态下,血中 PRL 浓度升高,与 ACTH 和 GH 的浓度增加同时出现,是应激反应中腺垂体分泌的激素之一。

此外,PRL 还参与免疫功能、物质代谢和生长发育的调节。

2. PRL 分泌的调节　PRL 的分泌受 PRF 与 PIF 的双重调控,正常情况下以 PIF 的抑制作用为主。血中 PRL 升高可负反馈作用于下丘脑,使 PIF 的分泌增加,PRF 的分泌减少甚至停止。在哺乳期,婴儿吸吮乳头可刺激下丘脑释放 PRF,反射性地引起腺垂体大量分泌 PRL。

(三) 促黑素

1. MSH 的生理作用　MSH 作用的靶细胞主要为黑色素细胞。MSH 能激活分布于皮肤及毛发等部位的黑色素细胞内的酪氨酸酶,使酪氨酸转化为黑色素,导致皮肤与毛发等的颜色加深。白种人和黑种人血液中的 MSH 浓度基本相等,且正常人血液中 MSH 浓度又很低,可见人体皮肤颜色与 MSH 关系不大。但在病理情况下,如肾上腺皮质功能过低时,血液中的 ACTH 和 MSH 都增多,患者皮肤的色素沉着可能与此有关。

2. MSH 分泌的调节　MSH 的分泌主要受下丘脑 MRF 和 MIF 的双重调节,前者促进 MSH 的分泌,后者抑制 MSH 的分泌,正常情况下,MIF 的抑制作用占优势。

(四)促激素

腺垂体分泌的 TSH、ACTH、FSH 和 LH,释放入血后分别作用于相应的下级靶腺,故统称为"促激素",可促进下级靶腺增生及刺激靶腺激素分泌,分别形成下丘脑 – 腺垂体 – 甲状腺轴、下丘脑 – 腺垂体 – 肾上腺皮质轴及下丘脑 – 腺垂体 – 性腺轴,其具体作用将在相关章节分别阐述。

三、神经垂体

神经垂体不含腺细胞,本身不能合成激素,但能贮存和释放由下丘脑视上核和室旁核合成分泌的神经垂体激素,包括血管升压素(VP)和催产素(OXT)。

(一)血管升压素

生理剂量的 VP 没有升压作用,只有抗利尿作用,因此血管升压素又称抗利尿激素(ADH)。但在大失血、脱水等情况下,血中 VP 浓度明显升高时,才表现出缩血管作用,使血压升高。VP 的分泌主要受血浆晶体渗透压和循环血量改变的影响。

(二)催产素

1. 催产素的生理作用　OXT 又称缩宫素,其主要靶器官是乳腺和子宫。

(1)对乳腺的作用:OXT 是促进乳汁排出的主要激素。哺乳期的乳腺在腺垂体分泌的 PRL 作用下,不断分泌乳汁,贮存于乳腺腺泡。OXT 则可使乳腺周围肌上皮细胞收缩,引起乳腺排乳。OXT 还有营养乳腺,维持哺乳期乳腺不致萎缩的作用。

(2)对子宫的作用:OXT 可促进子宫收缩,但其作用与子宫的功能状态有关。非孕子宫对 OXT 敏感性很低,妊娠晚期的子宫对 OXT 的敏感性大大增加,可使其强烈收缩。雌激素能增加子宫对 OXT 的敏感性,孕激素则相反。

2. 催产素分泌的调节　分娩时,胎儿刺激子宫颈可反射性刺激 OXT 释放,形成正反馈调节,使子宫进一步收缩,起到"催产"的作用。临床上可应用 OXT 使子宫平滑肌收缩加强,达到促进分娩及减少产后出血的效果。

哺乳时,婴儿吸吮乳头可反射性引起下丘脑 – 神经垂体系统 OXT 的分泌与释放,促进乳汁排出,称为射乳反射。射乳反射是典型的神经内分泌反射,在此基础上极易建立条件反射,如母亲看见婴儿或听见婴儿的哭声,可引起射乳反射。

甲状腺是人体内最大的内分泌腺,重量为 20~25 g。甲状腺的主要结构是腺泡(也称滤泡)。腺泡上皮细胞是合成与释放甲状腺激素的部位。甲状腺激素贮存于腺泡腔内的胶质,是体内唯一在细胞外贮存的激素。腺泡上皮细胞的形态及胶质的量随甲状腺功能状态而改变。正常情况下,腺泡上皮细胞呈立方形。当甲状腺功能活跃时,细胞变高呈柱状,胶质减少;反之,细胞变低呈扁平状,胶质增多。在甲状腺组织中,还存在滤泡旁细胞(又称 C 细胞),可分泌降钙素(图 11-6)。

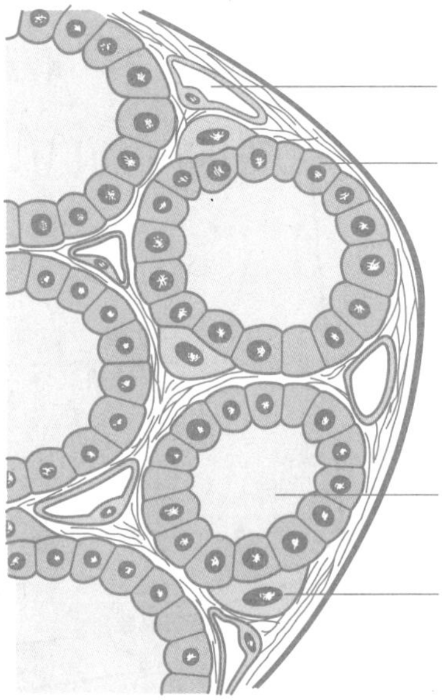

— 毛细血管

— 滤泡上皮细胞

话重点:
甲状腺

— 滤泡腔

— 滤泡旁细胞

265

图 11-6　甲状腺腺泡结构

一、甲状腺激素的合成与代谢

甲状腺激素(thyroid hormone)是碘化酪氨酸的衍生物,主要包括三碘甲腺原氨酸(3,5,3'-triiodothyronine,T_3)与四碘甲腺原氨酸(thyroxine,3,5,3',5'-tetraiodothyronine,T_4),又称甲状腺素。在腺体或血液中,T_4 含量较 T_3 多,约占总量的 90%,但 T_3 的生物学活性较 T_4 强约 5 倍,是甲状腺激素发挥生理作用的主要形式。

(一) 甲状腺激素的合成

甲状腺激素合成的主要原料是碘和酪氨酸。食物是碘的主要来源,人每天从食物中摄取 100~200 μg 无机碘,其中约 1/3 被甲状腺摄取。甲状腺含碘量约占机体总碘量的 90%,可见,甲状腺与碘的代谢关系极为密切。酪氨酸来源于腺泡上皮细胞分泌的甲状腺球蛋白。甲状腺激素的合成过程包括以下三个步骤(图 11-7)。

1. 甲状腺腺泡的聚碘　由肠道吸收的碘,以 I^- 的形式存在于血液中,浓度约为 250 μg/L;而甲状腺上皮细胞内的 I^- 浓度比血液高 20~25 倍,故甲状腺对碘的摄取是逆电化学梯度的主动转运过程。一般认为,I^- 的转运是由位于细胞底部的 Na^+-I^- 同向转运体,以继发性主动转运形式将 I^- 聚集在细胞内,再顺电化学梯度经细胞顶部进入腺泡腔。甲状腺的聚碘能力强大,是临床上应用放射性碘测定甲状腺功能和治疗甲状腺功能亢进的依据。

2. 碘的活化　摄入腺泡上皮细胞内的 I^- 并不能与酪氨酸结合,需要在过氧化酶(thyroperoxidase,TPO)的作用下氧化成"活化碘"(I_0,I_2,或与酶的结合物),此过程称为碘的活化。

3. 酪氨酸的碘化与甲状腺激素的合成　腺泡上皮细胞可生成一种大分子糖蛋白——甲状腺球蛋白(thyroglobulin,TG),碘化过程就是发生在 TG 的酪氨酸残基上。在 TPO 的催化下,活化碘取代 TG 的酪氨酸残基上的氢原子,生成一碘酪氨酸(MIT)和二碘酪氨酸(DIT),然后两分子的 DIT 耦联生成 T_4,或一分子的 MIT 与一分子的 DIT 耦联生成 T_3。一个 TG 分子上,T_4 与 T_3 之比为 20:1。

上述 I⁻ 的活化、酪氨酸碘化及耦联过程主要发生在腺泡上皮细胞微绒毛与腺泡腔交界处，且都是在 TPO 的催化下完成的。能够抑制此酶活性的药物，如硫脲嘧啶等，能阻断 T_3、T_4 合成，可用于治疗甲状腺功能亢进。

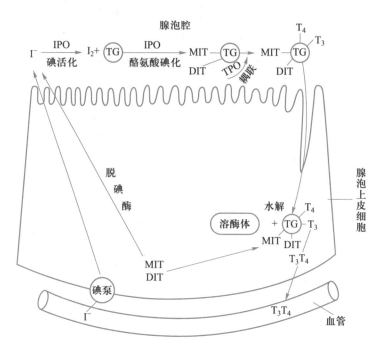

TPO.过氧化酶；TG.甲状腺球蛋白；MIT.一碘酪氨酸；DIT.二碘酪氨酸；
T_3.三碘甲腺原氨酸；T_4.甲状腺素

图 11-7　甲状腺激素的合成、贮存与释放

（二）甲状腺激素的贮存、释放、运输和代谢

1. 贮存　合成的 T_3、T_4 以 TG 的形式贮存于腺泡腔的胶质中，其贮存量很大，可供人体利用 50~120 天，是体内贮存量最多的激素。因此，临床上应用甲状腺药物治疗甲状腺功能亢进时，需较长时间才起效。

2. 释放　在 TSH 的刺激下，甲状腺腺泡上皮细胞通过胞饮作用将腺泡腔中的 TG 吞入细胞内。在溶酶体蛋白水解酶的作用下，把 T_3、T_4、MIT、DIT 从 TG 中水解出来。MIT 和 DIT 在脱碘酶的作用下迅速脱碘，可再循环利用。T_3、T_4 对脱碘酶不敏感，由腺泡细胞底部分泌入血。

3. 运输　T_3、T_4 释放入血后，主要以蛋白质结合的形式存在，呈游离形式存在的 T_3 和 T_4 仅占 0.3% 和 0.03%。只有游离型的甲状腺激素才能进入组织，发挥其生理效应。血中结合型和游离型的甲状腺激素可相互转化，二者保持动态平衡。

4. 代谢　血浆中 T_3 的半衰期为 1.5 天，T_4 约为 7 天。垂体、肝、肾、骨骼肌是甲状腺激素降解的主要部位。T_3、T_4 降解的主要方式是脱碘。80% 的 T_4 在外周组织脱碘酶的作用下生成 T_3 及几乎无生物活性的逆 T_3(rT_3)，是血液中 T_3 的主要来源。T_4 脱碘转化的产物取决于机体状态。当需要更多的甲状腺激素时，如处于寒冷状态下，T_4 转化为 T_3 多于 rT_3；当妊娠、饥饿、应激等状态下，T_4 转化 rT_3 的比例增大。

二、甲状腺激素的生物学作用

甲状腺激素作用广泛，几乎影响各组织细胞，其主要作用是促进机体代谢和生长发育。

（一）对代谢的影响

1. 对能量代谢的影响　甲状腺激素能增加体内绝大多数组织细胞的耗氧量与产热量，增高基础代谢率。据估计，1 mg T_4 可增加人体产热量 4 184 kJ。故甲状腺功能亢进患者产热增多，怕热多汗，基础代谢率可较正常人高 25%~80%。相反，甲状腺功能减退患者产热减少，畏寒，基础代谢率可较正常人低 20%~40%。

2. 对物质代谢的影响　甲状腺激素能影响三大营养物质的合成与代谢，可因血中浓度的高低而产生不同的效应。

（1）蛋白质代谢：甲状腺激素对蛋白质代谢的影响因浓度不同而异。生理水平的甲状腺激素可促进蛋白质的合成，有利于机体的生长发育。当甲状腺激素分泌过多时蛋白质的分解加速，特别是骨骼肌蛋白质大量被分解，可出现肌肉消瘦和肌无力；当分泌不足时，蛋白质合成减少，但组织间隙中黏蛋白沉积，并结合大量离子和水，在皮下形成一种特殊的指压不凹陷的水肿，称为黏液性水肿。

（2）糖代谢：甲状腺激素能促进小肠对糖的吸收，增强肝糖异生和糖原分解，使血糖升高；但同时又增强外周组织对糖的利用，使血糖降低。因此，甲状腺功能亢进患者进食后，其血糖迅速升高，甚至出现糖尿，但随后又迅速降低。总体而言，甲状腺激素的升血糖作用大于降血糖作用。此外，甲状腺激素还可增强胰高血糖素、肾上腺素、皮质醇和 GH 的升血糖作用。

（3）脂肪代谢：甲状腺激素能加速胆固醇降解，促进脂肪酸氧化，并增强胰高血糖素与儿茶酚胺对脂肪的分解；同时，甲状腺激素也可促进胆固醇的合成。但总体而言，分解的速度大于合成，故血中胆固醇水平降低。临床上，甲状腺功能亢进患者血中胆固醇水平常低于正常。

（二）对生长发育的影响

甲状腺激素具有促进组织细胞分化、生长及发育成熟的作用，尤其对脑和长骨的发育极其重要。甲状腺激素是胎儿与新生儿脑发育的关键激素。此外，甲状腺激素可刺激软骨骨化，促进长骨与牙齿生长，通过与 GH 的协同作用，调控幼年期生长发育。因此，胚胎期缺碘或婴幼儿期甲状腺功能低下的患儿，脑不能充分发育，智力低下，而且身材矮小，称先天性甲状腺功能减退症。治疗先天性甲状腺功能减退症必须在出生后三个月内补充甲状腺激素，过迟则难以奏效。成年人因脑已发育成熟，故甲状腺功能减退的患者仅表现为反应迟钝，记忆减退，动作笨拙，但智力基本不受影响。

（三）其他作用

1. 对神经系统的影响　甲状腺激素能提高中枢神经系统的兴奋性，同时还能增加细胞对儿茶酚胺的敏感性（拟交感神经作用）。因此，甲状腺功能亢进患者有烦躁不安、喜怒无常、多言多动、失眠多梦等症状；甲状腺功能低下的患者则有淡漠无情、言行迟钝、记忆减退、少动思睡等表现。

2. 对心血管系统的影响 甲状腺激素可直接作用于心肌,促使心肌细胞的肌质网释放 Ca^{2+},增加心肌细胞膜上 β_1 受体的数量及亲和力,从而使心率加快,心肌收缩力增强,心输出量和心脏做功量增大;同时,甲状腺激素还可使小血管扩张,外周阻力降低,结果导致收缩压升高,舒张压降低,脉压增大。甲状腺功能亢进患者可因心脏做功量增加而出现心肌肥大,最后可导致充血性心力衰竭。

三、甲状腺功能的调节

甲状腺功能活动主要受下丘脑 – 腺垂体 – 甲状腺轴的调节。此外,还可进行一定程度的自身调节和自主神经调节。

(一) 下丘脑 – 腺垂体 – 甲状腺轴

当下丘脑神经元受到寒冷等外界刺激,或受到某些激素及药物等作用时,可使 TRH 的分泌量增多,TRH 经垂体门脉系统运至腺垂体,促进 TSH 的合成和释放,最后使甲状腺激素的分泌增多。

TSH 是调节甲状腺功能活动的主要激素,对甲状腺激素合成、释放的每一环节均有促进作用。TSH 还能促使甲状腺腺泡细胞核酸与蛋白质的合成,使腺泡细胞增生,腺体增大。某些甲状腺功能亢进患者的血液中可出现人类刺激甲状腺免疫球蛋白,此蛋白的化学结构和功能与 TSH 相似,还可与 TSH 竞争腺泡细胞膜上的受体,故可刺激甲状腺激素的分泌与释放,使甲状腺腺体增生肥大。

血液中游离的 T_3、T_4 浓度的变化,对腺垂体 TSH 的合成与分泌起着经常性反馈作用。血液中 T_3、T_4 浓度升高时,可抑制 TSH 的合成与分泌,同时还可降低腺垂体对 TRH 的反应性,从而使 T_3、T_4 的释放减少;反之则增多(图 11-8)。此负反馈作用是体内 T_3、T_4 浓度维持于生理水平的重要调节机制。当饮食中缺碘而造成甲状腺激素合成和分泌不足时,T_3、T_4 对腺垂体的负反馈作用减弱,引起 TSH 的分泌量异常增多,从而刺激甲状腺细胞过度增生,导致甲状腺出现代偿性肥大,临床上称为单纯性甲状腺肿。

(二) 甲状腺的自身调节

甲状腺能根据碘供应的情况,调整自身对碘的摄取和利用及甲状腺激素的合成与释放,这种调节完全不受 TSH 影响,故称其为自身调节。

当外源碘量增加时,最初 T_3、T_4 合成增加;但超过一定限度后,甲状腺的聚碘作用消失,T_3、T_4 合成速度不再增加,反而明显下降。这种过量的碘产生的抗甲状腺聚碘效应称为碘阻滞效应。自身调节作用有助于甲状腺的功能适应食物中碘供应量的变化,以保证甲状腺激素合成量的相对稳定。利用碘阻滞效应,临床上做甲状腺手术前准备时,常

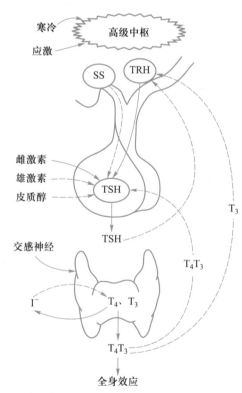

TRH.促甲状腺激素释放激素;TSH.促甲状腺激素;T_3.三碘甲腺原氨酸;T_4.甲状腺素;+.兴奋;−.抑制

图 11-8 下丘脑 – 腺垂体 – 甲状腺轴调控系统

用大剂量碘使甲状腺变小、变硬,并抑制 T_3、T_4 合成与释放,以利于手术进行及术后安全。

(三)自主神经对甲状腺功能的作用

甲状腺受自主神经的双重支配。交感神经兴奋时,可使 T_3、T_4 合成和分泌增加;副交感神经兴奋时,则使 T_3、T_4 合成和分泌减少。

此外,有些激素也可以影响腺垂体 TSH 的分泌。例如,糖皮质激素和 GH 能抑制腺垂体分泌 TSH,雌激素则能增加腺垂体细胞上 TRH 受体的数量,使 TSH 分泌增多。

第四节　肾上腺

肾上腺由皮质和髓质两部分组成。两部分在形态发生、结构及功能方面均全然不同,是两个独立的内分泌腺。肾上腺皮质分泌类固醇激素,对维持机体的基本生命活动非常重要。肾上腺髓质分泌儿茶酚胺类激素,在机体应急反应中起重要的作用。

一、肾上腺皮质

肾上腺皮质由外向内可分为球状带、束状带和网状带。球状带细胞分泌盐皮质激素,以醛固酮为代表;束状带细胞分泌糖皮质激素,以皮质醇为代表;网状带细胞分泌性激素,主要是雄激素,也有少量雌激素和糖皮质激素。上述皮质激素都是以胆固醇为原料合成的类固醇激素。

醛固酮的作用和分泌调节已在第八章中介绍,有关性激素的内容将在第十二章中详细叙述,下面着重讨论糖皮质激素。

(一)糖皮质激素的生理作用

正常人血浆中的糖皮质激素主要是皮质醇,其次是皮质酮。皮质醇进入血液后,绝大部分与血浆蛋白结合,具有生物活性的游离型甚少,但结合型与游离型可以互相转换,维持动态平衡。糖皮质激素的作用广泛而复杂,是维持生命所必需的激素。

1. 对物质代谢的作用

(1) 糖代谢:糖皮质激素是调节机体糖代谢的重要激素之一,它能促进糖异生,主要机制是加强蛋白质分解,使糖异生的原料增加,并增强糖原合成过程中所需酶的活性及增加肝糖原的生成和输出速度;同时,糖皮质激素能降低肌肉与脂肪等组织对胰岛素的反应性,减少外周组织对葡萄糖的利用,使血糖升高。如果糖皮质激素分泌过多(或服用此类激素药物过多),可使血糖过高,甚至出现糖尿。相反,肾上腺皮质功能低下的患者(如艾迪生病),则可发生低血糖。

(2) 蛋白质代谢:糖皮质激素一方面可促进肝内蛋白质的合成,另一方面却促进肝外组织,特别是肌肉组织的蛋白质分解,使氨基酸转移至肝,生成肝糖原。皮质醇分泌过多(如库欣综合征)常引起肌肉消瘦、骨质疏松、皮肤变薄及伤口不易愈合等,婴幼儿还表现为生长停滞。

(3) 脂肪代谢:糖皮质激素能促进脂肪分解,增加脂肪酸在肝内的氧化,有利于糖异生。全身不同部位的脂肪组织对糖皮质激素的敏感性存在差异。四肢对糖皮质激素的敏感性较高,而面部、肩、颈、躯干部位对糖皮质激素的敏感性较低,却对胰岛素(具有促进脂肪合成的作用)的敏

话重点:
糖皮质激素的生理作用及其调节

感性较高。因此,肾上腺皮质功能亢进或使用皮质醇过多时,可引起体内脂肪重新分布,面部和肩颈部脂肪多而呈现"满月脸""水牛背",躯干部脂肪增多呈现"球形腹",但四肢脂肪相对减少而消瘦,形成特殊的"向心性肥胖"体型。

2. 对水盐代谢的作用 一方面,糖皮质激素有较弱的保钠排钾的作用,另一方面,糖皮质激素可降低肾小球入球小动脉的阻力,使肾血浆流量增加而增加肾小球滤过率,有利于水的排出。肾上腺皮质功能低下的患者,可发生明显的水代谢障碍,甚至出现"水中毒",此时如补充适量的糖皮质激素可使症状得以缓解,补充盐皮质激素却无效。

3. 对其他系统的影响

(1) 对血液系统的影响:糖皮质激素可促进骨髓造血功能,使红细胞和血小板的生成增多;同时可促使附着在小血管壁边缘的粒细胞进入血液循环,使中性粒细胞数量增多。糖皮质激素还能增强巨噬细胞系统吞噬及分解嗜酸性粒细胞,使嗜酸性粒细胞数量减少,抑制淋巴细胞DNA 的合成,使淋巴细胞数量减少。

(2) 对循环系统的影响:糖皮质激素能增强血管平滑肌对儿茶酚胺的敏感性(允许作用),同时抑制具有舒张血管作用的前列腺素的合成,有利于增加血管的张力和维持血压。此外,糖皮质激素能使毛细血管壁的通透性降低,减少血浆的滤出,有利于维持血容量。因此,糖皮质激素在维持机体正常血压中起重要作用。

(3) 对消化系统的影响:糖皮质激素能增加胃蛋白酶原和胃酸的分泌,并使胃黏膜的保护和修复功能减弱,还能提高胃腺对迷走神经和促胃液素的反应性,因而有可能加剧和诱发胃溃疡。

(4) 对神经系统的影响:糖皮质激素具有提高中枢神经系统兴奋性的作用。小剂量可引起欣快感,大剂量则引起思维不能集中、烦躁不安和失眠等。

此外,糖皮质激素还具有增强骨骼肌收缩力,促进胎儿肺表面活性物质的合成等作用。大剂量的糖皮质激素还有抗炎、抗过敏、抗休克、抗中毒的作用,据此,临床上应用糖皮质激素治疗多种疾病。

4. 在应激反应中的作用 当机体遇到感染、缺氧、手术、创伤、疼痛、饥饿、寒冷及精神紧张等伤害性刺激时,腺垂体分泌 ACTH 增加,导致血中糖皮质激素浓度升高,随之产生一系列适应性反应,这种现象称为应激反应(stress)。引起应激反应的刺激称应激刺激。在应激反应中,除了ACTH 和糖皮质激素分泌增加外,其他激素如 GH、PRL、胰高血糖素、醛固酮和血管升压素等分泌也增加,交感肾上腺系统的活动也增强,血中儿茶酚胺含量增加。实验显示,动物切除肾上腺皮质后,给予维持量的皮质醇,动物虽可以生存,但遇到应激刺激时则容易死亡。可见,人体在面对应激刺激时,主要依靠 ACTH 和糖皮质激素的分泌增加来渡过"难关"。

(二) 糖皮质激素分泌的调节

糖皮质激素的分泌可分为生理状态下的基础分泌和应激刺激时的应激分泌两种形式,均受下丘脑 – 腺垂体 – 肾上腺皮质轴调节。

下丘脑促垂体区神经元合成释放的促肾上腺皮质激素释放激素(CRH)可促使腺垂体合成和分泌 ACTH,而 ACTH 可促进肾上腺皮质合成和分泌糖皮质激素,同时也可刺激肾上腺皮质束状带和网状带的生长发育。腺垂体摘除的动物失去了 ACTH 的支持,其肾上腺皮质萎缩,糖皮质激素分泌明显减少。如及时补充 ACTH,可使萎缩的肾上腺皮质恢复,糖皮质激素分泌增多。ACTH 的分泌受体内"生物钟"节律的影响,具有日周期性节律。正常情况下,ACTH 的水平一般在早晨 6~8 时达最高峰,以后逐渐减少,夜间入睡到午夜降至最低。糖皮质激素分泌也随之表现为昼夜周期变化。

在下丘脑 – 腺垂体 – 肾上腺皮质轴中,还存在着负反馈调节。当腺垂体分泌的 ACTH 在血中浓度升高至一定水平时,可通过短反馈作用于下丘脑 CRH 神经元,抑制 CRH 的释放。当血中糖皮质激素浓度升高时,亦可反馈作用于下丘脑和腺垂体,抑制 CRH 和 ACTH 的分泌,这种反馈为长反馈(图 11-9)。但在应激状态下,ACTH 和糖皮质激素的分泌大大增加,其可能的机制是应激刺激使下丘脑和腺垂体对反馈刺激的敏感性降低,从而使负反馈作用暂时失效。

由于糖皮质激素对下丘脑 – 腺垂体存在负反馈作用,因此临床上长期大量使用糖皮质激素时,由于血中糖皮质激素浓度升高,可反馈性抑制腺垂体合成和分泌 ACTH,甚至使患者的肾上腺皮质发生萎缩,分泌功能下降甚至停止。如果突然停用糖皮质激素,由于患者肾上腺皮质萎缩,ACTH 水平很低,致使血中内源性糖皮质激素水平突然下降而引起肾上腺皮质危象,甚至危及生命。因此,在治疗中最好是交替使用糖皮质激素与 ACTH;在停药时,要逐步减量,缓慢停药,以防肾上腺皮质萎缩及促使肾上腺素皮质功能逐渐恢复。

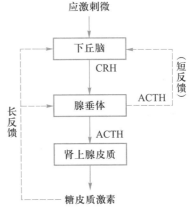

实线表示促进;虚线表示抑制

CRH. 促肾上腺皮质激素释放激素;
ACTH. 促肾上腺皮质激素;+. 兴奋;−. 抑制

图 11-9　下丘脑 – 腺垂体 – 肾上腺皮质轴调控系统

二、肾上腺髓质

肾上腺髓质嗜铬细胞可分泌肾上腺素(epinephrine,E)和去甲肾上腺素(norepinephrine,NE),两者均属于儿茶酚胺类化合物。此外,肾上腺髓质嗜铬细胞还可分泌肾上腺髓质素,此激素有扩血管和降压的作用。正常情况下,肾上腺髓质释放的肾上腺素与去甲肾上腺素的比例大约为4:1,两者比例随机体所处状态的不同而发生变化。

(一)肾上腺髓质激素的生理作用

肾上腺素与去甲肾上腺素的生理作用广泛而多样,其主要生理作用已在有关章节中分别介绍,现列简表总结如下(表 11-2)。

表 11-2　肾上腺素和去甲肾上腺素的生理作用

作用部位	肾上腺素	去甲肾上腺素
心脏	心收缩力增强,心率加快,心输出量增加	离体心率加快; 在体心率减慢(减压反射的作用)
血管	皮肤、胃肠、肾等血管收缩,冠状血管、骨骼肌血管舒张,总外周阻力稍减	全身血管广泛收缩,总外周阻力显著增加
血压	升高(主要因心输出量增加)	显著升高(主要因外周阻力增加)
支气管平滑肌	舒张	舒张,作用较弱
胃肠活动	抑制	抑制,作用较弱
代谢	产热作用增强,血糖升高,血游离脂肪酸增多	同肾上腺素,但作用较弱

肾上腺髓质直接受交感神经节前纤维支配,而肾上腺髓质激素的作用与交感神经兴奋时的效应相似,故将交感神经与肾上腺髓质在结构和功能上的这种联系,称为交感肾上腺系统。当人体遇到紧急情况时,如剧烈运动、寒冷、创伤、恐惧、失血等,交感肾上腺系统的活动明显增强,肾上腺髓质激素分泌显著增多(可达基础分泌的 1 000 倍),作用于中枢神经系统,提高其兴奋性,使机体反应灵敏;加快心率,增强心肌收缩力,使心输出量增加;呼吸加深加快,使每分通气量增加;促进肝糖原和脂肪分解,使血糖与脂肪酸增加,为机体在紧急情况下的活动提供更多能量。这些变化均有利于机体随时调整各种机能,以应付环境的急剧变化,使机体度过紧急时刻。这种在紧急情况下,交感肾上腺系统活动的加强而发生的适应性反应称为应急反应。

"应急"与"应激"是两个既有区别又有关联的概念。引起应急反应的各种刺激,同样也引起应激反应。应急反应是交感肾上腺系统活动加强,使血中肾上腺髓质激素浓度显著升高,提高机体的警觉性和应变能力以克服环境的急剧变化。应激反应则是下丘脑 – 腺垂体 – 肾上腺皮质轴的活动加强,使血中 ACTH 和糖皮质激素浓度显著升高,加强机体对伤害性刺激的基础耐受力及抵抗力以提高生存能力。可见,两者既有区别又相辅相成,共同使机体的适应能力更加完善。

(二)肾上腺髓质激素分泌的调节

肾上腺髓质受交感神经节前纤维支配,其末梢释放乙酰胆碱,通过兴奋 N_1 型胆碱受体引起肾上腺髓质释放肾上腺素和去甲肾上腺素。当血中儿茶酚胺的浓度升高到一定水平时,又可反馈性地抑制某些合成酶类的活性,减少儿茶酚胺合成,使其浓度下降。此外,ACTH 与糖皮质激素可通过增强某些合成酶的活性,促进肾上腺素和去甲肾上腺素的合成及分泌。

第五节　胰岛

胰岛是散在于胰腺外分泌细胞之间的许多内分泌细胞群的总称,犹如海洋中的一个个小岛,故称胰岛。人类胰腺中有 100 万 ~200 万个胰岛。胰岛细胞至少有五种功能不同的类型:A 细胞分泌胰高血糖素,约占胰岛细胞的 20%;B 细胞分泌胰岛素,约占 75%;D 细胞分泌生长抑素,占 5% 左右;而 PP 细胞分泌胰多肽,数量很少。本节主要介绍胰岛素和胰高血糖素。

一、胰岛素

胰岛素(insulin)为含 51 个氨基酸残基的小分子蛋白质分子量为 5.8 KD。人体血液中胰岛素部分以具有生物学活性的游离形式存在,部分与血浆蛋白结合,两者保持动态平衡。正常成年人空腹血清胰岛素浓度为 35~145 pmol/L。胰岛素在血中的半衰期仅为 5~8 min,主要在肝灭活,部分可在肾和肌肉灭活。

(一)胰岛素的生理作用

胰岛素是维持血糖浓度稳定、促进物质合成代谢的关键激素,对于抗体能源物质的贮存及生长发育有重要意义。胰岛素作用的靶组织主要是肝、肌肉和脂肪组织。

1. 对糖代谢的影响　空腹血糖 3.9~6.1 mmol/L,餐后 2 h 血糖 <7.8 mmol/L 时,为正常血糖浓

度。机体有多种激素共同调节血糖的稳态,而胰岛素是生理状态下唯一能直接降低血糖的激素。

胰岛素能促进全身组织,特别是肝、肌肉和脂肪组织摄取与利用葡萄糖,加速糖原的合成,并促进葡萄糖转变成脂肪;同时,还抑制糖原分解和糖异生,使血糖降低。胰岛素缺乏时,可使血糖浓度升高,如超过肾糖阈,则出现尿糖。糖尿病患者使用适量胰岛素,可使血糖维持正常,但如使用过量,则可引起低血糖,甚至引发低血糖性休克。

2. 对脂肪代谢的影响　胰岛素可加速葡萄糖转运至脂肪细胞合成甘油三酯和脂肪酸,促进脂肪的合成与贮存,还可抑制脂肪酶的活性,减少脂肪的分解。胰岛素缺乏时,糖的利用受阻,脂肪分解增强而产生大量脂肪酸,后者在肝内氧化生成过量酮体,可引起酮血症与酸中毒。

3. 对蛋白质代谢的影响　胰岛素可促进氨基酸进入细胞内,加速 DNA、RNA 和蛋白质的合成,使蛋白质合成增多,还可抑制蛋白质的分解,减少氨基酸的氧化。胰岛素缺乏时,蛋白质的分解增强,导致负氮平衡,身体消瘦。

4. 对生长的影响　胰岛素是重要的促生长因子。临床上观察到,如孕妇胰腺发育不全、患低胰岛素血症或者遗传性糖尿病,其胎儿生长迟缓。出生后,婴儿的生长也与胰岛素水平相关。可见,对于机体的生长而言,胰岛素是不可或缺的激素之一。

胰岛素与 GH 发生协同作用时才能发挥明显的促生长效应,但其单独作用时,促生长作用并不明显。通常认为胰岛素是通过促进蛋白质合成和抑制蛋白质分解而参与促生长作用的。

273

(二) 胰岛素分泌的调节

1. 血糖浓度的调节　血糖浓度是调节胰岛素分泌的最重要因素。升高的血糖对 B 细胞有直接刺激作用,使胰岛素分泌增加,血糖降低;当血糖浓度降至正常水平时,胰岛素的分泌随之回到基础水平,从而维持血糖浓度相对稳定。可见,血糖浓度对胰岛素分泌的负反馈作用是维持胰岛素及血糖正常水平的重要机制(图 11-10)。

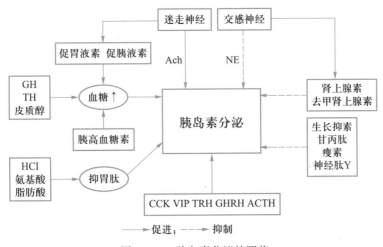

图 11-10　胰岛素分泌的调节

2. 氨基酸和脂肪酸的调节　许多氨基酸浓度升高可促进胰岛素的分泌,其中以精氨酸和赖氨酸的作用最强。血中氨基酸和糖对刺激胰岛素的分泌有协同作用,两者同时升高时,可使胰岛素分泌量成倍增加。血中脂肪酸和酮体大量增多也可促进胰岛素分泌。因此,长时间的高血糖、高氨基酸和高脂血症可因持续刺激胰岛素的分泌,致使胰岛 B 细胞衰竭而引起糖尿病。

3. 激素的作用　胰高血糖素既可作用于相邻的 B 细胞,直接刺激胰岛素的分泌,又可通过升高血糖而间接刺激胰岛素的分泌。GH、糖皮质激素和甲状腺激素可通过升高血糖而间接促进胰岛素的分泌,肾上腺素则可抑制胰岛素的分泌。

研究表明,胃肠道激素如促胰液素、促胃液素、胆囊收缩素和抑胃肽等均能刺激胰岛素的分泌。胃肠激素与胰岛素分泌之间形成"肠－胰岛轴",具有"前馈"性调节胰岛素分泌的重要生理意义。即当食物尚在肠道内消化时,已通过胃肠激素刺激胰岛素的分泌,使机体预先作好准备,及时处理即将被吸收的营养成分。

4. 神经调节   胰岛受交感神经和迷走神经的双重支配。交感神经兴奋时,释放的去甲肾上腺素可兴奋胰岛 B 细胞膜上的 α 受体,抑制胰岛素的分泌;迷走神经兴奋时,释放的乙酰胆碱可兴奋 B 细胞膜上的 M 受体,直接引起胰岛素的释放,也可通过刺激胃肠道激素的分泌而间接促进胰岛素分泌。

知识拓展 |

胰岛素与糖尿病

糖尿病是一组以高血糖为主要特征的全身代谢性疾病,临床常见症状包括多饮、多尿、多食及消瘦(即"三多一少")等。若患者得不到有效的治疗,可导致各种组织,特别是眼、肾、心血管及神经的慢性损害,引起功能障碍。

糖尿病分为 1 型和 2 型糖尿病。1 型糖尿病发病年龄大多 <30 岁,血清胰岛素水平低下,单用口服药无效,必须用胰岛素治疗。2 型糖尿病常见于中老年人,主要是机体出现胰岛素抵抗所导致,其血清胰岛素水平早期正常甚至增高,但晚期低下。

二、胰高血糖素

胰高血糖素(glucagon)是由 29 个氨基酸残基组成的直链多肽,分子量约为 3.5 KD。胰高血糖素在正常成年人血清中的浓度为 50~100 ng/L,半衰期为 5 min,主要在肝内降解失活。

(一)胰高血糖素的生理作用

与胰岛素作用相反,胰高血糖素是促进机体分解代谢、促进能量动员的激素。胰高血糖素最重要的作用是升高血糖。它能促进肝糖原分解,并能促使氨基酸加快进入肝细胞转化为葡萄糖,使血糖浓度升高。此外,胰高血糖素还能促进脂肪分解及抑制蛋白质的合成。

(二)胰高血糖素分泌的调节

1. 血糖和氨基酸的作用   血糖浓度是调节胰高血糖素分泌的最重要因素。血糖升高可抑制胰高血糖素分泌,下降则促进其分泌。饥饿可明显促进胰高血糖素的分泌,较正常时高三倍,对于维持血糖水平,保证脑的代谢和能量供应具有重要意义。血中氨基酸具有促进胰高血糖素分泌的作用。

2. 激素的作用   胰岛素既可作用于 A 细胞,直接抑制胰高血糖素的分泌,也可通过降低血糖而间接促进胰高血糖素的分泌。

3. 神经调节 交感神经兴奋时,可通过 β 受体促进胰高血糖素的分泌,迷走神经兴奋时,则通过 M 受体抑制其分泌。

血糖浓度主要受胰岛素和胰高血糖素共同调节,而血糖浓度对两者的分泌又有调节作用,由此构成了一个闭合的自动反馈调节系统,使血糖浓度维持在正常水平。作为一对相抗衡的激素,胰岛素和胰高血糖素之间的相互关系比一种激素独自的变化更为重要。

第六节 其他内分泌腺体

一、调节钙、磷代谢的激素

钙和磷是机体正常功能活动至关重要的元素,参与了机体的多项重要生理功能,如维持可兴奋组织兴奋性的正常及骨代谢平衡等。机体内直接参与钙、磷代谢调节的激素主要有三种:甲状旁腺激素、降钙素和维生素 D_3。它们主要作用于骨、肾和肠三种靶组织,维持血中钙、磷水平的相对稳定。

(一)甲状旁腺激素

甲状旁腺激素(parathyroid hormone,PTH)是由 84 个氨基酸组成的直链多肽,由甲状旁腺主细胞合成和分泌。正常成年人血浆 PTH 浓度为 10~50 ng/L。

1. 甲状旁腺激素的生理作用 PTH 是调节血钙和血磷水平最重要的激素。动物实验发现,切除动物的甲状旁腺后,其血钙水平逐渐降低,出现低钙抽搐,甚至可导致死亡,而血磷水平则逐渐升高。因此,PTH 的主要生理作用是升高血钙和降低血磷。

(1)对骨的作用:体内 99% 以上的钙以磷酸盐的形式存在于骨组织内。骨组织中贮存的钙可与血浆中游离的钙相互转换,二者处于动态平衡。PTH 可动员骨钙入血,使血钙浓度升高。该作用通过快速效应与延迟效应两个时相来实现。快速效应在 PTH 作用后数分钟即可出现,该效应主要通过迅速增加骨细胞膜对钙离子的通透性及增强钙泵的活动,将骨液中的钙离子转运至细胞外液中,使血钙浓度升高。延迟效应则在 PTH 作用后 12~14 h 才出现,经数天甚至数周后达到峰值,该效应可加强破骨细胞的活动,促进骨组织的溶解,使钙、磷进入血液。两个效应相互补充,不仅能保证机体对血钙的急需,而且能使血钙在较长时间内保持于一定水平。血钙保持在一定的水平对维持神经、肌肉的正常兴奋性极其重要。临床上进行甲状腺手术时,若误将甲状旁腺摘除,可引起严重的低钙血症,神经、肌肉的兴奋性异常增高,可引起手足搐搦,如不及时治疗,可因呼吸肌痉挛造成窒息而死亡。

(2)对肾的作用:PTH 可通过促进远曲小管对钙的重吸收,使尿钙排出减少,血钙浓度升高。同时,通过抑制近曲小管对磷酸盐的重吸收,使尿磷排出增多,血磷浓度下降。

PTH 还可激活肾内的 1α- 羟化酶,从而使 25-OH-D_3 转变为有高度活性的 $1,25$-$(OH)_2$-D_3,促进小肠黏膜对钙和磷的吸收。

2. 甲状旁腺激素分泌的调节 血浆钙浓度是调节 PTH 分泌的最重要因素。血钙浓度降低可直接刺激甲状旁腺细胞分泌 PTH。血中钙浓度是以负反馈形式调节 PTH 分泌的,当血钙升高时,甲状旁腺活动减弱,PTH 分泌减少,当血钙浓度降低时,PTH 分泌增多。在 PTH 作用下,促进肾重吸收钙增多,并促使骨内钙的释放,结果使已降低了的血钙浓度迅速回升。较长时间的低血钙可刺激甲状旁腺增生。

此外,血磷浓度升高也可引起 PTH 的分泌,这是由于血磷浓度升高可使血钙降低,间接地引起 PTH 的释放。儿茶酚胺、降钙素等也能促进 PTH 的分泌。

(二) 降钙素

降钙素(calcitonin,CT)主要是由甲状腺腺泡旁细胞(或称 C 细胞)分泌的肽类激素。此外,胸腺也有分泌降钙素的功能。正常血清降钙素浓度为 10~20 ng/L,其主要作用是降低血钙和血磷。

1. 降钙素的生理作用　降钙素的受体主要分布在骨和肾。

(1) 对骨的作用:降钙素可抑制破骨细胞活动,增强成骨细胞活动。由于溶骨过程减弱及成骨过程加速,骨盐沉积,从而导致血钙、血磷浓度下降。然而,对于成年人而言,由于溶骨过程所能提供的钙不多,故降钙素对血钙水平影响不大,但在儿童时期,由于骨更新速度很快,破骨细胞每天可提供较多的钙入血,故降钙素对儿童血钙调节的作用更明显。

(2) 对肾的作用:降钙素可抑制肾小管对钙、磷等的重吸收,使尿钙和尿磷的排出量增加。此外,降钙素还可抑制小肠吸收钙和磷。

2. 降钙素分泌的调节　降钙素的分泌主要受血钙浓度的反馈性调节。当血钙浓度增加时,降钙素分泌量增加,反之,则减少。此外,进食也可刺激降钙素的分泌,可能是通过进食引起胃肠激素分泌的继发作用。

降钙素与 PTH 对血钙的作用相反,二者共同维持血钙浓度的稳态。降钙素对血钙的调节作用启动较快,1 h 即可升至峰值,而 PTH 的调节则需要几小时。降钙素作用快速且短暂,对高钙饮食引起的一过性血钙升高的恢复起重要作用(图 11-11)。

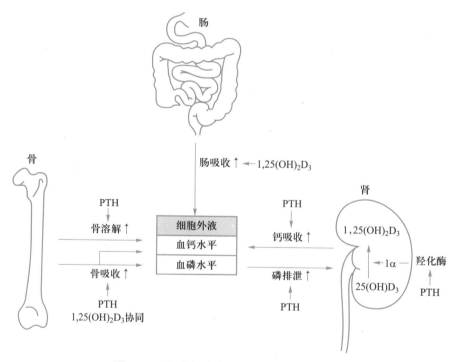

图 11-11　调节钙磷代谢激素的主要作用环节

（三）维生素 D_3

1. **$1,25-(OH)_2-D_3$ 的生成** 维生素 D 族中，以维生素 D_3 最重要，可从食物中摄取，以肝、鱼肝油、乳等食物含量丰富。机体内大部分的维生素 D_3 在皮肤合成。在紫外线照射下，皮肤中的 7- 脱氢胆固醇转化成无生物活性的维生素 D_3，在肝内 25- 羟化酶的作用下羟化为有活性的 $25-OH-D_3$，而后进一步在肾内 $1\alpha-$ 羟化酶作用下羟化为活性更高的 $1,25-(OH)_2-D_3$，这是维生素 D_3 发挥作用的主要形式。

2. **$1,25-(OH)_2-D_3$ 的生理作用** $1,25-(OH)_2-D_3$ 的主要作用是升高血钙和血磷。

（1）对肠道的作用：$1,25-(OH)_2-D_3$ 能促进小肠黏膜上皮细胞对钙的吸收。主要是由于 $1,25-(OH)_2-D_3$ 能作用于小肠黏膜上皮细胞，促进钙结合蛋白及其他蛋白质如钙依赖的 ATP 酶、碱性磷酸酶的生成，同时增加细胞膜的通透性，从而有利于钙的吸收。

（2）对骨的作用：$1,25-(OH)_2-D_3$ 对骨钙动员和骨盐沉积均有作用。一方面，$1,25-(OH)_2-D_3$ 促进钙、磷的吸收，增加血钙和血磷含量，增强成骨细胞的活动，促进骨盐沉积。另一方面，当血钙下降时，$1,25-(OH)_2-D_3$ 又能使破骨细胞的活性提高，动员骨钙和骨磷入血，从而升高血钙和血磷。$1,25-(OH)_2-D_3$ 总的效应是升高血钙和血磷。儿童时期缺乏 $1,25-(OH)_2-D_3$ 时可导致佝偻病，在成年人则导致骨质疏松症。

（3）对肾的作用：$1,25-(OH)_2-D_3$ 促进肾近曲小管对钙、磷的重吸收，使血钙和血磷升高。

3. **$1,25-(OH)_2-D_3$ 分泌的调节** 肾内 $1\alpha-$ 羟化酶活性的高低是维生素 D_3 活化的关键环节。血清 PTH 水平增加和血磷水平降低可直接调控 $1\alpha-$ 羟化酶的活性，使 $1,25-(OH)_2-D_3$ 的生成增加。低血钙可通过增加 PTH 的分泌间接地提高 $1\alpha-$ 羟化酶的活性，促进 $1,25-(OH)_2-D_3$ 的生成。此外，其他激素，如雌激素、GH、PRL 和降钙素等，均能促进 $1,25-(OH)_2-D_3$ 的生成。

在体内，甲状旁腺激素、降钙素和 $1,25-(OH)_2-D_3$ 是直接调节机体钙、磷代谢的重要激素，三者共同作用，维持血钙和血磷浓度稳定于正常水平。

敬大师：
巴甫洛夫

二、松果体及其激素

松果体位于丘脑后上方，由神经细胞演变而来，它分泌吲哚类和肽类两类激素，其代表激素为褪黑素（MT）。褪黑素白天分泌减少，黑夜分泌增加，凌晨 2 点达高峰，这可能与光照和交感神经活动有关。刺激交感神经可使松果体活动增强，褪黑素分泌增多，光照可抑制交感神经，使其分泌减少。褪黑素可抑制下丘脑 – 腺垂体 – 性腺轴、下丘脑 – 腺垂体 – 甲状腺轴和下丘脑 – 腺垂体 – 肾上腺轴的活动；褪黑素可加强中枢抑制，有镇静、催眠等作用，是机体调节睡眠功能的物质；此外，褪黑素在一定程度上可延缓衰老，增强免疫力，还可调节生物节律。

三、胸腺素

胸腺能分泌多种肽类物质，如胸腺素、胸腺生长素等。胸腺素的主要作用是使淋巴干细胞成熟，并转变为具有免疫功能的 T 淋巴细胞。胸腺素于儿童期分泌活跃，青春期分泌增多，以后随着性腺活动开始退化萎缩，至老年期水平最低。

四、前列腺素

前列腺素(PG)是广泛存在于动物和人体内的一组重要的组织激素。根据其分子结构的不同,可把 PG 分为 A~I 等型。PG 大部分不进入血液循环,血液中浓度很低。一般在组织局部产生和释放,并对局部功能进行调节,属于局部激素。PG 的生物学作用极为广泛而复杂,几乎对机体各个系统的功能活动均有影响。例如,由血小板产生的 TXA_2,能使血小板聚集,还有收缩血管的作用;相反,由血管内膜产生 PGI_2,能抑制血小板聚集,并有舒张血管的作用。PGE_2 有明显的抑制胃酸分泌的作用,它可能是胃液分泌的负反馈抑制物,PGE_2 可增加肾血流量,促进排钠利尿。此外,PG 对体温调节、神经系统,以及内分泌与生殖均有影响。

(阳小雅)

【应用案例】

患者,男,35 岁,近十年出现手足进行性增大,伴下颌增大,颧骨及眉弓突出,鼻大,舌大。两个月前出现头痛,伴有视野缺损。血清生长激素水平显著增高。MRI 提示垂体腺瘤。

诊断:肢端肥大症;垂体生长细胞瘤

思考:

1. 生长激素的生理作用是什么?

2. 成年人生长激素水平过高为什么会引起肢端肥大症?

本章要点

* 内分泌系统通过激素,以体液为媒介发挥调节作用,是体内重要的调节系统。体内激素按化学结构可分为含氮激素、类固醇激素和脂肪酸衍生物。激素与靶细胞相应的受体结合后,发挥调节作用。在此过程中,激素作用表现出一些共有的特征:相对特异性、信息传递作用、高效能生物放大作用和相互作用。

* 下丘脑与垂体之间有着密切联系,构成了下丘脑 – 腺垂体系统和下丘脑 – 神经垂体系统。下丘脑促垂体区神经元能分泌九种下丘脑调节肽,对腺垂体的功能活动进行调节。腺垂体是体内最重要的内分泌腺,其合成和分泌的生长激素、促甲状腺激素、促肾上腺皮质激素、催乳素、促黑激素、卵泡刺激素和黄体生成素七种重要激素,在参与机体生长发育、物质代谢和调节相应靶腺功能活动方面起重要作用。血管升压素和催产素属于神经垂体激素,它们由下丘脑视上核和室旁核合成,经下丘脑 – 垂体束运输至神经垂体贮存,并由此释放入血而发挥调节作用。

* 甲状腺激素几乎作用于机体的所有组织,具有调节能量和物质代谢、促进机体生长发育等作用。糖皮质激素作用广泛而复杂,具有调节物质代谢和参与机体应激反应等重要作用,是维持机体功能活动的重要激素。两者的分泌均受到下丘脑 – 腺垂体的调控,分别形成了下丘脑 – 腺垂体 – 甲状腺轴和下丘脑 – 腺垂体 – 肾上腺皮质轴调节系统。

* 胰岛素是机体唯一能降低血糖的激素,还具有全面促进物质合成代谢的作用。胰高血糖素的作用与胰岛素相拮抗,两者与血糖浓度之间构成自动反馈调节系统,使血糖浓度维持于稳态。

第十二章　生殖与衰老

思维导图

【学习目标】

（一）知识目标

1. 掌握：睾酮、雌激素和孕激素的主要生理作用；卵巢分泌的主要激素及其生理作用；月经周期的概念及其形成机制；月经周期中卵巢与子宫内膜的变化。

2. 熟悉：卵巢功能的调节；睾丸功能的调节。

3. 了解：妊娠与分娩；胎盘的内分泌功能；避孕。

（二）技能目标

1. 能运用本章所学知识，解释月经周期卵巢与子宫内膜的变化。

2. 能运用本章所学知识了解避孕原理，初步开展性卫生科学宣教及临床诊断指导。

（三）素质目标

1. 具有辩证唯物主义的生命观和整体观。

2. 具有健康的体魄、心理和健全的人格，养成良好的生活习惯和行为习惯。

学知识：
生殖系统

生物体生长发育成熟后，产生与自己相似的子代个体的生理过程称生殖（reproduction）。生殖是维持生命延续和种系繁衍的重要生命活动。高等动物的生殖是通过两性生殖器官的活动实现的，包括生殖细胞（精子和卵子）的形成、交配与受精、着床、胚胎发育及分娩等重要环节。

第一节 男性生殖

男性生殖系统的主性器官是睾丸，副性器官包括附睾、输精管、精囊、前列腺、尿道球腺和阴茎等。睾丸具有生精和内分泌功能，副性器官的功能是完成精子的成熟、储存、运输和排泄。本节主要介绍睾丸的功能。

一、睾丸的功能

敬大师：
童第周

睾丸位于阴囊内，左右各一。睾丸实质主要由生精小管和间质细胞组成。生精小管是精子的生成部位，间质细胞具有合成和分泌雄激素等功能。

（一）睾丸的生精功能

1. 精子生成过程　男性自青春期开始，在腺垂体分泌的卵泡刺激素（FSH）和黄体生成素（LH）的作用下，生精小管基底膜上的原始生殖细胞（精原细胞）开始分裂，依次经历初级精母细胞、次级精母细胞、精子细胞，最终发育为精子并脱离支持细胞进入管腔，这一过程称为睾丸的生精过程（图12-1）。从精原细胞发育成精子约需两个半月。首先精原细胞经过多次有丝分裂形成初级精母细胞。然后，初级精母细胞经过第一次减数分裂形成次级精母细胞，在此过程中，每个精子细胞中染色体数目减少了一半，具有23条染色体，此后随即进行第二次减数分裂，此时染色体数目不变。最后靠近管腔的精子细胞经过复杂的形态变化形成精子，释放入生精小管管腔。

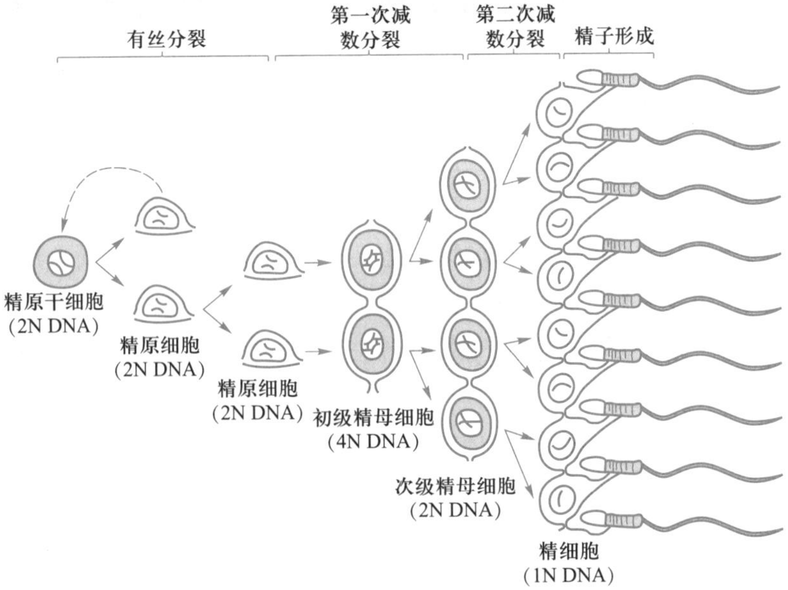

图 12-1 　睾丸生精过程

2. 支持细胞的作用　在精子生成的过程中,支持细胞对各级生精细胞起支持、保护和营养作用。支持细胞紧密连接形成的血 – 睾屏障可阻止某些物质进出生精上皮,形成有利于精子分化发育的"微环境",同时还能防止生精细胞的抗原物质进入血液循环而引起自身免疫反应。精子生成还需要适宜的温度,阴囊内温度较腹腔温度约低 2℃,适宜精子的生成。在胚胎发育期,如果某种原因导致睾丸未降入阴囊内而滞留在腹腔或腹股沟管内,称为隐睾症,双侧隐睾常可因精子异常或无精子而造成不育,这是男性不育症的原因之一。

新生的精子释入生精小管管腔内,本身并没有运动能力,而是靠小管外周肌样细胞的收缩和管腔液的移动运送至附睾内,在其内停留 18~24 h 后才获得运动和受精能力。精子与附睾、精囊、前列腺和尿道球腺的分泌物混合形成精液,在性高潮时射出体外。正常男性每次射出的精液 3~6 ml,每毫升精液含精子 0.2 亿 ~4 亿个,如果每毫升少于 0.2 亿时则不易使卵子受精。疾病、吸烟、酗酒、接触放射性物质及有毒化学物质等导致精子活力降低,畸形率增加,甚至少精或无精。

精子在女性体内或体温环境下其功能活性可保持 24~48 h,如在这一时间内与卵子相遇可发生受精。精子与冷冻保护剂混合后,经严格的冷冻程序,在 –198℃ 的液氮中可保存很多年,复苏后仍具有受精能力。此方法可用于不育症治疗或为特殊人群将来的生育提供保障。

(二) 睾丸的内分泌功能

睾丸的间质细胞分泌雄激素,支持细胞分泌抑制素。

1. 雄激素　主要包括睾酮(testosterone,T)、脱氢表雄酮、雄烯二酮和雄酮等,其中以睾酮分泌量最多,生物活性最强,但睾酮在进入靶组织后可转化为活性更强的双氢睾酮。正常男性在 20~50 岁,睾丸每天分泌睾酮 4~9 mg,有昼夜周期性波动,但波动范围较小,血浆睾酮浓度为 (22.7 ± 4.3) nmol/L。50 岁以上随年龄增长,睾酮的分泌量逐渐减少。血液中 97%~99% 的睾酮与血浆蛋白结合,只有 1%~3% 睾酮是游离的。睾酮主要在肝被灭活,以 17– 酮类固醇结合型由尿排出,少量经粪便排出。睾酮的生理作用,主要包括以下几个方面。

(1) 影响胚胎性别分化:雄激素可诱导含 Y 染色体的胚胎向男性分化,促进内生殖器的发育。如果睾酮在胚胎时期含量过低,则可能导致男性假两性畸形。

（2）促进男性第二性征发育：睾酮能刺激前列腺、阴茎、阴囊、尿道球腺等副性器官的生长。在青春期后，男性特有的体征出现，如胡须生长、噪音低沉、喉结突出、汗腺和皮脂膜分泌增多、男性型毛发分布、骨骼粗壮、肌肉发达等。睾酮还有维持正常性欲的功能。

（3）维持生精作用：睾酮自间质细胞分泌后，经支持细胞进入生精小管，与生精细胞的雄激素受体结合，促进精子的生成。

（4）对代谢的影响：促进蛋白质合成，特别是肌肉和生殖器官的蛋白质合成，同时还能促进骨骼生长、钙磷沉积和红细胞生成等。睾酮对脂代谢影响不利，使血中低密度脂蛋白增加，而高密度脂蛋白减少，因而男性患心血管疾病的风险高于绝经前的女性。睾酮还参与调节水和电解质的平衡，可使体内水钠潴留。

2. 抑制素　抑制素是由睾丸支持细胞分泌的糖蛋白激素，由 α 和 β 两个亚单位组成，分子量为 31 000~32 000。抑制素对腺垂体的 FSH 分泌有很强的抑制作用，而同样生理剂量的抑制素对 LH 分泌却无明显影响。

二、睾丸功能的调节

睾丸生精功能和内分泌功能均受下丘脑 – 垂体的调节。下丘脑、腺垂体、睾丸在功能上联系密切，构成下丘脑 – 腺垂体 – 睾丸轴。睾丸分泌的激素又对下丘脑 – 腺垂体进行反馈调节，从而维持生精过程和各种激素水平的稳态。此外，睾丸内生精细胞、支持细胞和间质细胞之间还存在复杂的局部调节机制。

（一）下丘脑 – 腺垂体对睾丸的调节

1. 对生精作用的影响　下丘脑分泌的促性腺激素释放激素（GnRH）经垂体门脉系统作用于腺垂体，促进腺垂体合成和分泌 FSH 和 LH，FSH 和 LH 对生精过程均有调节作用。FSH 主要作用于生精细胞与支持细胞，促进精子的生成。LH 对生精过程的调节是通过刺激间质细胞分泌睾酮，通过睾酮的作用而实现的。生精过程受 FSH 和睾酮的双重调控，前者起始动生精的作用，而后者则有维持生精的效应。动物实验证明，成年雄性动物切除脑垂体后，睾丸萎缩，生精过程停止，睾酮分泌受抑制。注射 FSH 可使生精过程恢复，注射 LH 可恢复睾酮的分泌。

2. 对睾酮分泌的影响　睾丸间质细胞合成分泌雄激素主要受 LH 的调节，腺垂体分泌的 LH 可促进间质细胞合成与分泌睾酮，因此 LH 又称间质细胞刺激素。

（二）睾丸激素对下丘脑 – 腺垂体的负反馈调节

当血浆睾酮增多达到一定浓度后，可作用于下丘脑和垂体，抑制 GnRH 分泌，进而抑制 LH 的分泌，产生负反馈调节作用，可使血中睾酮浓度稳定在一定水平（图 12-2）。实验证明，FSH 能刺激支持细胞分泌抑制素，而抑制素对腺垂体的 FSH 分泌有负反馈调节作用。

（三）睾丸的局部调节

睾丸内部在生精细胞、间质细胞与支持细胞之间，存在着较复杂的局部调节机制，对睾丸的功能具有一定调节作用。此外，睾丸间质细胞产生的多种肽类物质（如胰岛素样生长因子）、睾丸间质中巨噬细胞产生的细胞因子可通过旁分泌或自分泌的方式，参与睾丸功能的局部调节。

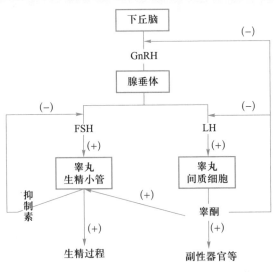

图 12-2　下丘脑-垂体-睾丸轴活动的调节

第二节　女性生殖

女性的主性器官是卵巢。副性器官包括输卵管、子宫、阴道及外阴等。卵巢具有产生卵子和内分泌功能。

一、卵巢的功能

卵巢为成对的实质性器官,在其皮质内有许多发育不同阶段的卵泡,卵泡是卵巢的基本功能单位,由卵母细胞和卵泡细胞组成。

(一) 卵巢的生卵功能

青春期前,原始卵泡生长一直受到抑制。青春期开始后,在下丘脑-腺垂体-性腺轴的调控下,原始卵泡发育成熟,卵巢的形态及功能发生周期性的变化,称卵巢周期。一般分为卵泡期、排卵、黄体期三个阶段。

1. 卵泡期　卵泡期是指原始卵泡经初级卵泡、次级卵泡,最终发育为成熟卵泡的时期。新生女婴卵巢内约有 200 万个未发育的原始卵泡,到青春期减少到 30 万~40 万个,绝经期仅存几百个。正常女性一生中仅有 400~500 个卵泡发育成熟排卵,其余的卵泡均在发育过程中退化,形成闭锁卵泡。生育期女性每月有 15~20 个原始卵泡同时开始发育,依次经历原始卵泡、初级卵泡、次级卵泡、成熟卵泡,但是通常只有 1~2 个可发育成优势卵泡并发育成熟(图 12-3)。

2. 排卵　成熟卵泡在 LH 分泌高峰的作用下,向卵巢表面移动,卵泡壁破裂,出现排卵孔,卵细胞与透明带、放射冠及卵泡液脱离卵巢进入腹腔的过程,称为排卵。排卵大多发生在两次月经中间,若以 28 天为一个月经周期计算,排卵一般发生在下次月经来潮前的 14 天左右。卵子大多数由两侧卵巢交替排出。临床上对于排卵障碍的患者常在卵泡成熟后采用具有 LH 作用的人绒毛膜促性腺激素(HCG)促排卵。

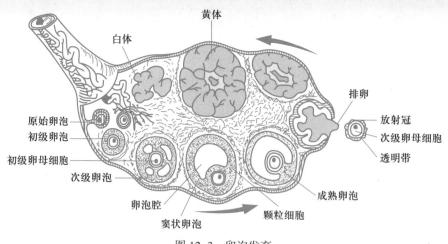

图 12-3　卵泡发育

3. 黄体期　排卵后的卵泡壁塌陷形成血体。残存的卵泡细胞在 LH 的作用下逐渐转变为血管丰富的黄色内分泌细胞团,称为黄体,此为月经黄体。若排出的卵细胞未受精,于排卵后第 10 天左右黄体开始退化,排卵约两周后纤维化形成白体。月经黄体的寿命一般为 14 天左右。若排出的卵细胞受精,在胎盘分泌的 HCG 的作用下,黄体发育成为妊娠黄体。黄体能分泌孕激素和雌激素。临床上对黄体功能不全的患者可用 HCG 促黄体发育,或直接补充孕激素防止早期流产。

(二) 卵巢的内分泌功能

卵巢主要分泌雌激素、孕激素和少量雄激素,此外,卵巢还可分泌多种肽类激素。

1. 雌激素　体内的雌激素包括雌酮、雌二醇和雌三醇,以雌二醇的活性为最强。卵巢分泌的雌激素主要为雌酮和雌二醇,两者可相互转化,最终代谢产物为雌三醇。雌激素在肝代谢失活后,以葡糖醛酸盐等形式由尿排出,少量经粪便排出。因此,肝功能障碍可导致体内雌激素水平升高。雌激素的生理作用主要包括以下几个方面。

(1) 促进女性生殖器官的发育和成熟:① 雌激素可协同 FSH 促进卵泡发育,诱导排卵前 LH 峰的出现而诱发排卵,是卵泡发育、成熟、排卵不可缺少的调节因素。② 雌激素能促进子宫发育,引起子宫内膜增生,腺体数增加,子宫颈分泌大量清亮、稀薄的黏液,有利于精子穿透及存活。雌激素也能促进子宫平滑肌细胞增生肥大,使子宫收缩力增强,增加子宫平滑肌对催产素的敏感性。③ 雌激素能促进输卵管发育和节律性收缩,有利于精子与卵子的运行。④ 雌激素可使阴道黏膜上皮细胞增生、角化,糖原含量增加。糖原分解使阴道内保持酸性环境,提高阴道抵抗力,有利于防止细菌感染。

(2) 对乳腺和第二性征的影响:雌激素可刺激乳腺导管和结缔组织的增生,促进乳房的发育,乳头、乳晕着色,也可促使脂肪沉积于乳房、臀部等部位,维持女性第二性征。

(3) 对代谢的影响:① 雌激素可促进肝内多种蛋白质的合成及胆固醇代谢酶的合成,降低血浆低密度脂蛋白(LDL)胆固醇,升高高密度脂蛋白(HDL)胆固醇的浓度,改善血脂成分;② 促进肾小管对钠和水的重吸收,导致钠、水潴留;③ 影响钙、磷代谢,刺激成骨细胞活动,促进骨的成熟及骨骺愈合。

(4) 其他作用:雌激素对心血管系统、中枢神经系统具有保护作用。

临床上可通过补充雌激素来治疗雌激素分泌减退或缺乏所引起的疾病,此种治疗方法称为雌激素替代疗法。适量补充雌激素对减轻更年期症状、预防骨质疏松症及阿尔茨海默病有较好的效果。

2. 孕激素　孕激素主要有孕酮和 17α– 羟孕酮和 20α– 羟孕酮，以孕酮的生物活性最强。孕激素主要作用于子宫内膜和子宫平滑肌，为受精卵的着床做好准备，并维持妊娠。由于孕酮受体含量受雌激素的调节，因此，孕酮的绝大部分作用需要在雌激素作用的基础上才能发挥。孕激素的主要生理作用包括以下几个方面。

（1）影响生殖器官的生长发育和功能：孕激素能促使处于增生期的子宫内膜进一步增厚，并转化为分泌期内膜，为受精卵的着床提供适宜环境；孕激素能降低子宫肌细胞膜的兴奋性，降低妊娠子宫肌对催产素的敏感性，也能抑制母体对胎儿的免疫排斥反应，因而有利于胚胎在子宫腔内的生长发育。此外，孕激素还能抑制输卵管的节律性收缩，减少宫颈黏液分泌，增大其黏度，阻止精子通过。

（2）促进乳腺的发育：在雌激素作用的基础上，孕激素可促进乳腺腺泡的发育和成熟，为分娩后的泌乳做好准备。

（3）产热作用：正常女性基础体温在排卵后可升高 0.5℃ 左右，并在黄体期一直维持在此水平。临床上常将这一基础体温的变化，作为判定排卵的指标之一。妇女在绝经或卵巢摘除后，这种双相的体温变化将消失。研究发现，注射孕酮则可引起基础体温升高，因此认为基础体温的升高与孕激素有关。

（4）其他作用：孕激素与雌激素有拮抗作用，能促进钠、水排泄。另外，孕激素能使血管和消化管肌张力下降。因此，妊娠期妇女易发生静脉曲张、痔疮、便秘、输卵管积液等。

3. 雄激素　女性体内有少量雄激素，主要由卵泡内膜细胞和肾上腺皮质网状带细胞产生，适量的雄激素配合雌激素可刺激女性阴毛与腋毛的生长。女性体内雄激素分泌过多时，可引起男性化与多毛症。

二、卵巢功能的调节

卵巢的周期性活动受下丘脑 – 腺垂体的调节，而卵巢分泌激素的周期性变化又使子宫内膜发生周期性变化，同时又对下丘脑 – 腺垂体活动进行反馈调节。

（一）下丘脑 – 腺垂体对卵巢活动的调节

正常情况下，下丘脑呈脉冲式分泌释放促性腺激素释放激素（GnRH），经垂体门脉系统作用于腺垂体，导致腺垂体 FSH 和 LH 分泌的波动性，进而导致卵巢性激素分泌和排卵的周期性。雌激素可以增加下丘脑 GnRH 脉冲式释放的频率，孕激素的作用则与雌激素相反。因此，在卵泡发育期，随着雌激素的分泌增加，下丘脑 GnRH 的分泌频率也渐渐增加，而逐渐增加的 GnRH 导致腺垂体出现 LH 分泌高峰，此高峰进一步导致卵泡的排卵和黄体的形成。黄体形成后，随着孕激素的分泌增加，下丘脑 GnRH 的分泌频率逐渐减少，腺垂体 LH 分泌也相应减少，导致黄体萎缩和孕激素分泌减少。随着孕激素分泌的减少，下丘脑 GnRH 脉冲式分泌频率逐渐得到恢复，这样又进入一个新的卵巢周期和子宫周期，如此周而复始（图 12-4）。

（二）卵巢激素对下丘脑 – 腺垂体的负反馈调节

卵巢分泌的激素如雌激素、孕激素和抑制素等对下丘脑和腺垂体的功能具有反馈性调控作用。一般认为,抑制素和孕激素对下丘脑和腺垂体功能的调节为负反馈调节。雌激素对下丘脑和腺垂体的反馈调节则比较复杂,既有负反馈调节,也有正反馈调节。一般认为,在黄体期,当血液雌激素处于中等水平时,雌激素主要以负反馈的方式抑制腺垂体 LH 的分泌,但在卵泡成熟期,当血液中雌激素较长时间处于高水平时,雌激素则以正反馈的方式促进下丘脑 GnRH 和腺垂体 LH 的分泌。

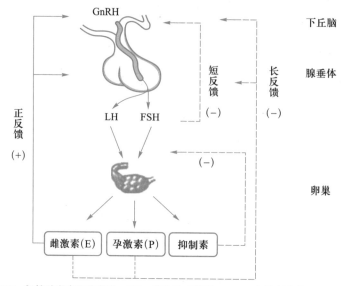

GnRH. 促性腺激素释放激素;LH. 黄体生成激素;FSH. 卵泡刺激素

图 12-4　下丘脑 – 垂体 – 卵巢轴活动的调节

三、月经周期

(一) 月经周期的概念

女性从青春期开始,在整个生育期内(除妊娠和哺乳期外),其生殖系统的活动呈现规律的变化,称为生殖周期。其中最明显的表现是子宫内膜发生每月一次的周期性脱落出血,经阴道流出,称为月经。通常从上一次月经来潮的第一天到下次月经来潮前的一天为止所经历的时间,称为一个月经周期。月经周期一般为 21~36 天,平均 28 天。女性第一次月经称为月经初潮;到 50 岁左右,月经周期停止,称为绝经。

(二) 月经周期中卵巢和子宫内膜的变化

在月经周期中,子宫内膜会出现一系列形态和功能的变化。根据子宫内膜的变化将月经周期分为三期,即月经期、增生期、分泌期(图 12-5)。

1. 月经期　从月经开始到流血停止,月经周期的第 1~4 天,历时约 4 天,称为月经期。相当于卵巢周期的卵泡期早期。本期的主要特点是子宫内膜脱落、阴道流血。此期由于排出的卵未受精,黄体退化、萎缩,孕激素、雌激素分泌迅速减少。子宫内膜由于失去了雌激素、孕激素的支持,引起内膜中的螺旋动脉收缩、痉挛、断裂,子宫内膜的功能层缺血、坏死、剥落、出血,经阴道流出。

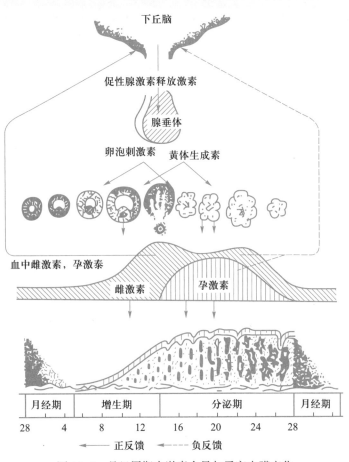

图 12-5　月经周期中激素含量与子宫内膜变化

月经期出血量为 50~100 ml,月经血呈暗红色,除血液外,还有子宫内膜的碎片、宫颈黏液及脱落的阴道上皮细胞。因子宫内膜组织中含有丰富的纤溶酶原激活物,将月经血中的纤溶酶原激活为纤溶酶,纤溶酶降解纤维蛋白,故月经血不凝固。月经期内,子宫内膜脱落形成的创面容易感染,应注意保持外阴清洁,并避免剧烈运动。

2. 增生期　从月经停止之日起到卵巢排卵之日止,月经周期的第 5~14 天,历时约 10 天,这段时间称为增生期。相当于卵巢周期的卵泡期晚期。本期的主要特点是子宫内膜显著地增生。此期,卵巢中的卵泡处于发育和成熟阶段,并不断分泌雌激素。雌激素促使子宫内膜修复增生,其中的血管、腺体增生,但腺体尚不分泌。

3. 分泌期　从排卵日起到月经到来日止,月经周期的第 15~28 天,历时约 14 天,这段时间称为分泌期,亦称黄体期或排卵后期。本期的主要特点是子宫内膜的腺体出现分泌现象。此期,排卵后的残留卵泡细胞增殖形成黄体,分泌雌激素和大量孕激素。这两种激素,特别是孕激素促使子宫内膜进一步增生变厚,其中的血管生长,腺体增大,并分泌含糖原的黏液。子宫内膜变得松软,血供充足并富含营养物质,子宫平滑肌相对静止,为胚泡着床和发育做好准备。

(三) 月经周期的形成机制

月经周期的形成主要是由于下丘脑 – 腺垂体 – 卵巢轴的作用。

1. 增生期的形成　在一个月经周期开始时,下丘脑释放 GnRH 使腺垂体分泌的 FSH 和 LH 逐渐增多。FSH 促进卵泡生长发育成熟,并与 LH 配合,使卵泡分泌雌激素,子宫内膜进入增生期。在排卵前一天左右,血中雌激素浓度达到顶峰。高浓度的雌激素正反馈作用于下丘脑,使其释放大量GnRH,并刺激腺垂体释放LH与FSH,血中LH与FSH浓度增加,导致成熟卵泡排卵。

2. 分泌期的形成　排卵后的残余卵泡壁在LH作用下,形成黄体。黄体分泌雌激素和大量孕激素,子宫内膜在这两种激素的共同作用下呈现分泌期的变化。

3. 月经期的形成　排卵后的第8~10天,高浓度的雌激素和孕激素负反馈抑制下丘脑及腺垂体,使GnRH、FSH和LH分泌减少,黄体退化、萎缩,血中雌激素和孕激素浓度迅速降低。子宫内膜失去这两种激素的支持,发生坏死而脱落出血,进入月经期。由于月经期中雌激素和孕激素浓度下降,解除了对下丘脑和腺垂体的反馈抑制,FSH和LH分泌又开始增加,重复下一个月经周期。

知识拓展

多囊卵巢综合征

多囊卵巢综合征(PCOS)是以高LH血症和高雄激素血症为主的内分泌紊乱性疾病。腺垂体分泌过量LH刺激卵泡膜细胞和间质细胞产生过量的雄激素。雄激素经芳香化酶作用下可转化为雌酮。持续无周期性分泌的雌酮和卵泡分泌的雌二醇,作用于下丘脑及腺垂体,对LH的分泌呈正反馈,而对FSH分泌为负反馈,使LH持续性高水平,FSH相对降低。因LH无周期性分泌,不形成月经周期中的LH高峰,故卵巢无排卵。同时,LH刺激卵泡膜细胞,使卵巢白膜增厚,雄激素分泌增加。一定量的FSH持续刺激是卵巢中的小卵泡发育到一定时期,分泌一定量雌激素,但无成熟卵泡及排卵,从而导致多囊卵巢的形成。PCOS的临床表现有:月经异常、不孕、多毛、痤疮、肥胖、胰岛素抵抗、黑棘皮病、双侧卵巢增大等。

敬大师:
张明觉

第三节　妊娠与分娩

妊娠是指子代新个体产生、孕育并排出的过程,包括受精、着床、妊娠的维持和胎儿的生长及分娩。卵子受精是妊娠的开始,胎儿及其附属物自母体排出是妊娠的终止,人类的妊娠时间约280天(从末次月经第一天算起)。

一、受精和着床

(一)受精

受精是获能后的精子进入卵子互相融合的过程,通常发生在输卵管壶腹部。正常男性每次射出上亿个精子,但经过子宫颈、子宫腔、输卵管峡部,抵达受精部位时,只有数量不足200个"最佳"精子,最后只有一个精子冲破层层屏障与卵子相遇受精,形成受精卵。

1. 精子获能　精子必须在女性生殖道中停留几个小时才能获得使卵子受精的能力,称为精子获能。精子获能是一个生理过程,是精子获得穿透卵子透明带的能力。精子在精液中没有使卵子受精的能力,这主要是因为精子表面附有由精囊腺分泌的"去获能因子"。该因子为一种含唾液酸的糖蛋白,能与顶体酶结合,使顶体酶失去活性。因此,卵子受精的能力受到抑制。雌性生殖道内有"获能因子"能解除去获能因子对精子的抑制,使顶体释放透明质酸酶和顶体素,促进精子质膜与卵子质膜融合及精子穿透卵膜而进入卵子。在雌性生殖道内，精子存活期为 1~3 天，但精子可在 -196℃下长期保存，也不失去受精能力，这是试管婴儿能成功的重要根据。获能的本质是暴露精子表面与卵子识别的结构，解除对顶体反应的抑制，使精子得以穿入卵内完成受精过程。

2. 受精过程　受精过程包括顶体反应、卵母细胞激活与精子融合。在受精过程中，当精子与卵子相互靠近、接触的一瞬间，存在于精子顶体外膜与内膜之间的顶体酶释放出来，溶解卵子外围的放射冠及透明带，这一过程称为顶体反应。通过酶的作用，精子得以穿过放射冠和透明带。精子与卵膜接触后，立即激发卵母细胞完成第二次成熟分裂；进入卵细胞的精子尾部迅速退化，细胞核膨大形成精原核，随即卵原核融合，形成一个具有 23 对染色体的受精卵，完成受精。应用避孕套、输卵管黏堵或输精管结扎等措施，可以阻止受精过程发生。

（二）着床

着床是指胚泡与子宫内膜相互作用并植入子宫内膜的过程，包括定位、黏着和穿透三个阶段。受精后，受精卵开始进行有丝分裂，同时借助输卵管蠕动和纤毛推动，向子宫腔方向移动。约在受精第 4 天，抵达子宫腔，并发育成胚泡。进入子宫腔的胚泡开始处于漂浮状态，持续 1~2 天，此时透明带溶解、消失，胚泡从透明带解脱并与子宫内膜接触。胚泡吸附在子宫内膜上，通过与子宫内膜的相互作用而逐渐进入子宫内膜，于排卵后 10~13 天，胚泡完全被植入子宫内膜中（图 12-6）。

着床成功与否关键在于胚泡与子宫内膜的同步发育与相互配合。胚泡的分化与到达子宫的时间必须与子宫内膜发育程度相一致。如果影响子宫内膜与胚泡的同步，即可达到避孕目的，如宫内放置避孕环。

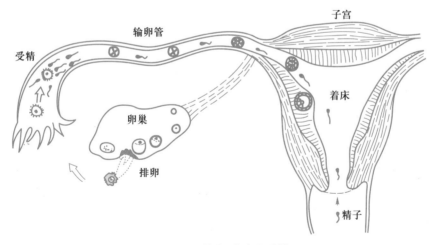

图 12-6　排卵、着床和受精

二、妊娠的维持

正常妊娠的维持有赖于垂体、卵巢和胎盘分泌的多种激素相互配合。在受精与着床之前，在腺垂体 LH 的作用下，卵巢黄体分泌大量的孕激素与雌激素，导致子宫内膜发生分泌期的变化，为受精卵着床做准备。在受精后第 6 天左右，胚泡滋养层细胞便开始分泌人绒毛膜促性腺激素（hCG），刺激卵巢黄体转化为妊娠黄体，在妊娠前 10 周，主要由妊娠黄体继续分泌孕激素和雌激素,以适应妊娠的需要。胎盘形成后,不仅在母体与胎儿之间起物质交换作用,更使胎盘成为妊娠期一个重要的内分泌器官,大量地分泌蛋白质激素、肽类激素和类固醇激素,完全代替了卵巢和腺垂体分泌的激素,对维持妊娠起着关键性的作用。

1. 人绒毛膜促性腺激素(hCG) hCG 是由胎盘绒毛合体滋养层细胞分泌的一种糖蛋白激素。卵子受精后第 6 天左右,滋养层细胞开始分泌 hCG,到妊娠 8~10 周时达高峰,随后分泌逐渐减少,到妊娠 20 周左右降至较低水平,并一直维持到妊娠末期。因为 hCG 在妊娠早期即出现,所以检测母体血中或尿中的 hCG 浓度,可作为诊断早期妊娠的一个指标(图 12-7)。

hCG 与 LH 有高度的同源性,生物效应及免疫特性也基本相似,其主要生理作用包括:① 在妊娠早期,刺激卵巢黄体转化为妊娠黄体,并使其分泌孕激素和雌激素,以维持妊娠;② 可抑制淋巴细胞的活力,防止母体对胎儿产生排斥反应,具有"安胎"效应。

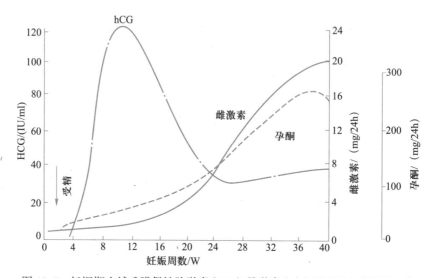

图 12-7　妊娠期人绒毛膜促性腺激素(hCG)、雌激素(E)和孕酮(P)分泌的变化

2. 雌激素与孕激素　胎盘能分泌大量的雌激素与孕激素。在整个妊娠期内,孕妇血液中雌激素和孕激素都保持在高水平,对下丘脑 - 腺垂体系统起着负反馈调节。因此,卵巢内没有卵泡发育、成熟和排卵,故妊娠期不来月经(图 12-5)。

(1) 孕激素:由胎盘合体滋养层细胞分泌,由母体进入胎盘的胆固醇转化而来。主要作用是维持子宫内膜蜕膜化,抑制 T 淋巴细胞的活性,阻止母体的免疫排斥反应,具有"安胎"作用。

(2) 雌激素:胎盘所分泌的雌激素主要成分为雌三醇,其前体大部分来自胎儿。如果在妊娠期间胎儿死于子宫内,孕妇的血液或尿液中雌三醇会突然减少,因此,检测孕妇血液或尿液中雌三醇的含量,有助于了解胎儿的存活状态。妊娠期间雌激素的主要生理学作用是:① 促进母体子宫、乳腺的生长;② 调节母体与胎儿的代谢;③ 松弛骨盆的韧带。

3. 其他蛋白质激素和肽类激素　胎盘还可分泌人绒毛膜生长激素(hCS)、ACTH、TRH 等激素。hCS 具有生长激素的作用,可调节母体与胎儿的糖类、脂肪与蛋白质代谢,促进胎儿生长。

三、分娩

成熟的胎儿及其附属物从母体子宫产出体外的过程,称为分娩。分娩是一个极其复杂的生理过程,子宫节律性收缩是分娩的主要动力。但临产发动的原因及确切机制尚不清楚。目前认为多种激素,如糖皮质激素、雌激素、孕激素、催产素、松弛素、前列腺素及儿茶酚胺等均参与分娩的启动和过程。

在分娩过程中存在正反馈调节,胎儿对子宫颈部的刺激可引起催产素的释放和子宫底部肌肉收缩增强,迫使胎儿对子宫颈的刺激更强,从而引起更多的催产素释放及子宫的进一步收缩,直至胎儿完全娩出为止。

知识拓展

人工授精与试管婴儿

人工授精是将男性精液用人工方法注入女性子宫颈或宫腔内,以协助受孕的方法,主要用于男性不育症。人工授精有配偶间人工授精、非配偶间人工授精两种,属于体内受精。

试管婴儿是采用生殖辅助技术将精子与卵子在体外结合、受精,当受精卵分裂成 2~8 个卵裂球时,再将它转移到子宫内着床,发育成胎儿直至分娩,包括人工授精、输卵管配子移植、体外授精和胚胎移植等。由于这个过程的最早阶段在体外试管进行,俗称"试管婴儿"。

四、社会心理因素对生殖的影响

社会、心理因素与生殖过程有着密切的关系,对生殖的影响也是多方面的,包括对男性精子生成的质量,女性妊娠的发生发展、母体的健康和胎儿的发育等。

1. 对妊娠发生的影响　长期紧张、忧虑、抑郁或恐惧,扰乱了与生殖功能有关的各种激素及卵巢的正常周期规律,造成不孕,这种情况的不孕一般是可逆的,当不利的精神因素解除后,受孕能力可恢复。

2. 对妊娠过程的影响　良好的心态、融洽的生活和工作环境可使妊娠过程顺利进行;动荡的社会环境和自然灾害,以及环境污染、紧张、恐惧的心理状态等,可影响胚胎的发育,甚至导致流产。

3. 对胎儿发育的影响　社会和心理因素不但影响孕妇本人,而且还影响胎儿的生长发育。调查发现,在妊娠期间,情绪良好的女性所孕育的子女,无论在精神上还是在躯体上都优于情绪不佳的女性所孕育的子女。

良好的社会及家庭环境,健康的心理状态,有利于妊娠过程的顺利发展,有利于胎儿的发育;不良的社会和心理因素则会引起相反的结果。因此,女性在妊娠期间应保持良好的情绪、平和的心境,积极地适应社会,乐观地调适自我,认真听取医生指导,适时进行产前检查,从而达到优生优育目的。

第四节　性生理与避孕

一、性成熟

性成熟(sexual maturity)是指生殖器官的形态和功能及第二性征已经发育成熟,且基本具备

讲科普:
产后抑郁
不是矫情

着床的生育能力。女性的第一次月经来潮和男性第一次夜间遗精是性成熟的标志。青春期是性功能从不成熟到成熟的时期。

（一）性成熟表现

进入青春期后，男性的睾丸迅速发育增大并具有生精和分泌雄激素的功能。伴随着睾丸的发育，附睾、精囊腺、前列腺等副性器官也迅速发育，并分泌体液，与精子混合后形成精液，出现遗精，阴茎常会勃起。在雄激素作用下，开始出现男性第二性征。女性的卵巢开始迅速发育，成熟卵巢一方面周期性排卵，另一方面分泌雌激素和孕激素。子宫在 10 岁左右开始迅速发育，18 岁接近成年人水平。同时，女性第二性征出现，主要表现为乳腺发育、乳房增大、体态丰满、骨盆宽大等女性特有体貌特征。

（二）性成熟的调节

性成熟启动是一个复杂的过程，主要受下丘脑 – 垂体 – 性腺轴的调控，遗传、环境、情绪、营养和疾病等因素对其也有影响。

二、性兴奋与性行为

（一）性兴奋与性行为的概念

当人在精神或肉体上受到有关的刺激时，性器官和其他相关部位将出现一系列生理变化，称为性兴奋。性行为主要是指在性兴奋的基础上，男女两性发生性交的过程。男性性兴奋反应除了心理性活动外，主要表现为阴茎勃起和射精。女性的性兴奋主要包括阴道润滑、阴蒂勃起及性高潮。

（二）性行为的调节

人类性行为的调节主要是在中枢神经系统的控制下，通过条件反射和非条件反射来实现的。调节性反应的激素有多种，对于男性，雄激素可刺激性欲，引起自发性阴茎勃起。对于女性，雌激素也具有刺激性欲的作用，孕激素有抗动情、降低性欲的作用。

三、避孕

避孕是指采用一定的方法使女性暂时不受孕，主要通过影响生殖过程的各个环节达到避孕的目的，如抑制精子或卵子的生成、防止卵子受精、抑制着床等。目前常用的避孕方法有以下几种。

1. 避孕药　避孕药（包括口服或外用型）主要成分为雌激素、孕激素，可以使血中的激素水平维持在稳定的高水平，可以反馈性抑制下丘脑和腺垂体，减少 FSH 和 LH 的分泌，使卵细胞不能成熟或不发生排卵，从而达到避孕的目的。使用直接作用于性腺的药物，可以使睾丸或卵巢不能产生精子或卵细胞；应用抗雄激素药物，也可使精子不能在附睾中成熟等。

2. 屏障避孕　依赖物理或化学屏障阻止精子与卵子结合。如使用安全套、子宫帽、外用避孕栓、避孕膏，实施男性输精管或女性输卵管结扎术等均可防止精子与卵子相遇。

3. 宫内节育器 子宫内安放宫内节育器,使用孕酮受体阻滞剂及利用药物(如大剂量雌激素)均可通过影响受精卵着床达到避孕目的。

4. 自然避孕 指那些没有采用机械或药物的避孕方法,如安全期避孕。

第五节 衰老与抗衰老

一、人体的衰老

世界卫生组织(WHO)规定 65 岁以上为老年人,我国以 60 岁以上作为进入老年期的标准。老年期的年龄范围可达 30~40 年,具体划分为:45~59 岁为老年前期,60~89 岁为老年期,90 岁以上为长寿期。机体随着年龄的增长而发生的组织结构、生理功能和心理行为上的退行性变,即生理性老化,就是通常所称的衰老(senescence),又称老化。病理性衰老是指在生理性衰老基础上,由于患某种疾病或由某种外来因素导致的衰老的加速过程,也称为异常衰老。

(一)整体性衰老

人的衰老过程具有渐进性、连续性、不平衡性等特点。衰老首先表现在中枢神经系统与心血管系统,最终导致整个机体衰老直至死亡。

1. 外貌形体变化 呈现特有的老年人外貌特征。主要表现为:毛发变白、牙齿脱落、肌肉萎缩,头顶出现半秃或全秃,额纹增大、变深变厚,皮肤老化、弹性降低、松弛、失去光泽、粗糙、色素沉着、老年斑增大,眼睑下垂或眼球凹陷,身高降低,体重下降。人体身高在 20 岁左右达到顶点,从 35 岁开始,每 10 年平均降低 1 cm,这是由于椎间盘脱水变薄、萎缩,脊柱和下肢弯曲所致,与机体骨质疏松、组织细胞萎缩等因素有关。

2. 身体成分变化 成年人体内的水分占体重的 60%,60 岁以上老年人全身含水量减少,男性为 51.5%,女性为 42%~45.5%,主要原因是细胞内液的减少。随着年龄的增加,体内脂肪组织增加。一般青年人脂肪组织只占体重的 17%,老年人则增至占体重的 33% 左右。人体的老化可使脏器组织中的细胞数量减少,细胞和细胞器萎缩,细胞体积缩小和功能降低,导致器官的重量减轻。细胞数量的减少一般从成熟期以后就开始,75 岁时组织细胞减少约 30%。细胞间质中胶原纤维增加,弹性纤维变性,脂质和钙盐沉着。

(二)各系统和器官的衰老

1. 神经系统 脑组织萎缩,体积变小,重量减轻。大脑皮层变薄,脑回缩小变窄,脑沟增宽加深,脑室壁凹凸不平明显,侧脑室扩大,脑脊液增多,脑灰质和小脑变硬萎缩,脑的水分减少。成年人脑神经细胞数约 140 亿,老年人可减少 10%~17%,甚至达到 20%~30%。脑血流量减少,代谢水平低,神经细胞脂褐素含量增加,脂褐素增加到一定程度时可导致细胞萎缩、死亡。在周围神经系统,神经束内结缔组织增生,神经内膜增生、变性,神经传导速度减慢,感觉迟钝,信息处理和记忆功能减退,出现注意力不集中、性格改变、应急能力差、运动障碍等。

2. 循环系统 老年期心血管系统发生一系列退行性改变和适应性变化。心房增大、心室容积减少、瓣环扩大、瓣尖增厚是老年人心脏变化的四大特点。心脏功能、血管功能、心血管活动的调节功能均减弱。窦房结起搏细胞减少,传导纤维束退行性变,易出现心律失常和房室传导阻滞。冠状动脉硬化,心肌血液供应减少,心肌纤维萎缩,结缔组织增生,导致心收缩力减弱,心输出量减少。大动脉管壁硬化,弹性降低,因而收缩压升高,若伴小动脉硬化,舒张压也升高。组织器官单位面积内有功能的毛细血管数量减少、代谢率下降,微循环发生衰老性改变。

3. 呼吸系统　老年人胸廓常变形,多呈桶状胸;肋软骨钙化和骨化,胸廓僵硬度增大;肺组织弹性纤维减少,肺泡张力减低,肺泡壁变薄,肺泡融合;胸廓和肺的顺应性降低,呼吸肌力量减弱,肺的通气功能下降。肺毛细血管减少,血管内膜增生,管壁变厚,气体交换功能降低,易造成机体缺 O_2 和 CO_2 潴留。呼吸道黏膜萎缩,分泌功能下降,黏膜上皮细胞的纤毛部分粘连和排列紊乱,不利于异物、黏液的清除和排出。黏膜的分泌物中免疫球蛋白含量减少,对入侵的细菌和病毒的局部防御作用降低,容易感染。

4. 消化系统　老年期,消化系统出现退行性改变,主要表现在消化液的分泌减少与消化管运动功能的降低。牙齿逐渐脱落,唾液分泌减少;食管括约肌松弛;胃肠血流量减少,胃黏膜萎缩,平滑肌变薄,收缩力减弱,胃液分泌功能降低,胃排空时间延长;小肠黏膜萎缩,有效吸收面积减少,消化和吸收功能降低;大肠运动功能减退,肛门括约肌张力减弱,可出现大便失禁;肝体积缩小,重量减轻,对药物代谢速度减慢,代偿功能降低;胰液分泌量减少,消化酶含量少,活力降低;胆汁分泌减少变浓,胆固醇含量增多,易形成胆结石。

5. 泌尿系统　老年人肾体积缩小,重量减轻。肾小球与肾单位也逐渐减少,70 岁后可减少 1/2~1/3。肾小动脉硬化,肾血流减少,使肾小球滤过率降低,肾小管和集合管重吸收和分泌功能降低。肾排泄代谢废物、调节酸碱平衡、浓缩和稀释尿液及产生生物活性物质的功能均减退。膀胱肌肉萎缩,容量变小,常发生不自主的收缩,易引起尿频、尿失禁等。女性尿道球腺分泌功能下降,抗菌功能降低,易发生尿道感染。

6. 生殖系统　老年期性腺萎缩、功能减退,副性器官和第二性征也逐渐退变。男性睾丸萎缩、纤维化,精子生成减少、活性降低;性激素分泌减少,性欲反应迟钝,不应期延长。女性卵巢萎缩,原始卵泡减少,卵母细胞完全消失;内分泌功能减退,性功能下降;子宫变小,内膜萎缩,子宫腺体数目减少,子宫韧带松弛,肌肉萎缩无力,易出现子宫脱垂;阴道变短、变窄,阴道黏膜变薄失去弹性,分泌物减少,易患老年性阴道炎。

7. 内分泌系统　老年期内分泌系统功能减退,内分泌腺和内分泌细胞发生衰老性变化。内分泌平衡紊乱,自主神经调节功能失调,出现一系列生理功能的改变,如面色潮红、心悸、出汗、头晕、耳鸣、关节酸痛等表现。这些表现有很大的个体差异,一般以女性最为明显。下丘脑和垂体功能降低,其他内分泌腺,如甲状腺、胸腺、肾上腺皮质、性腺和胰岛等也都不同程度地萎缩。有人认为,垂体、甲状腺、性腺等在衰老中起主导作用。

8. 免疫系统　免疫系统失调,免疫能力低下,对外来抗原的反应减弱,但自身免疫反应增强,自我识别能力异常。由于防卫和监督能力下降,使感染率增加,肿瘤发生率增高。

(三) 老年期心理特征

1. 老年人的记忆　特别是近记忆减退明显,对新鲜事物不敏感,想象力衰退。老年人情绪易波动,特别是亲友的去世会使他们情绪抑郁,对生活失去兴趣,加之体弱多病,离退休生活习惯的骤然改变都可使其产生自卑、无用、老朽感,易患上抑郁症,万念俱灰,个别人还会产生自杀的念头。

2. 老年人的性格　精神活动由倾向外界事物的变化,逐渐转为"内向"的趋势,留恋往事,固守旧的习惯,自我封闭,可以一改以往性格,判若两人,这与大脑皮层额叶先退化有关。由于大脑皮层的衰变,受皮层控制的皮层下部的本能活动占优势,因此部分老年人会出现一些如儿童的行为。

3. 老年人的心理能力　主要体现在智力、记忆力、思维、人格、情感和意志等的变化。这些变化有个体差异,主要表现为身心变化不同步,心理发展仍具有潜能和可塑性。健康老年人的心理状态应是:智力正常、情绪稳定、心情愉快、意志坚定、反应适度和心理协调。

(四) 衰老的发生机制

现代医学关于衰老的机制可概括为以下几大学说。

1. 程序衰老学说　此学说认为,每个生物种类从出生、发育、成熟、衰老、死亡是由遗传基础所决定的,有固定的时间表。这个时间表由类似"生物钟"的基因控制,按规定的时间依次完成,精确调控细胞的发育、衰老和死亡的进程,这便是"程序性死亡"。研究发现,线粒体不仅是机体能量代谢的核心,也是调控程序性死亡的关键所在,控制细胞程序性死亡的基因编码蛋白,通过调节线粒体膜的通透性来决定细胞死亡的程序。

2. 自由基学说　此学说认为,衰老过程中的退行性变化是由于细胞正常代谢过程中产生的自由基的有害作用造成的。自由基是正常代谢的中间产物,具有较强的氧化作用,它与其他物质发生反应时可能引起一些极重要的生物分子失活,细胞在代谢的过程中会连续不断地产生自由基,并对机体产生毒性作用。生物体的衰老过程是机体的组织细胞不断产生的自由基累积的结果。机体具有清除自由基的机制和功能,但随着年龄的增长,清除能力下降,自由基在体内蓄积,可使细胞的生物膜受损,尤其是线粒体、内质网、高尔基体和溶酶体膜系统受损严重,最终导致细胞衰老死亡。此外,自由基还可以引起 DNA 损伤而导致突变,诱发肿瘤形成。

3. 神经 – 内分泌学说　此学说认为,在脑内有衰老的内分泌控制中枢,其通过分泌激素而发挥作用,并认为下丘脑可能是人体衰老的"生物钟"。随着年龄的增加,由于下丘脑 – 垂体 – 内分泌系统的功能衰退,导致调控功能的退行性变化。中枢神经系统中的神经递质,如乙酰胆碱、多巴胺、5– 羟色胺、去甲肾上腺素等逐渐减少。与神经递质相关酶的活性明显下降,由此导致体液循环、气体交换、物质吸收、排泄、生长发育和繁殖等功能的紊乱和失调,最后导致衰老死亡。

4. 免疫衰老学说　免疫衰老学说认为随着年龄的增长,免疫器官逐渐退化,机体的免疫功能下降,尤其是胸腺随着年龄增长而体积减小,重量变轻。40 岁后,胸腺实体组织逐渐被脂肪组织替代,到老年时,实体组织基本消失,功能也基本丧失。T 细胞数量减少,功能低下,传染病、自身免疫性疾病增多,免疫功能下降,细胞功能失调,代谢障碍,引起机体衰老和死亡。

5. 有害物质蓄积学说　此学说认为,在代谢过程中会产生很多对机体健康有害的物质,这些物质在体内蓄积,就会引起代谢紊乱,功能失常,导致衰老和死亡。近年来,多数学者认为衰老主要与脂褐素有关。脂褐素的主要成分是脂类和蛋白质,其中含有多种水解酶。脂褐素的产生与体内自由基的作用和大分子交联有关。脂类过氧化物在分解时产生醛类,醛类与蛋白质、磷脂、核酸发生交联而形成脂褐素。脂褐素在机体的各类细胞中广泛存在,其蓄积量与年龄成正比。当脂褐素蓄积达到一定浓度时,细胞的 RNA 合成等代谢过程就发生障碍,可扰乱细胞内的空间,改变物质扩散渠道,破坏细胞内的亚微结构,产生不良影响,导致细胞萎缩、衰老和死亡。

所以,有害物质蓄积学说又称为脂褐素蓄积学说。

除上述学说外,还有交联学说、钙调蛋白学说、染色体端粒学说、微量学说、微循环学说等。衰老是一个综合、复杂的生理变化过程,与先天因素和后天因素均有关,是多因素综合作用的结果。

二、延缓衰老

衰老是一种不可抗拒的客观规律和生理现象,随着抗衰老医学地不断发展和医疗保健手段地不断提高和完善,人类的平均寿命也在不断延长。世界卫生组织的一项调查显示:一个人的健康和生命 600% 取决于自己,15% 取决于遗传,10% 取决于社会因素,8% 取决于医疗条件,7% 取决于环境的影响。提示对于健康的维持和生命的延长,自我养生保健具有重要的作用。

1. 平和的心理状态　保持乐观稳定情绪、良好的心理状态是健康的重要标准,能增强机体免疫力,减少疾病的发生。

2. 良好的生活习惯　养成良好生活习惯,生活规律、作息合理、睡眠充足、劳逸结合、不吸烟、少饮酒,有利于身心健康,延长寿命。

3. 多样的饮食调理　建立科学合理饮食、膳食营养平衡是抗衰防病的重要措施。

4. 科学的体育锻炼　坚持适量运动劳动,生命在于运动,运动可以改善新陈代谢,增强各器官、系统的生理过程,延缓衰老。

5. 良好的生活环境　合理用脑,张弛有度。活到老学到老,合理用脑可增加脑的血液循环,促进脑细胞的代谢,延缓大脑的衰老进程。积极预防治疗疾病,定期进行健康体检,做到无病早防,有病早治,促进健康。

(艾卫敏)

【应用案例】

患者,女,19 岁,未婚,从事保险行业。平时工作任务重,压力大,精神紧张,失眠,生活无规律,喜饮冷饮。最近发觉月经周期不规律,20~50 天不定,近三个月一直淋漓不净。去医院检查,诊断为青春期功能失调性子宫出血。

思考:

1. 正常月经周期是怎样形成的?

2. 该患者月经失调的主要原因是什么?

3. 功能失调性子宫出血的处理原则是什么? 如何预防?

本章要点

＊睾丸主要由生精小管和间质细胞组成。前者是精子生成的部位,后者分泌的雄激素对男性副性器官的发育、副性征的出现与维持、生精、新陈代谢起重要作用。下丘脑－腺垂体－睾丸轴体系在男性生殖调节过程中发挥重要作用。

＊卵巢的主要功能是生卵功能和内分泌功能。卵巢分泌的雌激素和孕激素对女性副性器官的发育、副性征的出现与维持、妊娠、新陈代谢起重要作用。月经周期的形成主要是下丘脑－腺

垂体－卵巢轴体系统活动的结果。

＊妊娠是指子代新个体产生和孕育的过程,包括受精、着床、妊娠维持和胎儿的生长发育。生殖过程的各个环节受社会、心理因素影响,良好的社会及家庭环境、健康的心理状态有利于妊娠过程的顺利发展,有利于胎儿的发育,从而达到优生优育的目的。

参考文献

白波,王福青.生理学[M].8版.北京:人民卫生出版社,2018

霍尔.医学生理学[M].12版.北京:北京大学医学出版社,2012

罗婉妹,王梅爱.正常人体功能[M].2版.北京:高等教育出版社,2019

马晓健.生理学[M].3版.北京:高等教育出版社,2015

裴建明,朱妙章.大学生理学[M].5版.北京:高等教育出版社,2017

彭波,李洪润.正常人体功能[M].北京:高等教育出版社,2014

乔跃兵,武煜明,马永臻.人体解剖生理学[M].北京:高等教育出版社,2021

孙庆伟,周萍,王杨.医用生理学[M].6版.北京:北京大学医学出版社,2016

唐四元.生理学[M].3版.北京:人民卫生出版社,2012

王光亮,乔建卫,周裔春.正常人体功能[M].武汉:华中科技大学出版社,2011

王庭槐.生理学[M].3版.北京:高等教育出版社,2015

姚秦,赵志奇,朱大年等.人体重理学[M].4版.北京:人民卫生出版社,2015

张光主.基础医学概论[M].2版.北京:高等教育出版社,2015

邹原,高兴亚.生理学[M].2版.北京:高等教育出版社,2019

郑重声明

高等教育出版社　高等职业教育出版事业部　综合分社
地　　址：北京朝阳区惠新东街4号富盛大厦1座19层
邮　　编：100029
联系电话：010-58556151
高职医药卫生QQ群：191320409

扫描下载反馈表